彩色图解

偏方大全

周宇／主编

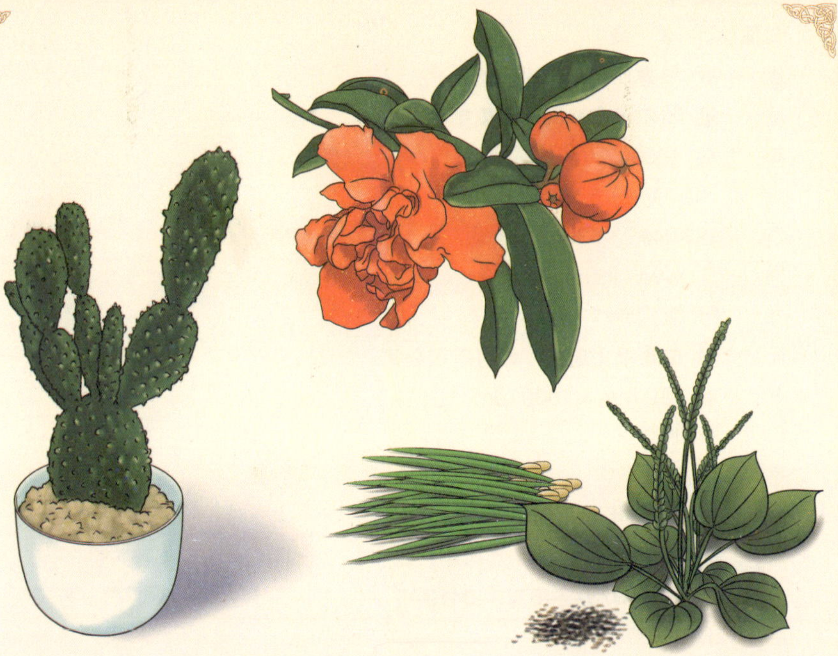

黑龙江科学技术出版社
HEILONGJIANG SCIENCE AND TECHNOLOGY PRESS

图书在版编目（CIP）数据

彩色图解偏方大全 / 周宇主编 . -- 哈尔滨：黑龙江科学技术出版社，2020.8

ISBN 978-7-5719-0413-5

Ⅰ . ①彩… Ⅱ . ①周… Ⅲ . ①土方 – 汇编 Ⅳ . ① R289.2

中国版本图书馆 CIP 数据核字 (2020) 第 047719 号

彩色图解偏方大全
CAISE TUJIE PIANFANG DAQUAN

主　　编 周　宇
责任编辑 刘　杨
封面设计 李　荣
出　　版 黑龙江科学技术出版社
地　　址 哈尔滨市南岗区公安街 70–2 号
邮　　编 150007
电　　话（0451）53642106
传　　真（0451）53642143
网　　址 www.lkcbs.cn
发　　行 全国新华书店
印　　刷 德富泰（唐山）印务有限公司
开　　本 710 mm × 1000 mm　1/16
印　　张 16
字　　数 300 千字
版　　次 2020 年 8 月第 1 版
印　　次 2020 年 8 月第 1 次印刷
书　　号 ISBN 978-7-5719-0413-5
定　　价 36.00 元

前言

我国民间自古就有“偏方治大病”“小小偏方，气死名医”的说法。偏方是指广泛流传于民间但不见于医学著作的治病药方，是中医理论与实践在民间应用的结晶，是千百年来中医学家和广大民众不断摸索、不断积累起来的经验之方。它们或是来自老百姓日常生活的偶然发现，或是来自家族秘方，或是来自历代医家在民间诊病时开具的药方，因使用有效而流传下来。这些偏方历经反复验证，流传甚广，生命力极强，一直以来，因其简单实用、价格低廉、疗效独特而深受老百姓的喜爱，也为中华民族的健康发展做出了巨大的贡献。

在我国民间流传的大量偏方中，不乏组合精当、构思奇特、疗效显著的治病良方、秘方和奇方。民间偏方一般用药极为简洁，往往选择人们常用的药材配伍，甚至以单味药取效，如冬青叶治感冒、喝醋治呃逆等。偏方不但能够治疗各种小病、大病、疑难杂症，在关键时刻还能帮大忙，救人于危难之际，解决某些突发情况。令人称奇的是，一些偏方中所用的药材看似与所治疾病无关，却有药到病除之效。这实际上是运用了中医五脏相生相克的原理，通过调养其他相关脏器，来达到促使患病脏器痊愈的目的。一些疾病用现代医学技术治疗可能要花很多钱，利用偏方也能治好，而且花钱很少。

即使是在医学技术较为发达的现代社会，偏方仍然具有巨大的实用价值，因为它材料易得，操作简便，花钱少又有实效，更适合普通老百姓使用。为使读者能够正确利用民间偏方治病，我们搜集了散见于古今医籍、文献和报刊中的民间疗法，遍寻民间广泛流传的老偏方，网罗各民族独特的治病秘方，取其精华，弃其糟粕，精选出几百个有效、简便、经济、实用的偏方，编写了这部《彩色图解偏方大全》。它内容丰富，药源广泛，制取简便，是一部适合现代人治病和保健的方药图书。

书中选录的偏方具有以下特点：一是取材方便，其中很多药方用药都取自老百姓日常所吃的五谷杂粮、瓜果蔬菜和禽肉蛋，如用酸枣仁粥治疗心悸失眠、赤小豆治热毒肿等；二是配制简便，大都采用煎、煮、研末等方法制取，有的甚至仅仅是用日常食物煲粥或制成药酒饮用，操作简便，容易为普通患者所掌握并自行治疗；三是疗效确切，千百年来历经反复验证，沿用至今；四是经济实用，本书所述偏方，很少用到奇特名贵的中药材，且副作用小，较适合普通大众使用，患者利用此类偏方治病，不但省钱，还能免去来回跑医院的麻烦；五是一方多用，有的药方可以治疗多种疾病，如醋蛋液对痢疾、消化不良、乳腺增生等都具有一定的疗效。

根据各类偏方的主治疾病，本书分为传染性疾病、呼吸系统疾病、妇产科疾病等 12 章，涉及疾病百余种。每种疾病都提供了多种治病偏方，有的多达十几种，既有内服方，也有外敷方，还有食疗方。每种药方都不同程度地介绍了其配方及用法、随症加减、功效、禁忌等。另外，本书所列治疗方法不限于中药方，还针对疾病选取了实用有效的物理疗法及治病妙招，方便读者选择使用。本书中所涉及的动物均为人工饲养、人工驯养繁殖的动物。

本书内容丰富，通俗易懂，体例简明，可供广大疾病患者自学自用。无论你有无医学知识，均能一看就懂，一学就会，是一部即查即用的家庭必备医疗书，可随时随地为你和你的亲朋好友治病疗疾。对于基层医务人员、中医院学生、中医药爱好者和临床工作者，书中的偏方也有很高的参考价值。最后需要说明的是，中医讲究辨证施治，书中所录偏方仅供参考，未必适合所有人，在采用时应尊重个体生理和病理的差异性，最好配合医院的诊断并征求医生意见后再行使用。孕妇及哺乳期妇女务须在医生指导下慎重选择书中所录偏方。患有危重疾病的朋友，一定要及时就医，在医生的指导下进行治疗，以期取得更好的治疗效果。

目录

第一章 传染性疾病

感冒、发热

痢疾

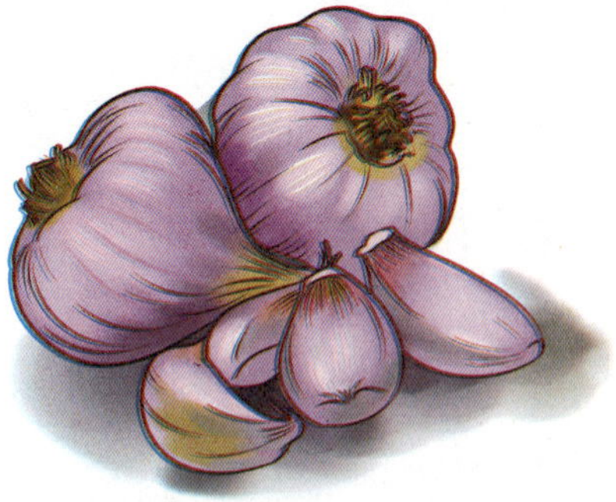

疟疾、霍乱

淋病、梅毒

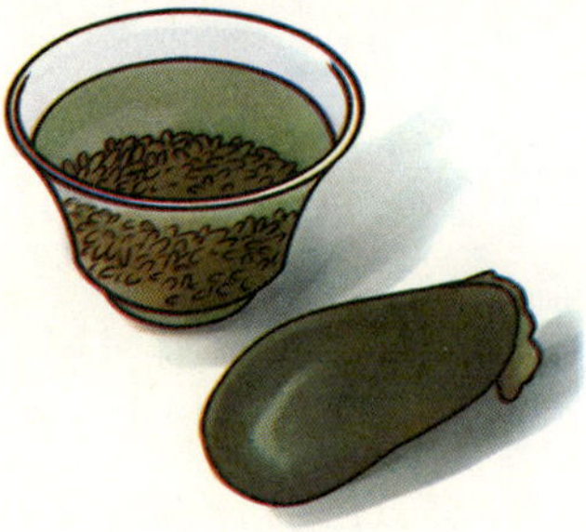

第二章　呼吸系统疾病

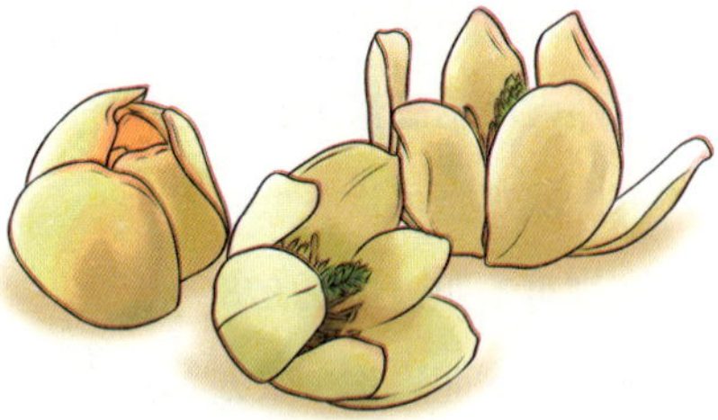

第三章　消化系统疾病

消化不良、呃逆

上消化道出血

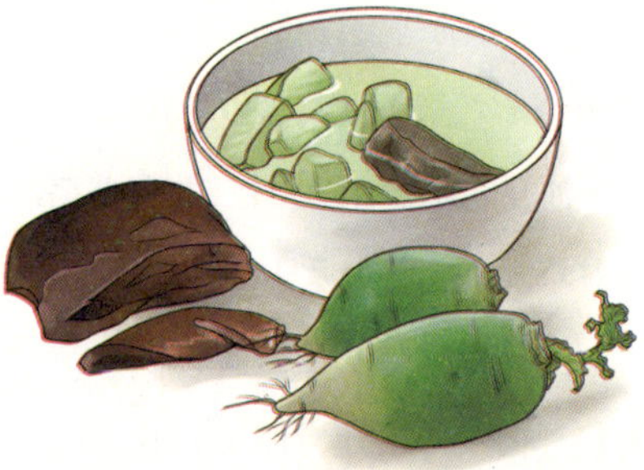

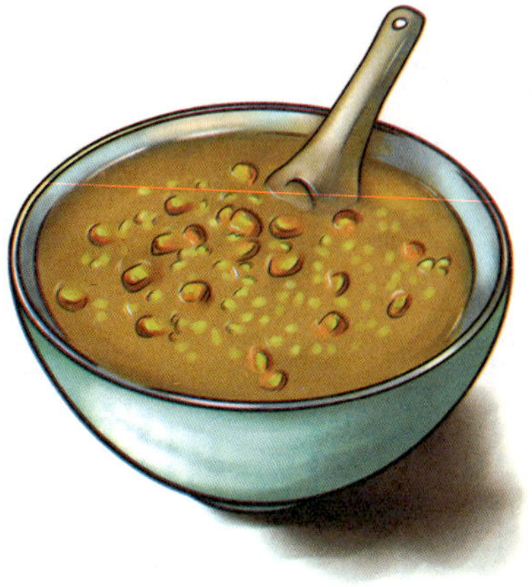

胃炎、食管炎

胃及十二指肠溃疡

肠炎、腹泻、呕吐

便血症、便秘

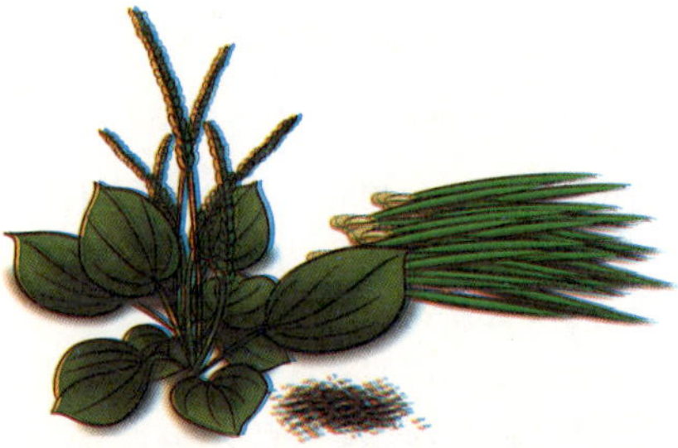

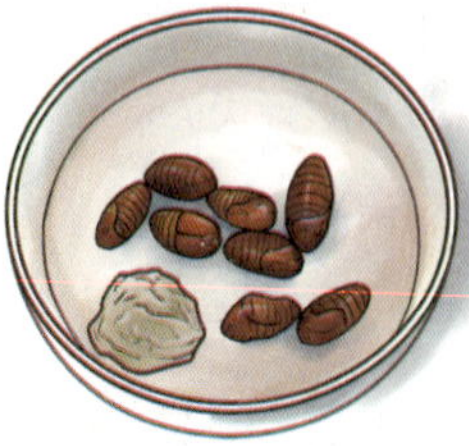

低血压

脑血管意外

各种心脏疾病

中风

其他循环系统疾病

第五章　泌尿系统疾病

第六章　内分泌系统疾病

糖尿病

第七章　神经系统疾病

眩晕症

头痛、头风

三叉神经痛

坐骨神经痛

半身不遂、面瘫

神经炎、脑萎缩

失眠、嗜睡

自汗、盗汗

癫痫（羊角风）

其他神经系统疾病

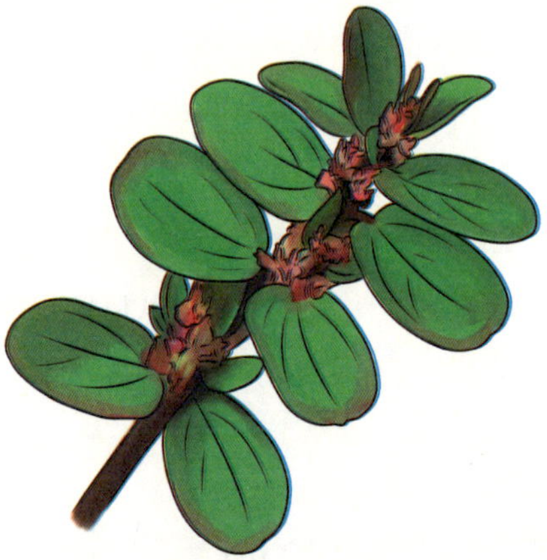

第八章　皮肤科疾病

白癜风

牛皮癣

各部位癣症

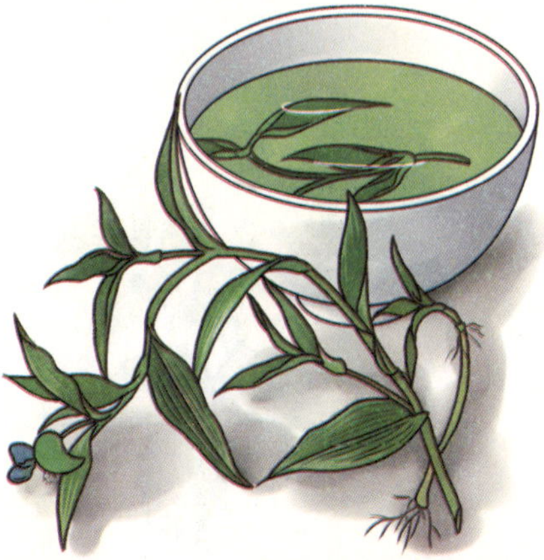

手足干裂（皲裂）

白发、脱发、头皮屑

各种斑

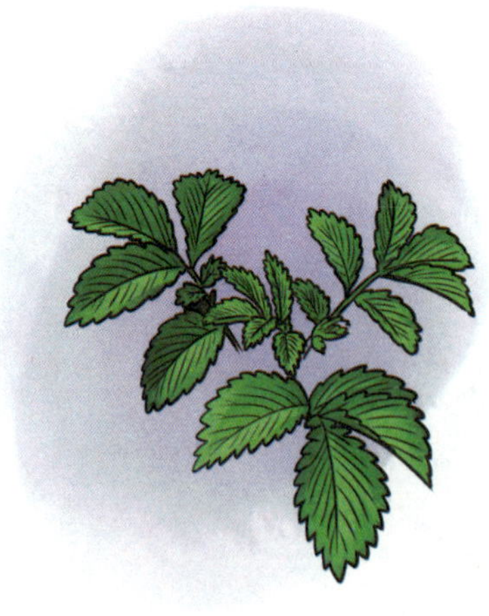

腋臭（狐臭）

扁平疣

寻常疣（瘊子）

鸡眼

冻疮

各类肿毒

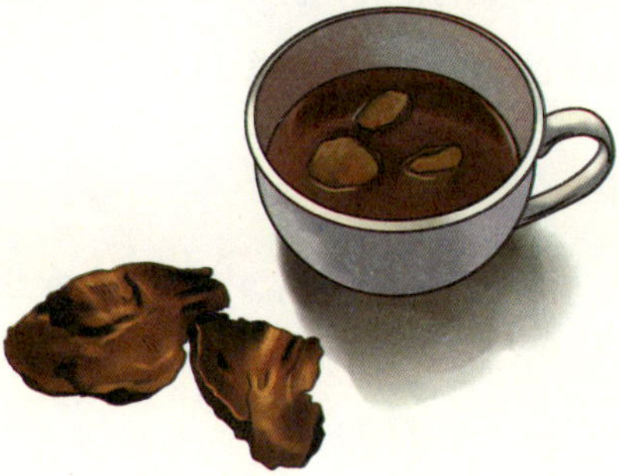

各类咬伤

烧烫伤

第九章　肛肠外科疾病

第十章　五官科疾病

耳疾

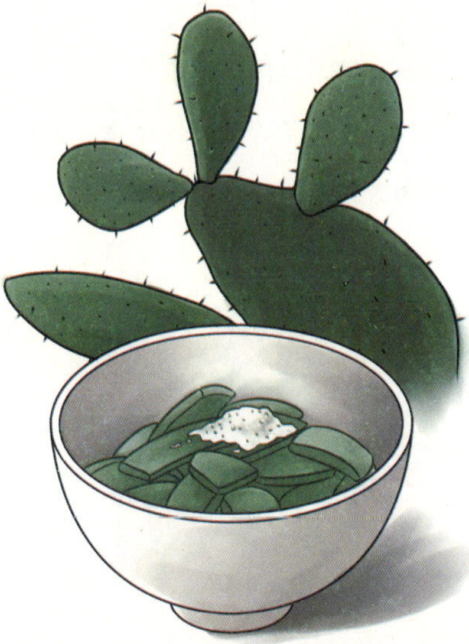

鼻病

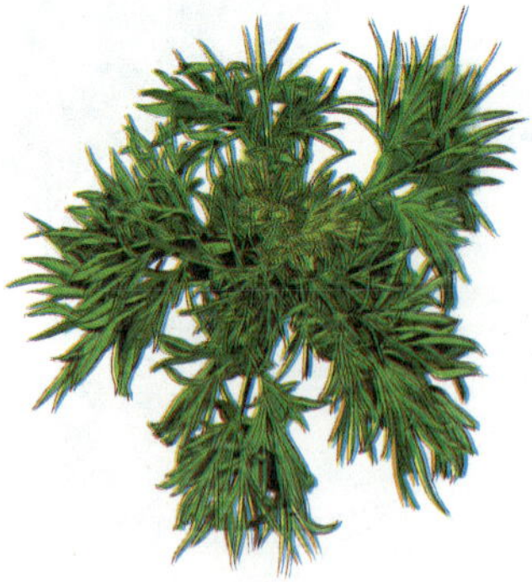

咽喉疾病

牙痛

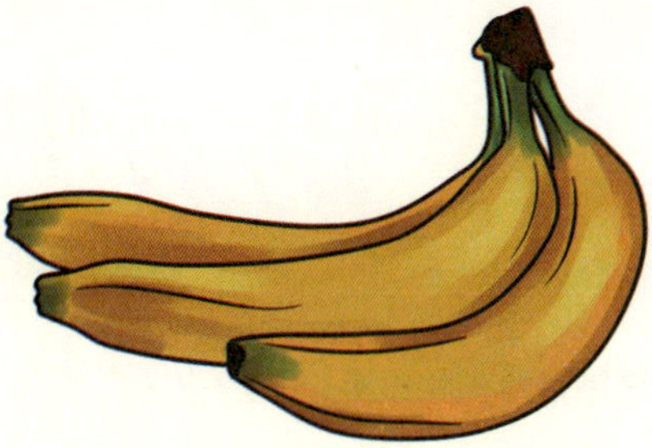

口疮

第十一章　骨伤科及风湿性疾病

风湿性关节炎

腰腿痛

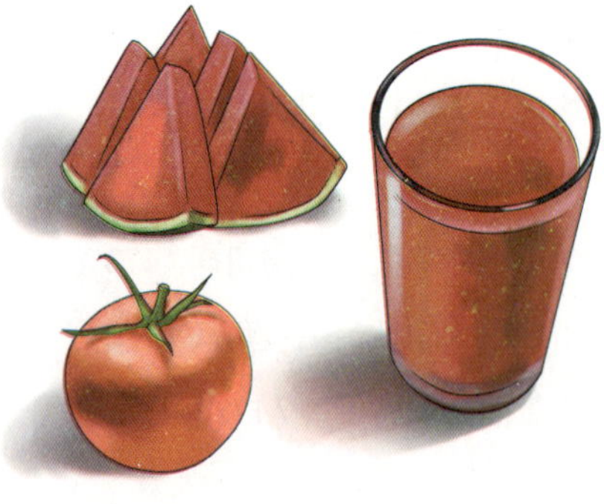

肩周炎

颈椎病

落枕

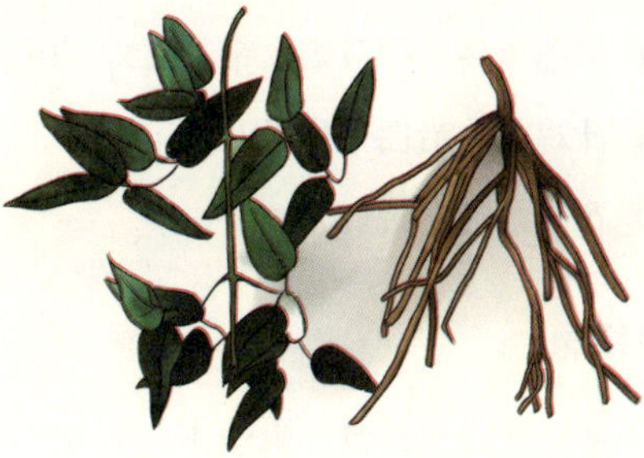

第十二章　妇产科疾病

子宫类疾病

阴道疾病

带下病

月经病

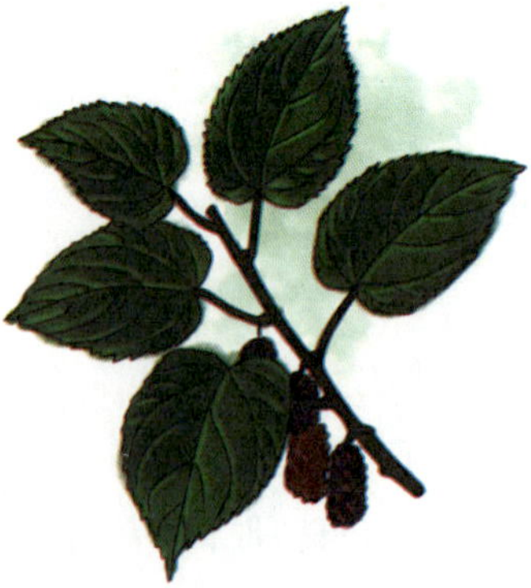

不孕症

妊娠疾病

缺乳、回乳

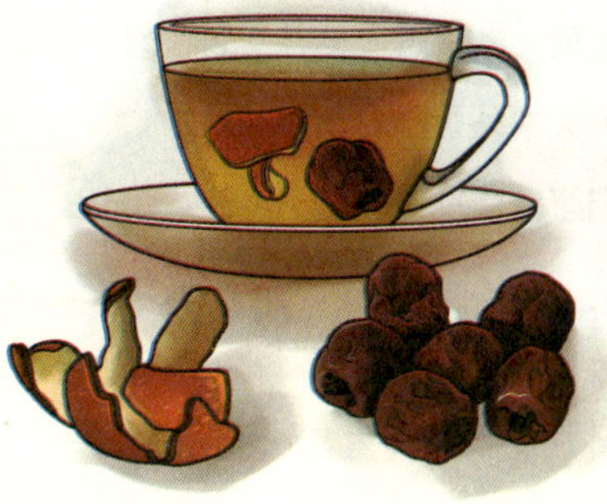

乳腺疾病

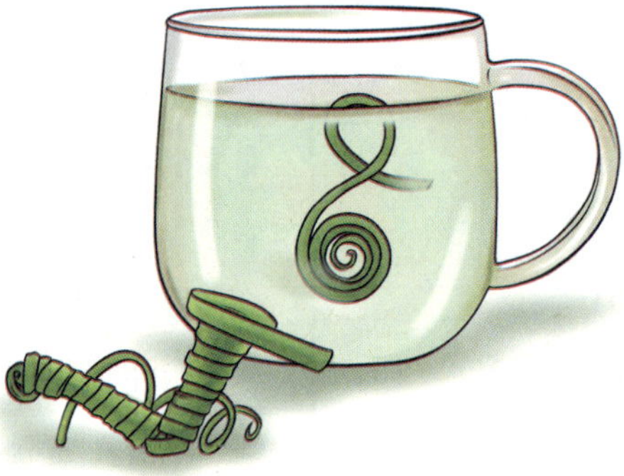

第一章

传染性疾病

感冒、发热

感冒主要是体虚、抗病能力减弱引起的。感冒常常能引起发热症状。当天气突变时，人体不能适应天气变化，邪气便会乘虚由皮肤、口鼻而入，引起一系列发热症状。感冒发热时人体免疫功能明显增强，有利于清除病原体和促进疾病的痊愈。

神仙汤防治感冒

【配方及用法】7个葱头7片姜，一把糯米熬成汤。食时兑入适量醋（米醋），防治感冒保健康。

【功效】米醋有杀死流行性感冒病毒的作用，既能治疗感冒，又能预防感冒，安全有效。生姜含姜辣素、芳香醇、姜烯、氨基酸等成分，性温味甘辛，是一味芳香性健胃药，有暖胃止呕、发汗解表、散寒驱邪、解毒镇痛的功效，主治风寒感冒、胃寒呕吐等症。葱头性温味辛，能杀菌健胃，刺激呼吸道和汗腺管壁分泌，起发汗解表的作用，主治外感风寒、头疼寒热等症。糯米能健胃和中、益气扶正，有“多食使人贪睡”的作用。因此，此验方是防治伤风感冒的良方，素有“神仙汤”之称。

神仙汤

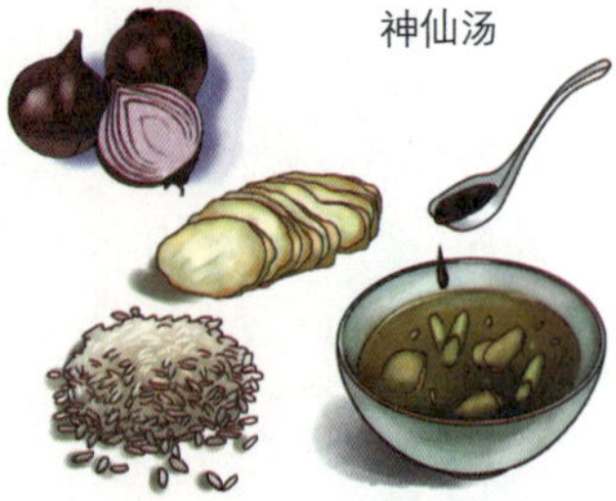

喝茶加洗脚防感冒

【方法】当天气突变，双足冰凉、身体不适时，马上喝一大杯热茶（茶叶10~15克，热开水50毫升左右，浸泡10分钟以上），接着用50~60℃的热水泡脚15~20分钟（水浸过踝关节），以周身感到热乎乎为度。隔2小时后，如法重复1次。

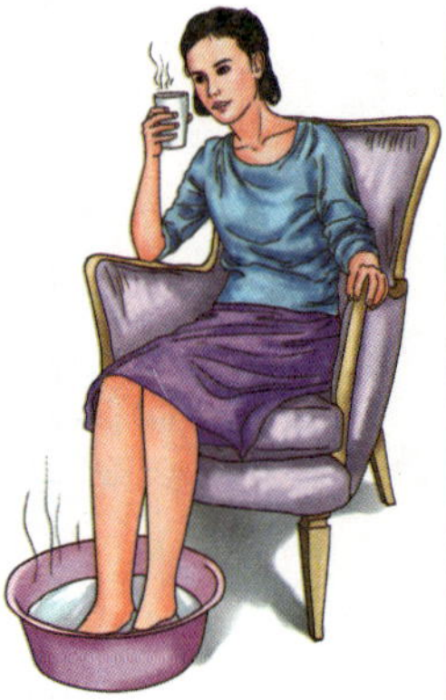

喝茶加洗脚防感冒

茵陈蒿防流感

【配方及用法】茵陈蒿全草10克（1人用量），加水熬40毫升药液。每次口服20~30毫升，每日1次，连服3~5日。如做治疗用，每日2次。

细辛贴神阙穴防感冒

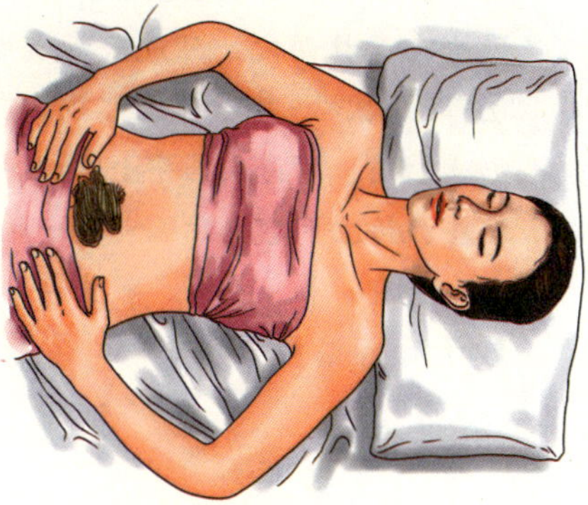

细辛贴神阙穴防感冒

【配方及用法】细辛 10 克。细辛用沸水冲泡后沥去水分，待不烫手时敷在肚脐上（神阙穴），外用塑料薄膜覆盖，保持湿润，再用绷带包扎固定，12 小时后揭去。每周 1 次，可连用 2~4 次。

【功效】治疗后感冒发作次数每年少于 3 次为显效，明显减少则为有效，发作次数无明显变化则为无效。

搓手防感冒

【方法】对搓双手，直至双掌搓热。搓法跟双掌搓花生米的皮一样，一只手固定，另一只手搓动，两手上下交替，搓 2~3 分钟，使手掌发热。此法可促进血液循环，加快新陈代谢，增强体质，使人不易感冒。此法也叫搓手保健操，不受时间、地点限制，随时可做，简便易行。

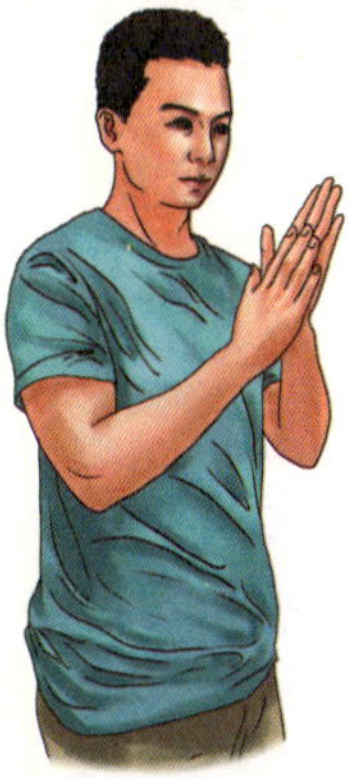

搓手防感冒

按摩防感冒

【方法】在每个节气的第一天用食指按摩人中穴、风府穴（在哑门穴上凹陷中）各 20 次，也可于早晨起床穿衣或出门时各按两穴位 20 次。总之，当你觉得身上冷时或准备下冷水前，要先按摩上面介绍的穴位。

金霉素眼膏防治感冒

【方法】将金霉素眼膏管伸入鼻腔内，朝上方挤入少许，然后用手指捏挤鼻子两侧数次，使药膏均匀地分布在鼻腔内，每日 3 次。金霉素眼膏用来防治感冒，既经济又实惠，患此病症时不妨一试。

防感冒的妙招

【方法】左手把住水龙头的开关，右手五指并拢，与手心形成凹陷状，接水后便用鼻子往里吸，稍作停顿后再喷出，连续10次即可。遇到有感冒证候时，可反复多洗几次。只要能持之以恒，必见效果。

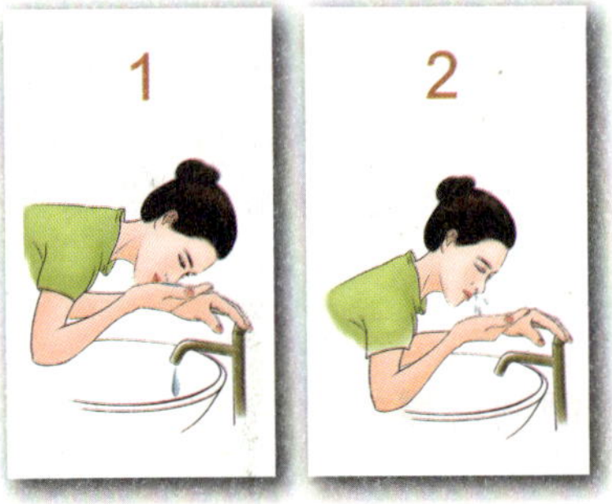

干大葱和醋治感冒

【配方及用法】干大葱两棵（100~150克），食醋100~150毫升。空腹生食大葱，用醋送服。一般1剂便好（退热止咳有特效）。胃病患者慎用。

大青叶等治感冒

【配方及用法】大青叶、板蓝根、紫草各50克。将上药用温水浸泡半小时后，用文火煎，煮沸后3~5分钟即可，忌煎煮时间过长，每日1剂，分2次服。小儿宜少量服。

电吹风治感冒

【方法】用电吹风吹患者后枕部的风池、天柱两穴，可洗头后湿吹，也可干吹，一般以有温热感为佳。如感灼痛，可将风挡关小或移得稍远些，待吹至感觉后脑部有一股热流向全身扩展，手脚、额头等处冒热汗后再继续吹5~8分钟，每日2~3次。

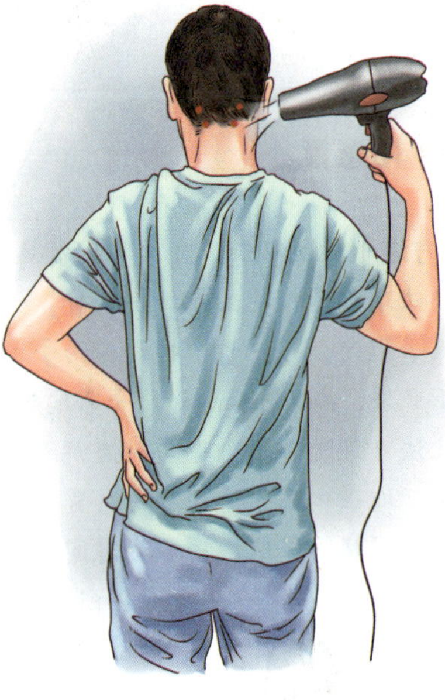

电吹风治感冒

鸡蛋酒治感冒

【配方及用法】酒250毫升，倒进锅里煮，蒸发掉酒精，再打入一个鸡蛋，搅散后，加一匙白糖，兑开水冲淡后饮用即可。

蒜瓣、葱白等治感冒

【配方及用法】蒜瓣25~30克，葱白25~30克，鲜生姜25~30克。各物洗净沥干后放入一个合适的器皿里，捣研成糨糊状（切成片或块亦可，但效果稍差），加水250毫升煎，煎好后将成品分成6/10和4/10两份。首次温服6/10，服后需注意保暖，几十分钟后会满身大汗湿透，立感两鼻畅通，全身舒爽。隔五六小时后再服4/10。两份为1剂，一般连服2剂即可痊愈。初患者服1剂即可解决问题，儿童剂量减半或减去2/3，婴幼儿最好别服用。此方一般无副作用，服后如有短暂的不适感，喝少许醋或冷开水即可缓解。

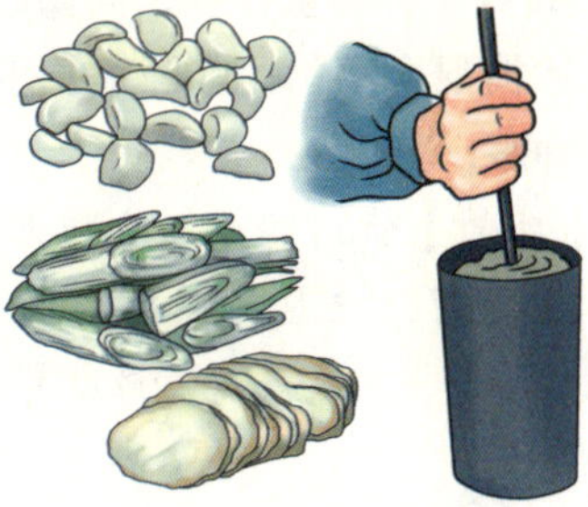

将蒜瓣、葱白、生姜捣碎治感冒

潘生丁（双嘧达莫）治感冒

【配方及用法】潘生丁（双嘧达莫）每次服25毫克，每日服3次，一般服用2次就能见效。再继续服用两三次，3天左右感冒便可治愈，心脏不适的症状也随之消失。

大葱汁治感冒

【配方及用法】取长约10厘米的葱白一段，捣烂取汁，睡前服。如因感冒咽喉疼痛时，可取葱白竖切，切面朝里，敷脖颈睡觉。

苏打水滴鼻治感冒

【配方及用法】6克苏打加100毫升凉开水配制成6%的溶液。每3小时滴鼻一次，每次每侧鼻孔滴2~3滴，连续使用2~3天，感冒即可痊愈。

板蓝根、金银花等治感冒发烧

【配方及用法】板蓝根20~30克，金银花、黄芪各10克，连翘、桔梗、黄芩各12克，蒲公英30克，芦根40克，虎杖、玄参各15克，甘草6克。将上药用温水浸泡20分钟，煎2次共约40分钟，滤得药液200毫升，分3次1日内服完。

每天一杯白开水防感冒

【方法】每天早晨起床后，空腹喝一杯白开水，冬天趁热喝，夏天凉凉喝，1天喝1杯，坚持天天喝，可预防感冒。

【备注】《中国保健杂志》（1997年第8期）

鼻内水疗法可治感冒

【方法】手心捧起一些水放在鼻孔前，用两个鼻孔同时吸水（不要把水吸入喉咙）；然后让水自然流出，如此重复3~5次；接着用手指按住一侧鼻孔，用另一侧鼻孔使劲呼气3次，将余水喷出，再换另一侧鼻孔同样呼气3次；最后用擤鼻涕的方法用力将鼻孔内的余水擤出，嘴巴微张，以免水进入耳中。具体如右图所示。

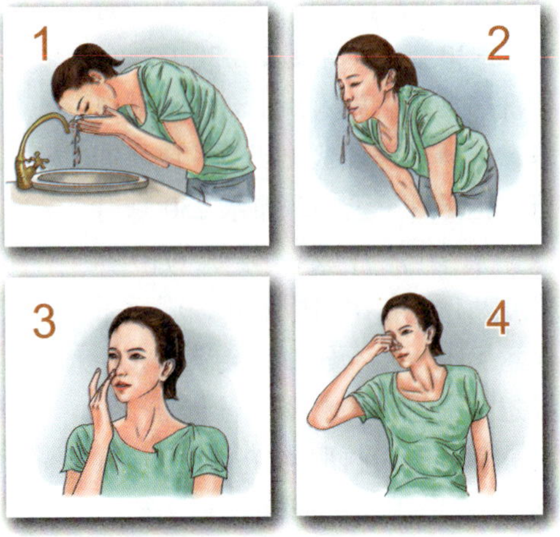

葱白、生姜治感冒

【配方及用法】葱白、生姜各15克，食盐3克。葱、姜洗净，捣烂成糊，用纱布包裹，然后用力涂擦前胸、后背、脚心、手心、腘窝、肘窝，擦后安卧。

【功效】清热、发表、通阳、解毒，用于治感冒。

冬青汁治感冒

【配方及用法】取冬青叶少许，榨汁，每次饮用3毫升，日服3次。

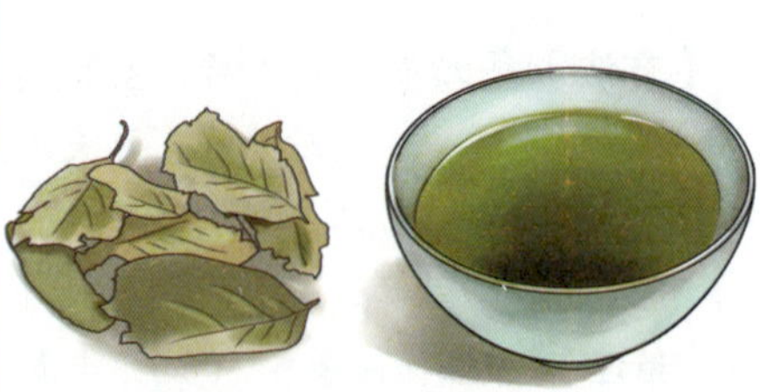

冬青汁

冰糖鸡蛋治感冒

【配方及用法】鸡蛋1个，冰糖30克。将鸡蛋打破，同捣碎的冰糖混合调匀。临睡前用开水冲服，取微汗。

【功效】养阴润燥、清肺止咳。治感冒，症见流清涕、咳嗽、发冷等。对小儿流鼻血亦有效。

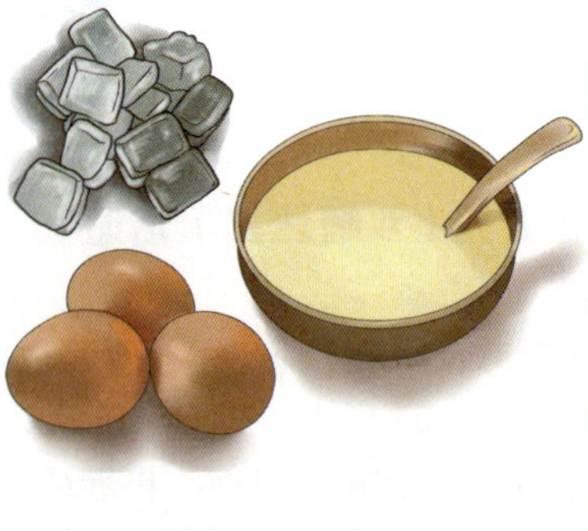

冰糖鸡蛋治感冒

三油治感冒头痛

【配方及用法】芝麻油 80 克，薄荷油 40 克，樟脑油 40 克。三油调匀装瓶备用。此油专治由流感引起的头痛、腹痛等症，平时涂于嘴唇周围和鼻腔内可预防感冒。

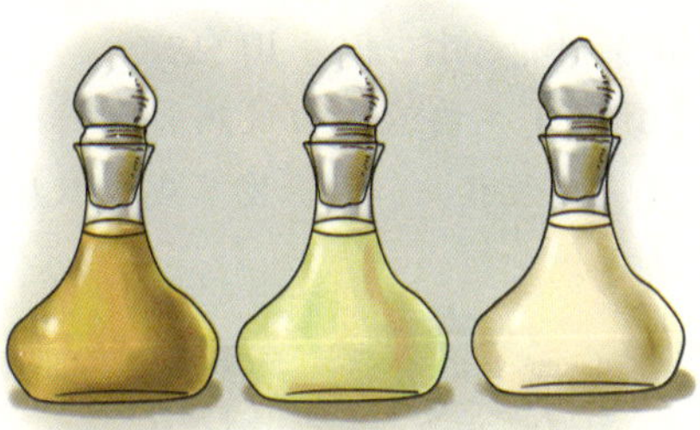

芝麻油　　薄荷油　　樟脑油

大白萝卜汁治感冒头痛

【配方及用法】将大白萝卜洗净，捣烂取汁。滴入鼻内，治各种头痛。饮用治中风。

【功效】治感冒头痛、发热头痛、中暑头痛及中风头痛等。

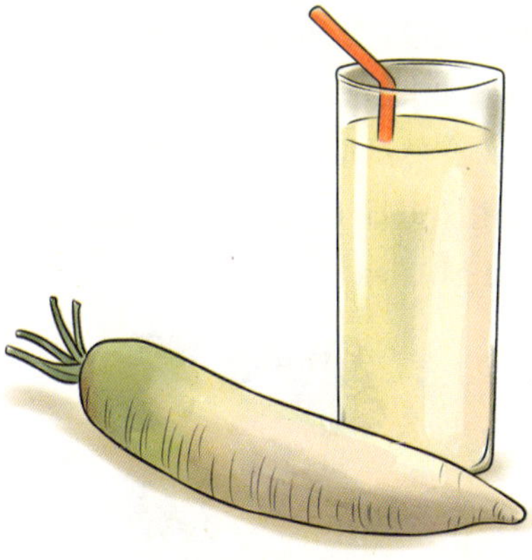

大白萝卜汁

鹅不食草治伤风感冒

【配方及用法】鹅不食草适量，晒干，研成细末，贮瓶备用，勿泄气。头痛、牙痛时取本散少许，交替吹入左右鼻中，即刻打喷嚏，涕泪俱出。若不应，隔 1~2 小时再吹一次。

【功效】本方用于治疗外感引起的伤风、头痛、牙痛、目赤、暴翳等病初起之轻症，每日 3 次，可在 1~2 日内痊愈。

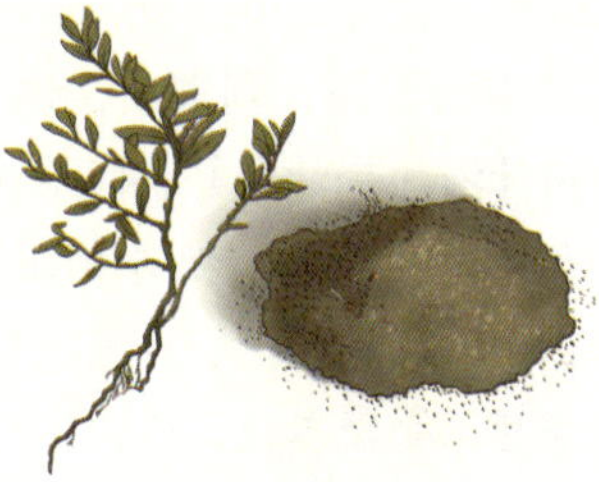

鹅不食草

加味葱豉汤治风寒感冒

【配方及用法】豆豉、紫苏叶、生姜各 10 克，葱白 5 段。每天 1 剂，煎 2 遍，每日 3 次分服。服后多饮热开水。如无汗者，争取出汗为佳。头痛肢楚较重者加白芷 10 克；鼻塞嚏多较甚者加辛夷 10 克，麻黄 6 克；咳嗽加杏仁 10 克，桔梗 10 克。

【功效】主治风寒感冒，恶寒发热、头痛、鼻塞、嚏多、流清涕、肢冷无汗、咳嗽痰白等。

【备注】风热外感忌用。

参苏饮治病毒性感冒

【配方及用法】人参、苏叶、葛根、前胡、半夏、茯苓各22克，陈皮、甘草、桔梗、枳壳、木香各15克，生姜3片，红枣1枚。水煎服，每天1剂。

【功效】益气解毒，祛痰止咳。

西瓜番茄汁治夏季感冒

【配方及用法】西瓜、番茄各适量。西瓜取瓤，去籽，用纱布绞挤汁液。番茄先用沸水烫，剥去皮，也用纱布绞挤汁液。二汁合并，代茶饮用。

【功效】清热解毒，祛暑化湿。治夏季感冒，症见发热、口渴、烦躁、小便赤热、食欲不佳、消化不良等。

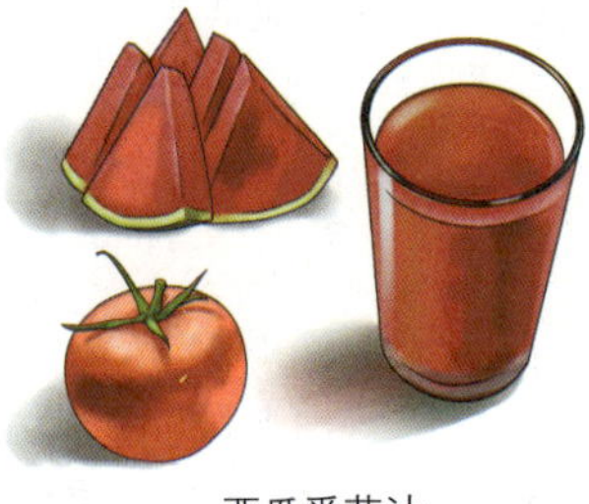

西瓜番茄汁

感冒酸碱疗法

【配方及用法】食醋或苏打用凉开水配成5%的食醋溶液或6%的苏打溶液，任用两者之一即可（不能两者同时使用）。每3小时1次，每个鼻孔每次滴入2~3滴溶液。发现感冒立即使用，效果更佳。

银翘合剂治风热感冒

【配方及用法】板蓝根、银花、连翘各30克，荆芥10克（后下）。加水煎成200毫升药液，每服30~60毫升，1日3次，儿童酌减。服药后多饮水。如果咳嗽，加生甘草、桔梗、杏仁各10克；如果咽喉肿痛，加锦灯笼、山豆根各10克。

【功效】主要治疗由风热引起的感冒、咽红喉痛、目赤发热或咳嗽痰黄等。

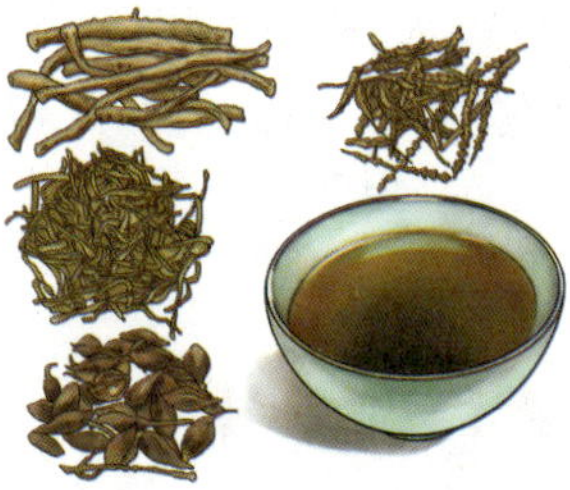

银翘合剂治风热感冒

核桃、银花等治感冒鼻塞

【配方及用法】核桃10个，银花10克，生姜20克，冰糖30克。将核桃去壳取仁，与银花、生姜、冰糖一起加水煎熬，熬至冰糖全部溶化为止，然后取核桃仁、银花、药汁服用。每日1剂，分2次服，连服1~2剂。

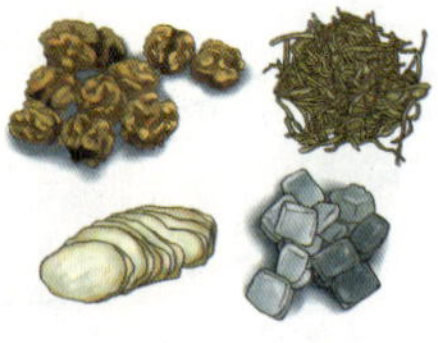

核桃、银花等治感冒鼻塞

鼻浸药可治鼻塞

【方法】鼻塞严重者，先用1%的麻黄素滴入鼻腔，使肿胀的鼻甲缩小（如图1）；再用7厘米左右长的棉签浸上0.25%氯霉素眼药水或庆大霉素眼药水，轻轻塞入鼻腔（如图2），直至稍用力不能塞入为止（双鼻孔阻塞则两鼻孔皆塞入药水棉签），过2小时左右取出棉签。每天2~3次，晚上可塞着棉签过夜。

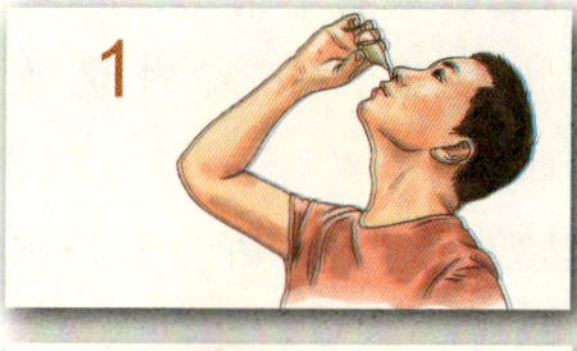

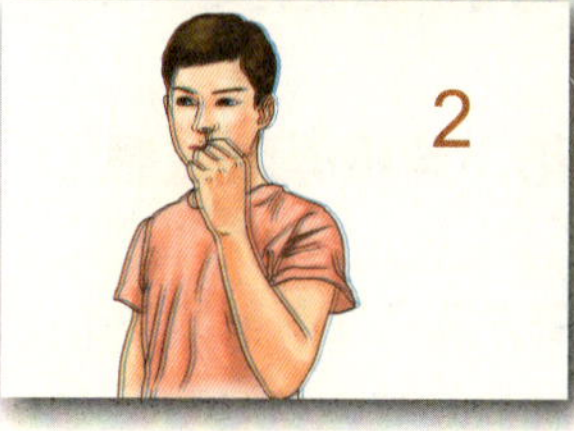

临床实践证明，鼻塞患者除临床对症给药外，另加浸药疗法，治疗一次病症即感轻松，几次则基本痊愈。此法简单、方便，对多种原因造成的鼻塞皆有良效。

鼻塞的按摩疗法

【方法】两手握拳，拇指中节的内侧由上向下快速按摩（即从上迎香穴到迎香穴），向下需用力，向上则不需用力，一边按摩一边用鼻吸气（吸气到不能吸为止），共按摩36次；按摩完后抬头，双拳微翘，让开气路，同时喊“活”，气从口出。重复3遍为1次。如鼻塞比较严重，停2~3分钟后再做一次。如此反复做2~3次，即能治好鼻塞。

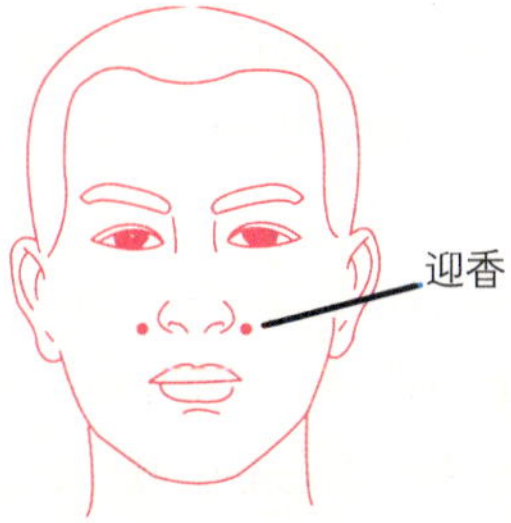

迎香穴的位置

生姜加感冒通敷腕脉处可退热

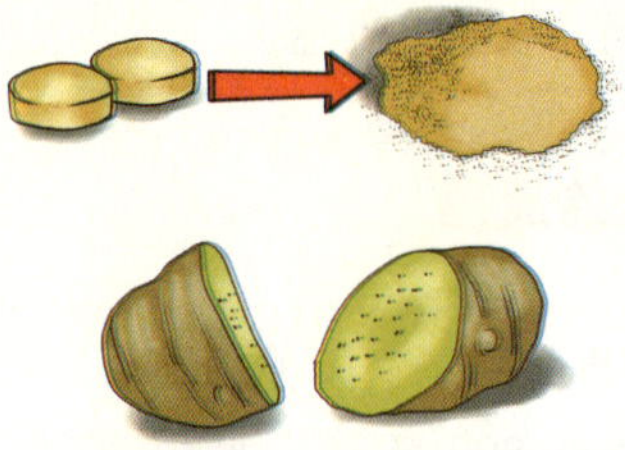

生姜加感冒通敷腕脉处可退热

【配方及用法】取拇指般大小的生姜一块，洗净后切为两半。将2片感冒通（如果是“热伤风”用感冒清）研成粉末撒于姜片切面上，再将撒了药粉的生姜片切面分别紧贴在感冒发热患者左右手腕内侧的中医把脉处，并用医用带状胶布把姜片固定在手腕上，松紧以药粉不散落为度。从姜片贴在感冒发热患者手腕时算起，一般5~10分钟即可退热。

醋熏法预防流感

【方法】米醋不拘量，加水适量，文火慢熬，在室内烧熏约1小时。

【功效】消毒杀菌。有预防流行性感冒、脑膜炎之功效。

银花、芦根等治流感

【配方及用法】银花30克，鲜芦根60克，红枣10枚，罗汉果3克，薄荷10克。先将前四味药煮沸15分钟，再加薄荷煮3分钟，也可加冰糖适量，饮其滤液，食红枣。适用于高热、口渴、咳嗽等流感。

贯众治流感

【配方及用法】贯众30克，加水600~800毫升（水位平药）煎至300毫升左右过滤，加入糖精0.15克，或加入适量糖，装入瓶中。每日3次，每次100毫升左右，连服2日。

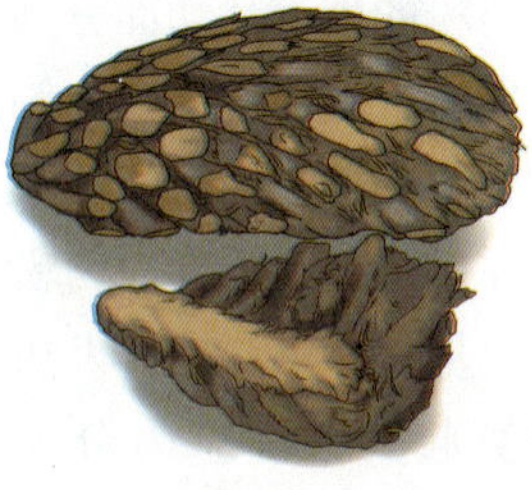

贯众治流感

绿豆茶饮治流感

【配方及用法】绿豆50克，绿茶5克，冰糖15克。绿豆洗净，捣碎，同茶、糖放入碗内，用开水冲沏，约泡20分钟。代茶饮用。

【功效】清热解毒。治疗流行性感冒，症见咽痛、热咳，也可用于预防流感。

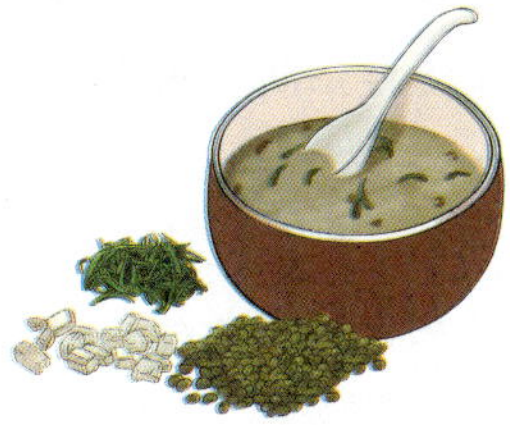

绿豆茶饮治流感

豆腐、白面外敷额部治流感

【配方及用法】取豆腐一块，加相当于豆腐量1/5的面粉，捣匀后敷于额头，2~3小时更换一次。适用于流感发热，可帮助退热。

香薷、银花等治流感

【配方及用法】香薷10克，银花、连翘各15克，青蒿12克，板蓝根、大青叶各30克。将上药水煎，分2次服，每日1剂。若偏寒，加淡豆豉；若偏热，加薄荷、野菊花；若汗多，去香薷；若热盛，加鸭跖草；若咳重，加杏仁、虎耳草；若暑湿明显，加鲜藿香、鲜佩兰、厚朴、六一散；若恶心呕吐，加姜半夏、竹茹。

痢疾

痢疾，古称肠澼、滞下，为急性肠道传染病之一。临床以发热、腹痛、里急后重、大便脓血为主要症状。感染疫毒，发病急剧，伴突然高热、神昏、惊厥者，为疫毒痢。痢疾初起，先见腹痛，继而下痢，日夜数次至数十次不等。根据病情的不同，基本分为急性菌痢、迁延性菌痢、慢性菌痢三种。痢疾一年四季均可发生，但以夏、秋季发病率为高。

大蒜治痢疾肠炎

【配方及用法】大蒜1头，白糖20克。大蒜去皮切细末，用白糖拌和。每日早晚各1次，饭前吞服，连用7~10天。

燮理汤加鸦胆子治热痢

【配方及用法】生山药25克，白芍18克，银花15克，牛蒡子（炒捣）、甘草各6克，黄连、肉桂各1.5克。热痢下重数天者可煎服此汤，另加鸦胆子（去壳）40~80克（去壳时仁破者不用），用温开水分两次吞服。通常服1~2剂，大便即由赤转白，腹痛、里急后重也可大大减轻或消失。如属热痢下重已久，或迁延失治，造成肠黏膜严重损害，所下之痢色紫腥臭，杂以脂膜，则宜加三七粉9克，温开水分2次吞服。多能止住脓血。

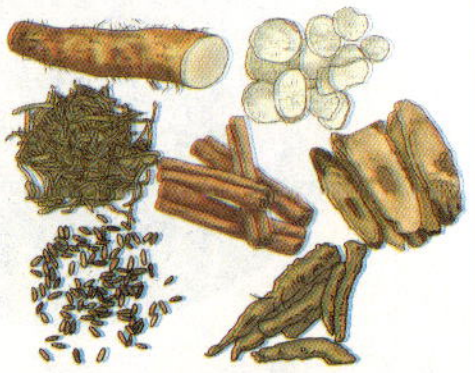

燮理汤加鸦胆子治热痢

田螺清热止痢

【配方及用法】取田螺，挑出螺肉，晒干，炒焦，水煎。日服3次，每次15克。

【功效】清热解毒。用治菌痢。

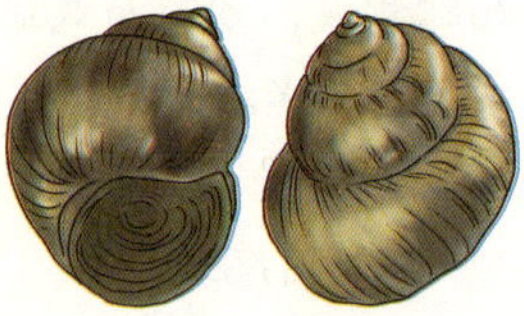

田螺止痢

陈年水芋头柄治痢

【配方及用法】陈年水芋头柄（即叶秆，农家常割来晒干，隔年再吃）1把，腊肉100克，加3碗水熬成1碗即可。然后加红糖，连汤带药食完，当天即愈。

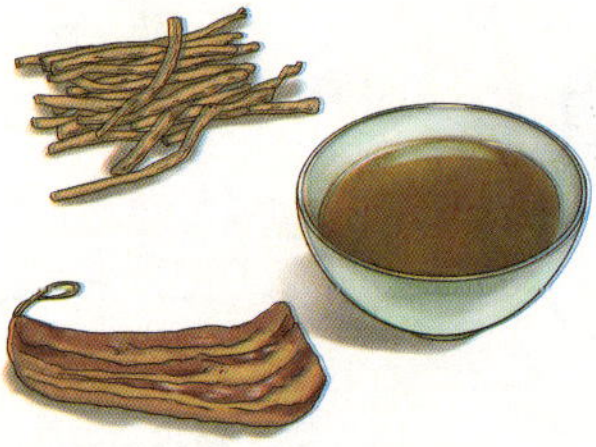

陈年水芋头柄治痢

二菜秦皮汤疗下痢

【配方及用法】委陵菜、铁苋菜、秦皮各30克。发热、大便脓血较多、苔黄腻、脉数者加黄连10克。每日1剂煎2遍和匀，每日3次分服。

【功效】治疗急、慢性细菌性痢疾，下痢大便带脓血、黏液，里急后重者。委陵菜清热解毒，凉血止血，有抗菌治痢的作用；铁苋菜消炎收敛，有保护肠黏膜的作用；秦皮清热燥湿，“主热痢下重”，对痢疾杆菌有强大的抗菌作用。三药合用，各药相辅相成，方简而效显，为热毒下痢（菌痢）之良方。

【备注】症状消除，大便正常后须再服3剂，以巩固疗效。

盐灸法治痢

【方法】取食用盐1克左右，放入神阙穴（肚脐）凹陷处，再滴入2~3滴温开水，待盐湿润后，用火罐拔（灸）之。

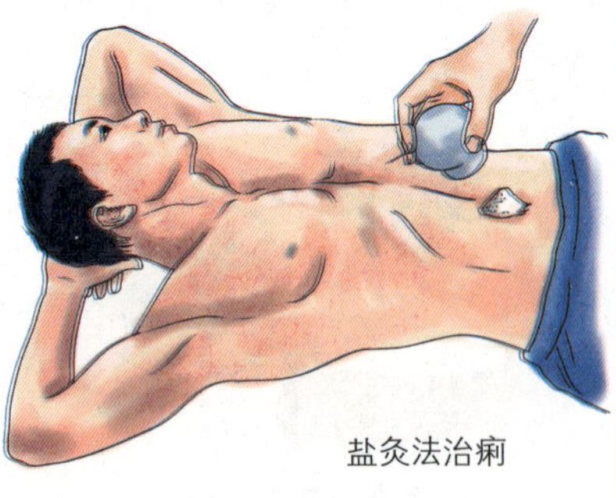

盐灸法治痢

山楂可治痢

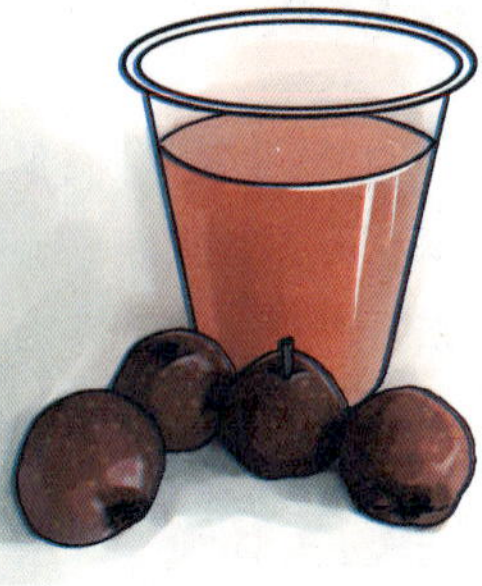

山楂糖水

【配方及用法】取市售糖水山楂罐头或生山楂30~50克，水煎，加食糖适量。每次少则服150毫升，多则可服500毫升。一般1次即可止痛止泻。孕妇慎用，泻止则停服。

【功效】有温脏止痛、止泻之功，对多种原因引起的腹泻及菌痢均有效。

醋蛋治痢

【配方及用法】将250毫升左右的食用醋（米醋用低度的，9度米醋应用水稀释）倒入锅内，取新鲜鸡蛋1~2个打入醋里，加水煮熟，吃蛋饮汤，1次服完。

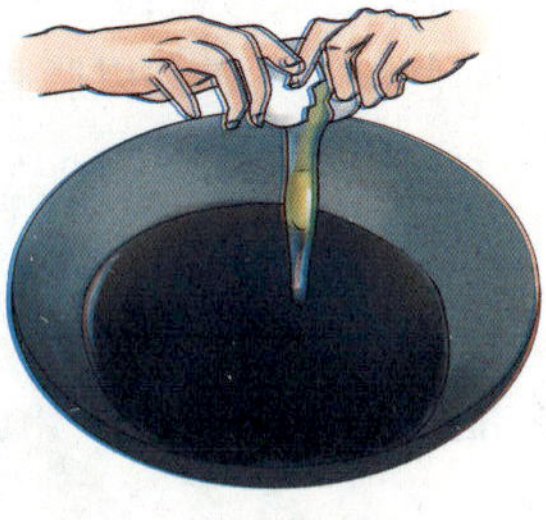

醋蛋治痢

复方马齿苋治痢疾

【配方及用法】鲜马齿苋90克，当归、白芍、槟榔片、乌梅、黄柏、地榆炭、厚朴、茯苓、陈皮各9克，木香5克，黄芩、白头翁各12克，甘草6克，水煎服。

石榴花治痢疾

【配方及用法】采摘3~4朵石榴花，洗净并捣成碎粒，然后加入半碗酸奶，拌匀食之。按此方法炮制，食后，痢疾即愈。如无石榴花，可将半个石榴皮（药店有售）放入瓷茶缸内，加水约500毫升煎至250毫升，倒入碗内，再加白砂糖少许，一次温服下。

【功效】活血止血、祛瘀止痛。

【备注】治鼻衄，中耳炎，创伤出血，月经不调，牙痛，吐血。

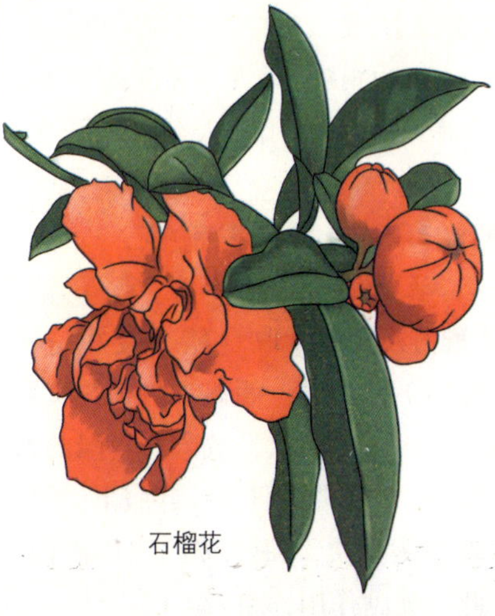

石榴花

石榴皮治痢疾

【配方及用法】石榴3个，取皮煎汤服用，次日即愈。

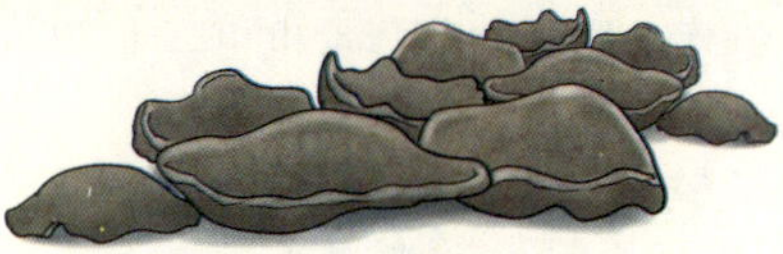

石榴皮

鱼腥草治痢

【配方及用法】取新鲜鱼腥草一小把，洗干净晾晒干，捣烂，放入洗净拧干的纱布或毛巾中包好，拧汁服用。白痢在汁中加适量白糖，红痢在汁中加适量红糖，3小时服1次，连服3次见效。

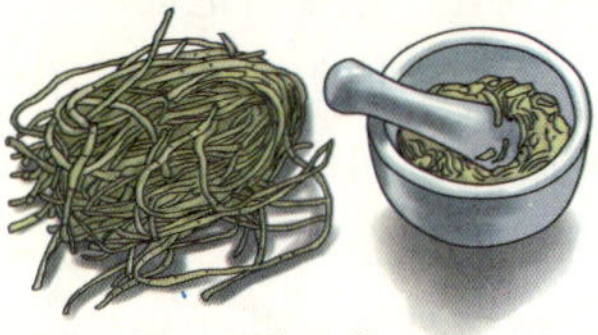

鱼腥草

苋菜拌蒜泥驱菌止痢

【配方及用法】苋菜100克，大蒜1头，芝麻油少许。将苋菜洗净切段备用，大蒜去皮捣成泥，铁锅倒入油后立即将苋菜放入，而后置于旺火上炒熟，撒上蒜泥。

【功效】"养精益气补血，食之肥健，嗜食。"（见《神农本草经》）因此，经常食用苋菜能增强体质，对细菌性痢疾有辅助疗效。

烧大蒜治痢疾

【配方及用法】将紫皮大蒜埋在木柴炭火中，烧熟扒皮吃至饱，可治痢疾。用其他蒜蒸食也可。

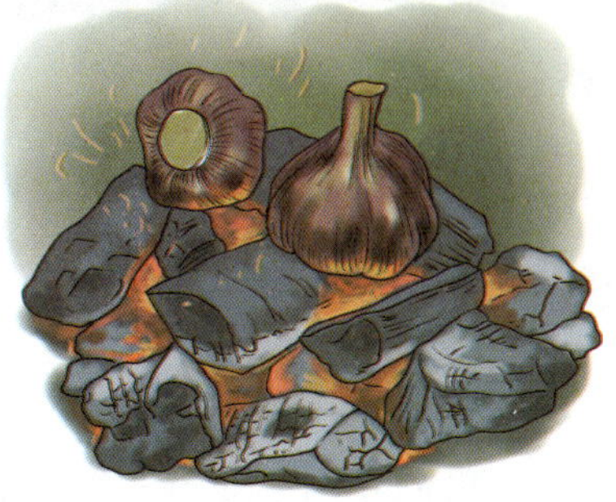

烧大蒜治痢疾

地锦草治菌痢

【配方及用法】采集鲜地锦草60克，洗净，煎水一小碗，加点儿糖，分1~2次服用，可治菌痢。地锦草还可治疗急性肠炎、副伤寒等肠道感染性疾病。

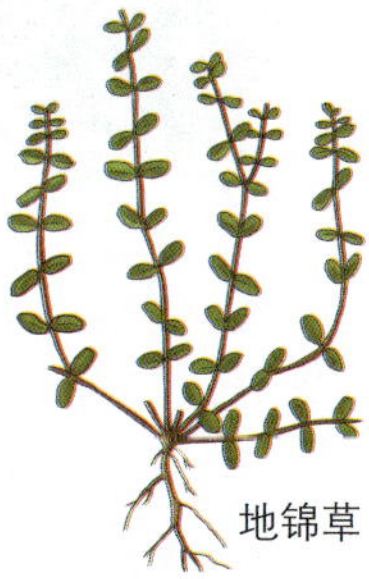

地锦草

葡萄汁红糖治赤痢

【配方及用法】鲜葡萄250克，红糖适量。将葡萄洗净，绞取汁，放入红糖调匀。顿服，数次即愈。

【功效】消炎止痢。

红枣汤治久痢不止

【配方及用法】红糖60克，红枣5枚。煎汤服。

【功效】本方健脾温中，大建中气，并有活血之功。用此方治久痢不止的虚寒痢有效。

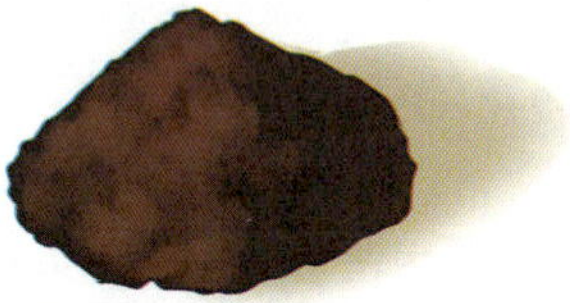

红糖

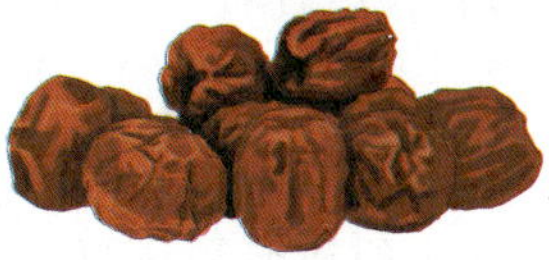

红枣

扁眉豆花治红白痢疾

【配方及用法】扁眉豆花50克，黄砂糖50克。将扁眉豆花捣成蒜汁形，用白开水一碗冲沏，再将花渣滤出，然后加黄砂糖，半温可服用。

【备注】若是白痢疾，可用扁眉豆白花；若是红白痢疾，可用扁眉豆红、白花各半。无禁忌，什么人都可以用。

醋和明矾治阿米巴痢疾

【配方及用法】取食醋（最好是镇江醋）一调羹，明矾1粒（约黄豆大小）碾成粉状，放入盛食醋的调羹中，连醋带明矾粉一起服下。早、晚各服1次，每次按此比例配制。此方无副作用，患者不妨一试。

疟疾、霍乱

疟疾在我国古代被称为瘴气，是由雌按蚊叮咬人体，将其体内寄生的疟原虫传入人体引起的。疟疾是以周期性冷热发作为最主要特征，是脾肿大、贫血以及脑、肝、肾、心、肠、胃等受损引起的各种综合征。其临床症状为周期性寒战、发热、头痛、出汗、贫血和脾肿大，严重的患者会出现脑型疟、黑热尿，甚至死亡。此病多发于夏秋季节。霍乱是由霍乱弧菌所致的烈性肠道传染病，临床表现轻重不一，典型病例病情严重，有剧烈的呕吐、腹泻、脱水、微循环的衰竭、代谢性酸中毒和急性肾衰竭等，如果治疗不及时，常易死亡，属于甲类传染病。

鸡蛋、辣椒花治疟疾

【配方及用法】取鸡蛋1个，新鲜辣椒花数朵，洗净。发病当天早晨一同煮熟，空腹食之，一般1次有效。如病顽固，连食几日，可奏效，无毒副作用。患者不妨一试。

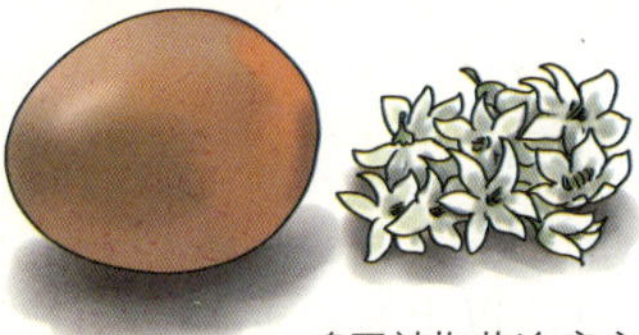

鸡蛋辣椒花治疟疾

指天椒贴敷治疟疾

【配方及用法】指天椒适量。将指天椒捣烂如泥，摊于棉垫上如铜钱大，贮存备用。于疟疾发作前4~6小时，取药丸贴在神阙（肚脐）、大椎两穴，以胶布固定。每次贴4~6小时后除去。每日1次，3~4次为一疗程。

【备注】据临床实践观察，本方用于风湿痹痛、急性结膜炎、角膜白斑、神经衰弱失眠，效果亦佳。

大蒜敷脉口治疟疾

【方法】取几瓣新鲜、个大的蒜头捣烂，用手帕包上，疟疾发作前约个把小时把手帕系在脉口上（中医切脉处），男左女右。

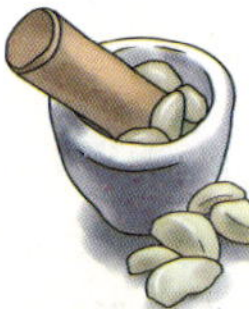

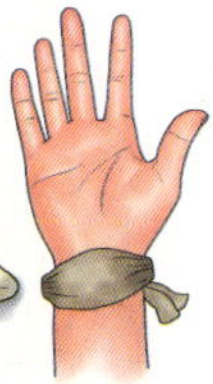

大蒜敷脉口治疟疾

辣椒、大茴香等可治疟疾

【配方及用法】辣椒、大茴香各等份研末，于疟疾发作前2小时用膏药贴大椎穴。

红枣、斑蝥塞鼻可治疟疾

【方法】在疟疾发作前2小时，将红枣去核，裹一小斑蝥于内，塞在左鼻中即可奏效。

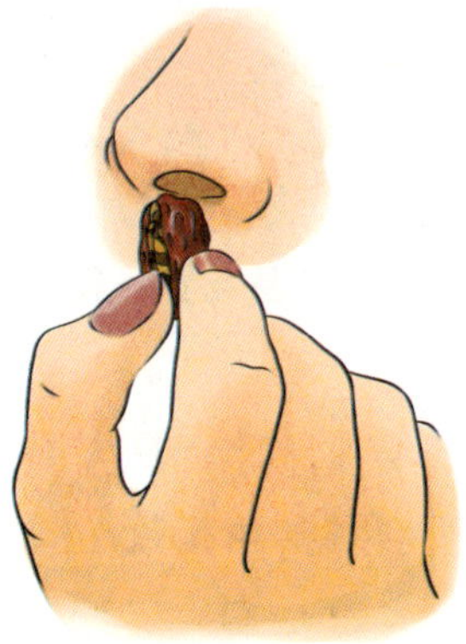

红枣斑蝥塞鼻治疟疾

二甘散贴脐治疟疾

【配方及用法】甘草、甘遂各等份。共研细末，贮瓶备用。每次取本散0.5~1.0克，用药棉裹之如球状，于疟疾发作前2小时放置肚脐内，外盖纱布，以胶布固定，贴紧，勿泄气。每次贴1~2天。当时即可抑制症状，或减轻症状。

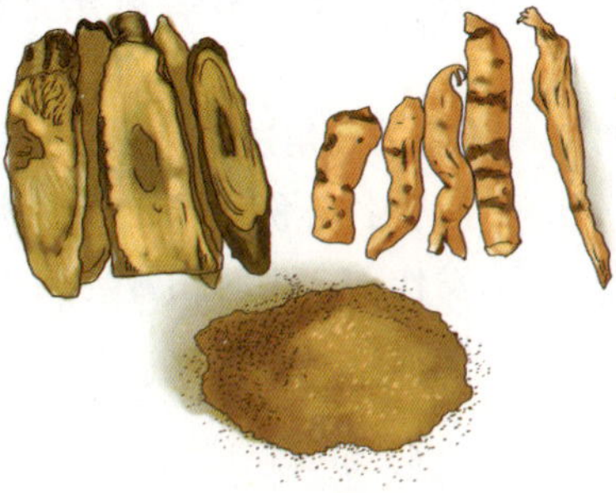

二甘散

丁香末治疟疾

【配方及用法】丁香研为细末。小儿一小撮，大人两小撮，发病前将细末填入肚脐中，用膏药盖上，可治疟疾。

木瓜、扁豆等可治霍乱

【配方及用法】木瓜、扁豆各31克，广皮9克。清水煎，分2次服，每隔5小时1次。病重的可1次服完，甚至1日2剂，其中木瓜可用至62克。

【备注】痢证勿用。

真川连、黄芩等可治霍乱

【配方及用法】真川连（酒炒之）、黄芩、老干姜各120克，真川贝30克（去心），车前草30克，荆芥穗、真广皮、炒麦芽、丁香、砂仁（去壳）各15克，荜拨30克。以上各味必须为地道真正的药材，并称准分量，共研为细末，用荷叶自然汁（必须是新鲜荷叶的汁液，切不可用蜂蜜或者其他物汁之类取代）一并配制为药丸。每剂药料共制作药丸200粒。服用时，成人每次服1丸，儿童减半，用水送服。如属病重者，成人加服1丸。服药期间，禁忌荤腥食物入口。

淋病、梅毒

淋病是因淋球菌感染引起的以泌尿生殖系统化脓性感染为主要表现的性传播疾病，是一种古老而又常见的性病，多发生于青年男女。梅毒是由梅毒螺旋体引起的慢性、系统性的性传播疾病，绝大多数是通过性途径传播的，临床上可表现为一期梅毒、二期梅毒、三期梅毒。

内服加外洗可治疗急性淋病

【配方及用法】①内服方（淋病消毒饮）：生地30克，黄连10克，黄柏12克，茵陈25克，茅根30克，木通15克，淡竹叶10克，土茯苓45克，川萆薢15克，石菖蒲10克，甘草6克。②外洗方，土茯苓50克，苦参30克，百部30克，蛇床子30克，地肤子30克，黄柏30克。淋病消毒饮每日1剂，水煎，分早、晚2次服。中药外洗方每日1剂，水煎成750毫升左右，待凉后泡洗阴茎及龟头，每日3次，每次20~30分钟。以上治疗连续7日为一疗程。

白花蛇舌草可治淋病

【配方及用法】白花蛇舌草25克，加清水2500毫升，水煎30分钟后，去渣，分3次服，每日1剂。

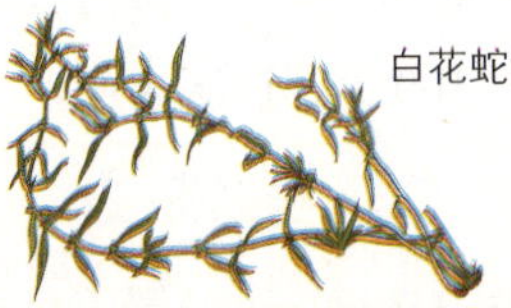
白花蛇舌草

蜈蚣可治淋病

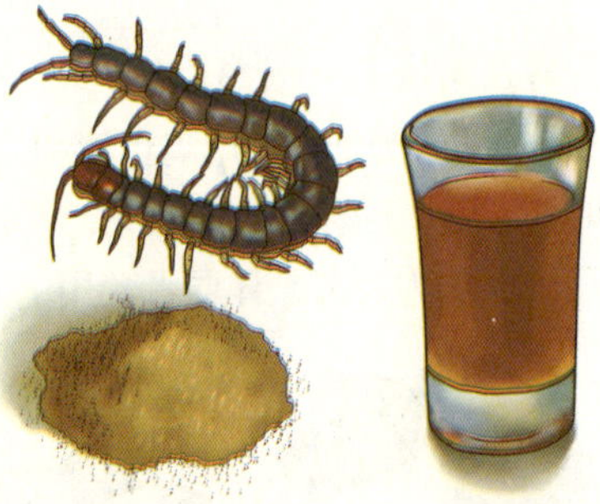
蜈蚣治淋病

【配方及用法】先将蜈蚣1条研细末，用黄酒送下，然后用凤眼草、防风、麻黄各9克，水煎服。外用黄酒擦小腹，取汗为度，如汗不出，再服1剂。

败酱草可治淋病

【配方及用法】内服法：取败酱草50克，加水2000毫升，煎半小时，去渣，分4次服，每6小时1次。外洗法：取败酱草100克，加水2000毫升，煎半小时，去渣待凉，分两次洗前阴，每日1剂。

酢浆草、大蓟根等可治淋病

【配方及用法】酢浆草、大蓟根、积雪草各31克。用清水煎成浓液约一热水瓶，每天分3次服。

【功效】服药后1~2天即从尿道排出乳白色黏稠液，随后排出小便，病情好转，继服3剂。

大黄、海金沙等可治淋病

【配方及用法】大黄31克，海金沙24克，共研为细末，用鸡蛋清和为丸，如绿豆大。上药分4日服完，开水送下。（大黄为泻药，体弱者禁用）

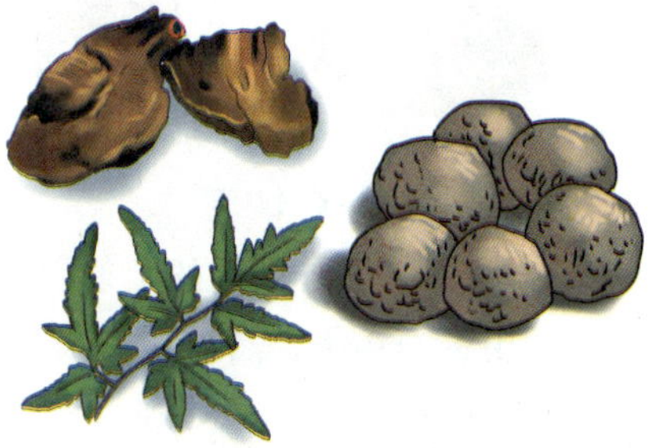

大黄、海金沙等治淋病

诺氟沙星胶囊可治淋病

【配方及用法】取诺氟沙星胶囊1克（每粒含量为0.1克，共10粒），饭后1次服完，连服3日。身体虚弱或严重肾功能损害者慎用，或可酌情减量分次口服。治疗期间1周内不可性交。

灭梅灵治梅毒

【配方及用法】雄黄、矾石各10克，麝香0.15克。矾石不易购时可用磷黄代替，麝香可用松香代替，即雄黄6克，磷黄、松香各9克，三样研为一体加芝麻油涂抹。如加猪油拌和比用芝麻油好得更快。

鼻吸烟法治梅毒

【配方及用法】朱砂6克，乌梅0.3克，云黄连1.5克，广丹3克，银朱1.5克。以上5味共研细末，用绵纸卷成条，分作5段，每天熏1段（用火点燃，以鼻孔吸入烟气）。

【备注】每天应注意口腔卫生，保持口腔清洁。

人参、白术等可治梅毒

【配方及用法】人参50克，白术50克，当归50克，黄芪50克，大黄50克，银花50克，土茯苓50克，石膏50克，甘草15克，远志15克，天花粉15克，柴胡10克。以上各味药水煎服，服用2剂后，上述药方减去大黄、石膏，再加土茯苓100克，连服4剂。

甲肝、乙肝

甲型病毒性肝炎，简称甲肝，是由甲型肝炎病毒（HAV）引起的，以肝脏炎症病变为主的传染病，主要通过粪—口途径传播，临床上以疲乏、食欲减退、肝大、肝功能异常为主要表现，部分病例出现黄疸，主要表现为急性肝炎，无症状感染者常见。乙型病毒性肝炎，简称乙肝，是一种由乙型肝炎病毒（HBV）感染机体后所引起的疾病，分为急性和慢性两种。

公猪胆治甲肝

【配方及用法】从刚宰杀的公猪肚内取出新鲜猪胆，划破，将胆汁倒进碗里，一口喝完，然后取适量白糖或甜食放入口中改变苦味。每日1次，连服5天为一疗程。轻者服一个疗程，重者服两个疗程。此方对甲型肝炎有效。

【备注】要采用新鲜公猪胆。

疏利清肝汤治急性甲肝

【配方及用法】藿香（后下）、薄荷（后下）、五味子各6克，车前子（包煎）、龙葵、马鞭草各30克，生大黄（后下）3克，飞滑石（包煎）、生薏苡仁各15克，茯苓、白芍、枸杞各12克。水煎服，每日1剂，分2次服。

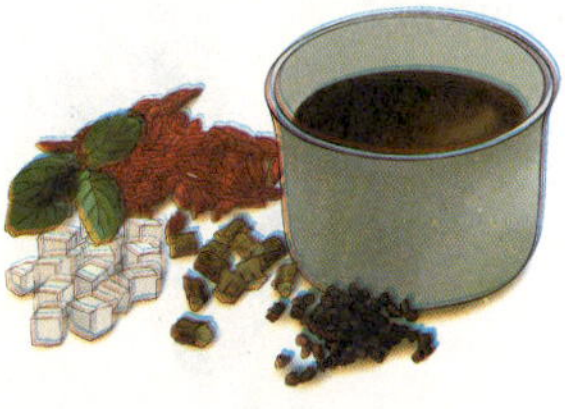

疏利清肝汤

醋蛋液可治甲肝

【配方及用法】杯中置醋（9度以上的食醋，如山西产的老陈醋、江苏产的镇江陈醋等）100毫升，放入洗净的鲜鸡蛋1枚，浸泡3~7天，等蛋壳软化，挑破薄皮，搅匀后即成。服用时，可将原液一汤匙加适量开水及蜂蜜调匀，空腹或饭后服均可。

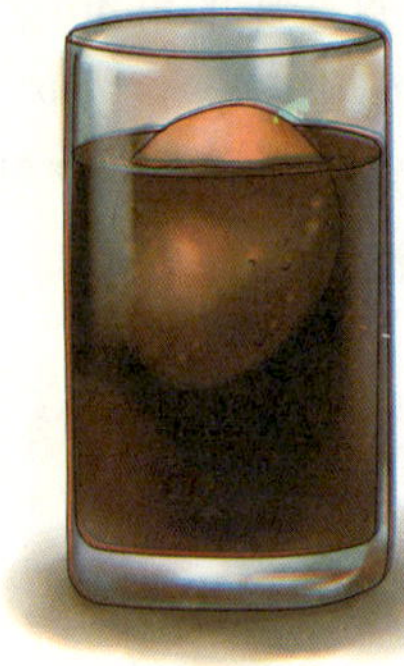

醋蛋液治甲肝

益肾清解汤治慢性乙肝

【配方及用法】巴戟天、肉苁蓉、制首乌各20克，仙灵脾、菟丝子、丹参、黄芪、白芍、黄柏各15克，虎杖、旱莲草各30克，晚蚕沙、郁金各10克。水煎服，每日1剂。

蚂蚁粉治乙肝和肝硬化

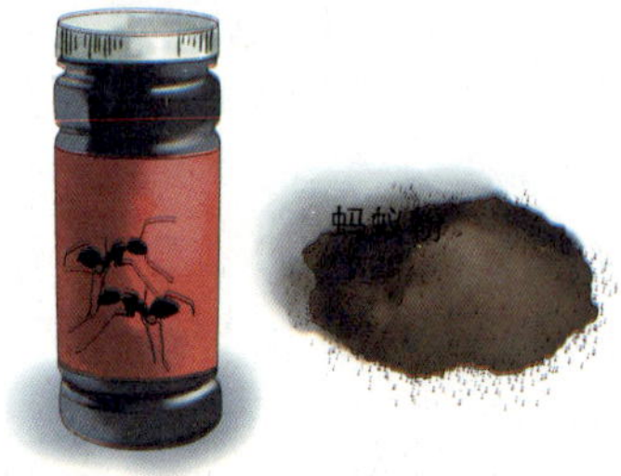

【配方及用法】蚂蚁粉1000克。按期服用2个月。

冬虫夏草、石松等治乙肝

【配方及用法】冬虫夏草100克，石松80克，蜂尸100克，守宫60克，茵陈80克，五味子60克，陈香60克，羚羊角40克。将诸药晒干共碾细粉，每次内服5克，每日2次，30天为一疗程。服药期间忌白酒、辣椒。

连翘、栀子等可治乙肝

【配方及用法】连翘（连召）15克，栀子15克，柴胡10克，丹参15克，茵陈50克，元胡15克，白术15克，黄芪20克，龙胆草25克。上述中药可以制成汤剂、丸剂、冲剂或胶囊等剂型。

【功效】清热解毒、疏肝理气、健脾利湿、活血化瘀，消灭乙肝病毒，增强人体免疫力，减少肝脏纤维化，达到治疗目的。

五毒散治乙肝

【配方及用法】醋制蜂尸60克，黑蚂蚁60克，蜘蛛50克，守宫50克，蚂蟥40克，黄芪60克，茵陈蒿50克。将诸药晒干，共碾细末，过100目筛，即可装瓶备用。每次5克，用温开水冲服，每天2或3次，30天为一疗程。

【备注】患者服药期间勿饮酒，勿食辛辣等刺激性的食物。

乙肝煎治乙肝

【配方及用法】黄芪、丹参、虎杖、土茯苓、白花蛇舌草、皂角刺各25克，露蜂房、甘草各9克，菌灵芝（研末冲服）5克。每日1剂，水煎服。30天为一疗程，总疗程为3~4个月。

大黄茶饮可止肝痛

【配方及用法】生大黄4克，洗净用开水冲泡代茶饮，3日换一块大黄即可。

【功效】大黄味苦性寒，能下瘀血，破症瘕，清瘀热，有保肝利胆的作用。

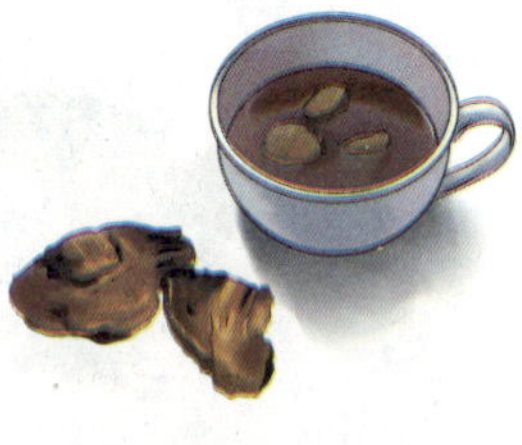

大黄茶饮止肝痛

黄疸型肝炎

黄疸型肝炎是由于肝炎病毒使肝细胞破坏、肝组织破坏重构、胆小管阻塞，导致血中结合胆红素与非结合胆红素均增高，所引起的皮肤、黏膜和眼球巩膜等部分发黄的症状。患有黄疸型肝炎的人会出现尿黄如茶、肝区疼痛和发热的症状。值得注意的是，药物性黄疸型肝炎是不存在传染性的，但如果是病毒性的，传染就会很厉害。

山黄芪治黄疸型肝炎

【配方及用法】取山黄芪根，切短、洗净，加红枣、冷水，先煮沸，再以文火炖熟，然后吃红枣和汁水。煮炖时，山黄芪与红枣的比例为 1 : 2 左右。山黄芪多放一些也无妨。同一份山黄芪还可配红枣再炖 1~2 遍。

【功效】增强机体免疫力、保肝、利尿、抗衰老、抗应激、降压和较广泛的抗菌作用。

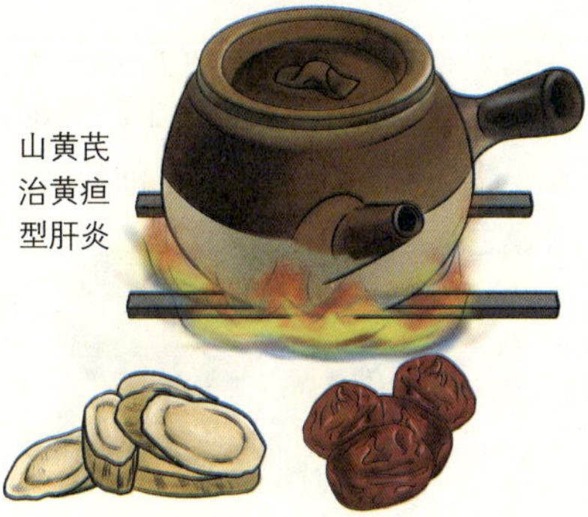

山黄芪治黄疸型肝炎

芜菁子治黄疸型肝炎

【配方及用法】将芜菁子晾干，研末。以开水调服，每次服 10~15 克。

【功效】清热，祛湿，润肠。用治黄疸、便秘。

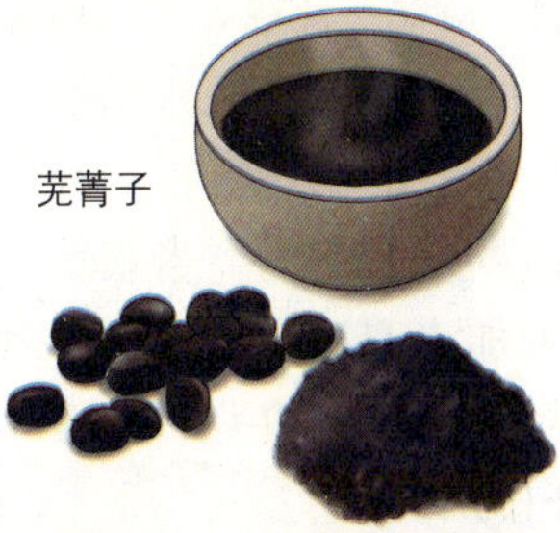

芜菁子

大黄麦芽汤治急慢性黄疸型肝炎

【配方及用法】酒蒸大黄 40 克，生麦芽 30 克。上药水煎服，儿童剂量酌减。

【功效】一般服药当天尿量即增加，黄疸在 6~8 天内消退，肝功能在 3 周内恢复正常。

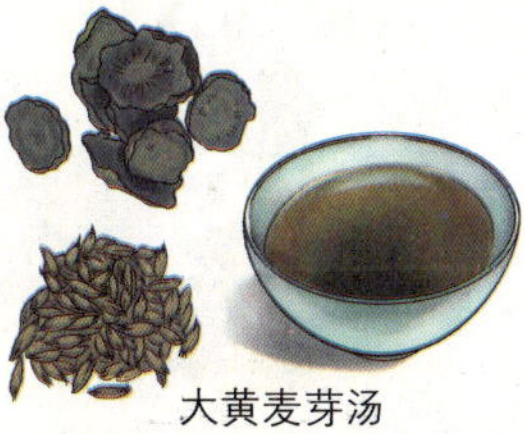

大黄麦芽汤

消毒丹治疗急性黄疸型肝炎

【配方及用法】茵陈、薏苡仁、板蓝根各20克，田基黄30克，泽泻、山楂肉、猪苓、云苓各15克，木贼、丹参、泽兰、陈皮各10克，甘草5克。将上药入罐用清水盖药面，浸泡10~15分钟，然后煎15~30分钟取汁，每次约25毫升，日服2次。若腹痛甚，加厚朴10克，白蔻5克；呕吐剧加法半夏6克，竹茹10克；便结难行加大黄、枳壳各10克；全身酸痛加秦艽、柴胡各10克；目赤舌质红赤加胆草、生地各10克。忌食肥肉猪油、酒类、酸辣菜、腌菜，以及油炸、煎炒、辛燥之物。

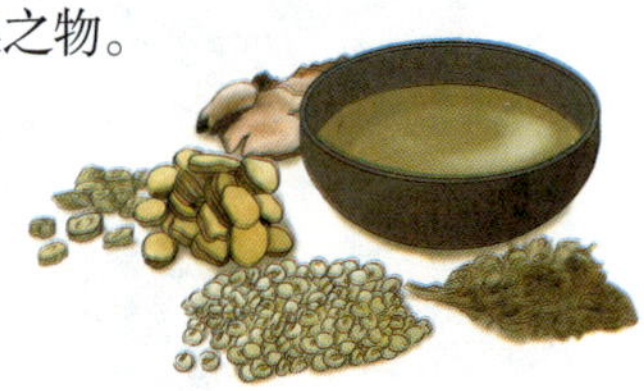

清毒丹

夏枯草等治急慢性黄疸型肝炎

【配方及用法】夏枯草62克，红枣31克。夏枯草、红枣加水1500毫升，文火煨煎，捣枣成泥，煎至300毫升，去渣，分3次服。

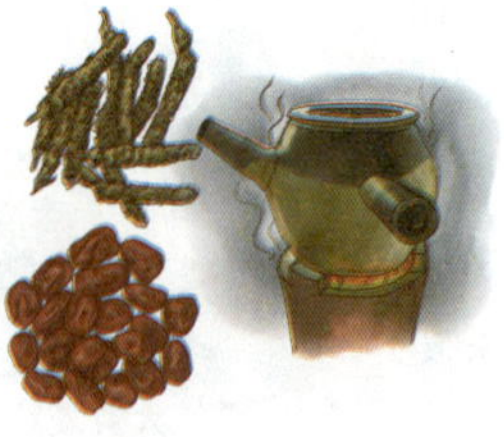

夏枯草治急慢性黄疸型肝炎

茵陈、黄芩等治黄疸型肝炎

【配方及用法】茵陈30克，黄芩10克，胆草10克，大黄10~30克，虎杖10克，柴胡10克，金钱草15克，蛇舌草15克，板蓝根15克。上药放入大罐头瓶中，开水冲泡后取汁内服，每日3次，小儿量酌减。

【功效】服药后均有不同程度的泄泻，一般每日2或3次，疗效较好。早期用药，抓住时机，改变煎法，是治疗黄疸型肝炎的一种有效途径。

虎杖煎服治黄疸型肝炎

【配方及用法】虎杖90克，加水浓煎至300毫升，每天分3次服。

茵陈汤加减治黄疸

【配方及用法】茵陈30克，栀子、黄柏各12克，党参、苍术、香附各15克，郁金12克，干姜6克，五味子10克，威灵仙15克，甘草6克，红枣6枚（31克）。上药入水煎服，每日1剂，分2次服下。小儿可加白糖适量调匀，当茶饮。呕吐者加半夏9克；有热、两胁不舒者加柴胡9克，黄芩12克，白芍12克。

糯稻草煎服治黄疸型肝炎

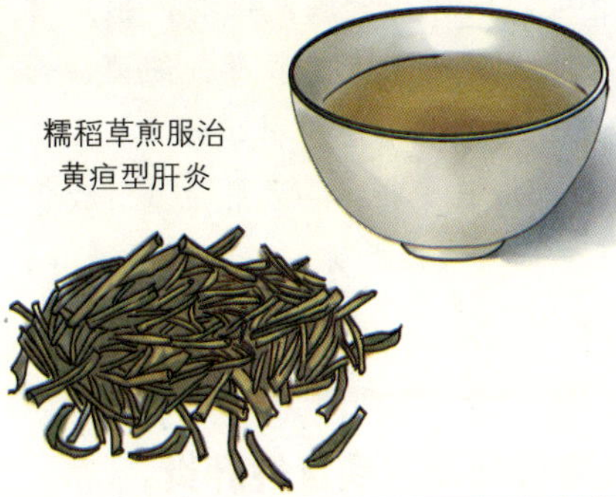
糯稻草煎服治黄疸型肝炎

【配方及用法】糯稻草45克，用水洗净，切成3厘米长，加水500毫升，煎取300毫升呈淡黄色味微甜的汤液，过滤即成。分2次服，1日服完（成人量）。

【功效】用药7~10天后，黄疸指数可降至正常范围。

生大黄可治黄疸型肝炎

【配方及用法】生大黄30克，共服9剂后，黄疸消尽，辅以药膳调理。

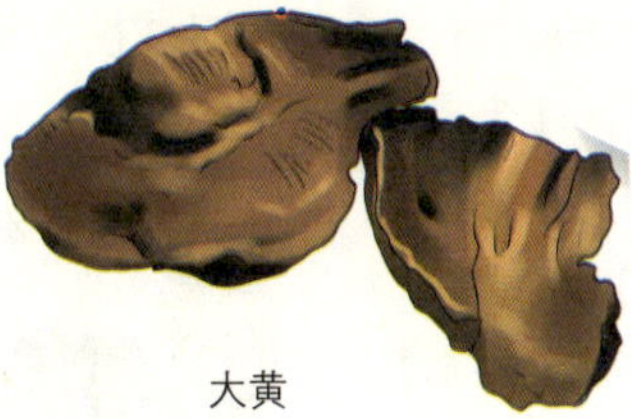
大黄

水煎车前草可退黄疸

【配方及用法】车前草3棵，洗净水煎，调入食糖适量，温服。每日早、晚各1次。连服1周后黄疸退，诸症消失。

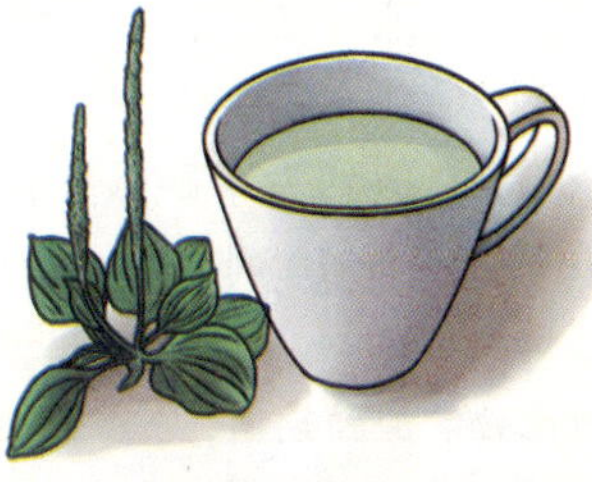
水煎车前草可退黄疸

瓜香散治各种黄疸性疾病

【配方及用法】甜瓜蒂15克，白丁香10克，茵陈15克，广郁金9克。上药共研极细末，贮瓶备用，勿泄气。取本散少许，交替吹入两鼻孔中，每日3次，以鼻中流尽黄水为度，或用本散擦牙，使口流涎水，效果亦佳。

【功效】治疗各种黄疸性疾病，退黄效果颇佳。通常3~5天即可见效，有效率达97%以上，轻者病愈，重者缓解。若能配合内治，则奏效更快。

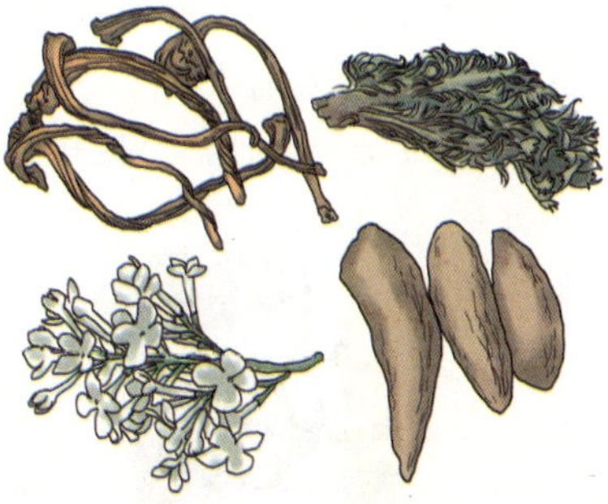
瓜香散治各种黄疸性疾病

其他型肝炎

甲肝、乙肝、黄疸型肝炎都是病毒侵害肝脏，破坏了肝脏的细胞，损害肝脏的功能引起的。除了病毒，细菌、寄生虫、化学毒物、药物和毒物、酒精等均可侵害肝脏，引起肝炎。人体营养不良、劳累、感冒发热也有可能引起肝脏受损，导致肝炎。肝炎根据病因可分为病毒性肝炎、药物性肝炎、酒精性肝炎、中毒性肝炎等，根据病程长短则可分为急性肝炎、慢性肝炎等。

泥鳅粉治急慢性肝炎

【配方及用法】泥鳅500克。将泥鳅烘干，研末。每次9克，每日3次，饭后服。

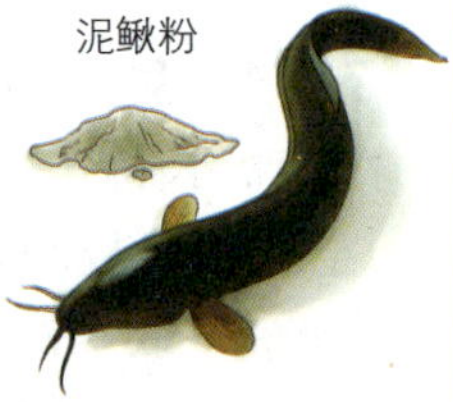
泥鳅粉

【功效】治疗急、慢性肝炎，疗程一般为12~16天，有效率颇高。

鸭跖草汤治急性病毒性肝炎

【配方及用法】鸭跖草30~60克。每天1剂，水煎分2次服，15~20天为一疗程，不加用其他药品。食欲差者，可静滴葡萄糖液。

【功效】此方治疗急性病毒性肝炎，可达到临床治愈标准。

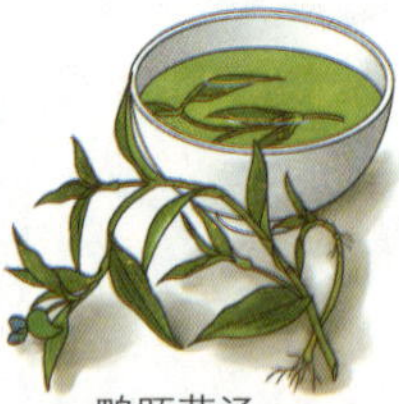
鸭跖草汤

米醋猪骨汤治病毒性肝炎

【配方及用法】米醋1000毫升，鲜猪骨500克，红糖120克，白糖120克。置锅内以醋共煮（不加水），沸后30分钟取出过滤。成人每次30~40毫升，小儿每次10~15毫升，每日3次，饭后服，1个月为一疗程。

【功效】用治急、慢性病毒性肝炎。对有高热者不适用。

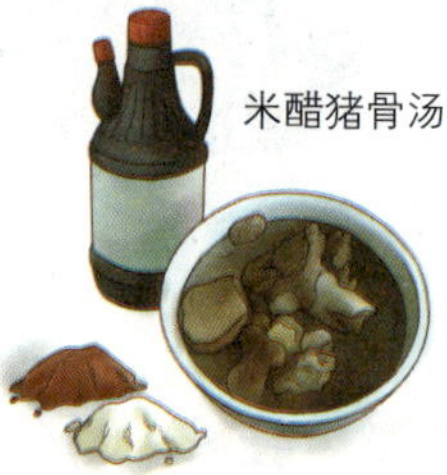
米醋猪骨汤

治慢性肝炎特效方

【配方及用法】丹参12克，茯苓18克，佛手12克，枣仁15克，麦芽30克，谷芽30克，天茄子20克，岗稔根30克，笏当30克，素馨花9克。上药加水3碗半，煎到大半碗服，每日1剂，不可中断，8~10剂见效。

【备注】各味药缺一不可，勿用相近药代替，否则无效。服药期间，忌食肥、腻、辛辣食物和饮酒，注意休息。

肺结核

结核病是由结核分枝杆菌引起的慢性传染病，可侵及许多脏器，以肺部结核感染最为常见。结核病起病可急可缓，多有低热、盗汗、乏力、食欲缺乏、消瘦、女性月经失调等症状，呼吸道症状有咳痰、咯血、胸痛、胸闷或呼吸困难。排菌者为其重要的传染源。人体感染结核菌后不一定发病，当抵抗力降低或细胞介导的变态反应增高时才可能发病。若能及时诊断，并予合理治疗，大多可获临床痊愈。

鳗鲡、大蒜治肺结核

【配方及用法】鳗鲡（白鳝）150克，大蒜2头，葱、姜、油、盐各适量。将鳗鲡开膛洗净，切段，大蒜去皮，洗净。将锅置于旺火上，加油烧热，放入鳗鲡煎炸至呈金黄色，下大蒜及调料，加水1碗煮至鱼熟即成。

【功效】补虚羸，祛风湿，杀菌。有抑制结核病菌的作用。

【备注】鳗鲡烧存性，研细（或做成丸剂），每服5~10克，每日2次，亦有治疗肺结核、淋巴结核之功效。

南瓜藤汤治肺结核

【配方及用法】南瓜藤（即瓜蔓）100克，白糖少许。加水共煎成浓汁。每次服60克，每日2次。

【功效】清肺，和胃，通络。用于治疗肺结核之潮热。

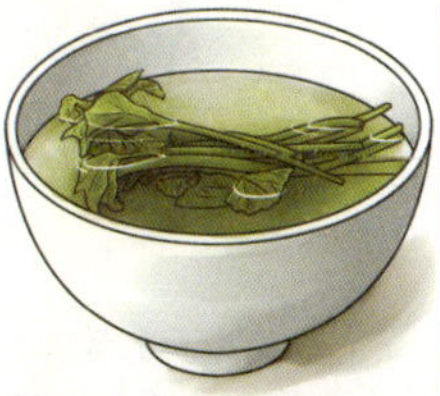
南瓜藤汤

吸蒜气疗肺结核

【配方及用法】紫皮大蒜2或3头。蒜去皮，捣烂，置瓶中插两管接入鼻内，呼气用口，吸气用鼻。每日2次，每次30~60分钟，连用3个月。

【功效】止咳祛痰，宣窍通闭。

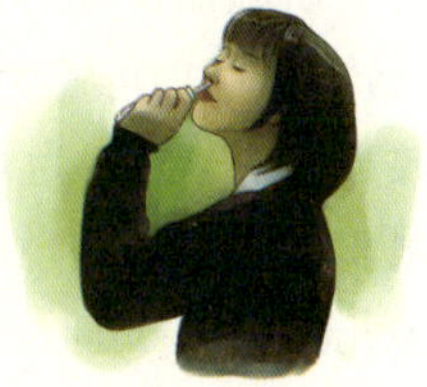
吸蒜气疗肺结核

马钱子鸡蛋治肺结核

【配方及用法】取马钱子12克，砸碎，用开水浸泡1小时，再放入鸡蛋7个，文火煮1小时，将鸡蛋捞出，用冷水浸泡片刻，然后放回药液中泡1小时，即成马钱子鸡蛋。捞出鸡蛋放凉备用。煮鸡蛋过程中谨防弄破鸡蛋，破鸡蛋应弃去，绝对不可食，因马钱子有毒。每日早晨空腹吃1个马钱子鸡蛋，7天为一疗程。间隔7天，再继续进行下一个疗程的治疗。

百合、蜂蜜治结核病

【配方及用法】鲜百合、蜂蜜各适量。百合与蜂蜜共放碗内蒸食。每日 2 次，可常服食。

【功效】清热、润肺、生津。能抑制结核病菌扩散，促使结核病灶钙化。

四汁丸可治肺结核

【配方及用法】生藕汁、大梨汁、白萝卜汁、鲜姜汁、蜂蜜、香油、飞箩面各 120 克，川贝 18 克。将川贝研细面，和各药共置瓷盆内，以竹箸搅匀，再置大瓷碗或砂锅内，放蒸笼中蒸熟，为丸如红枣大。每服 3 丸，日 3 次夜 3 次，不可间断，小儿减半。

【功效】散瘀止血、养阴清热、化痰润肺。主治肺结核之喘咳、吐痰吐血等。

羊苦胆可治肺结核

【配方及用法】羊苦胆 1 枚。洗净后蒸食之。每日 1 枚，3 个月为一疗程。

【功效】清热解毒，有抑制结核菌的作用。

【备注】为了便于保存和食用，把羊胆焙干，研细，过筛，成为粉末，每日服 1 克，亦有同等功效。

白及糯米粥治肺结核

【配方及用法】白及 1000 克，焙干磨粉，每天早晨煨 1 碗糯米粥，粥熟后放 1 羹匙白及粉，放半汤匙白糖（因白及味苦），当早饭吃下。

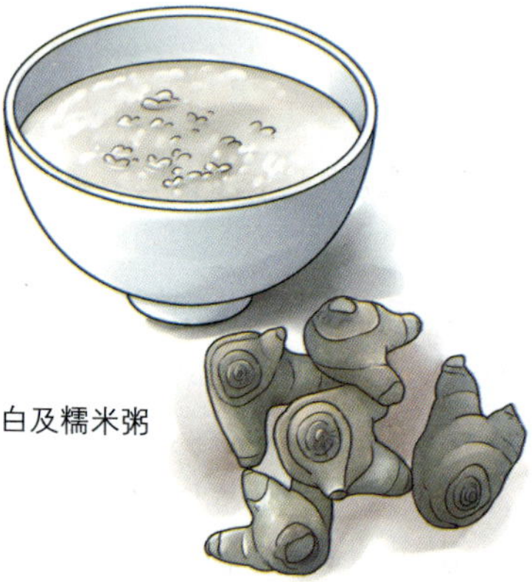

白及糯米粥

蛋壳、蛋黄治浸润型肺结核

【配方及用法】鸡蛋壳（皮）6 个，鸡蛋黄 6 个。将蛋壳研细，放入蛋黄搅匀，然后置于搪瓷或陶器内，于炭火上炒拌至呈焦黑色，即有褐色之油渗出，将油盛在盖碗内备用。每次饭前 1 小时服 5 滴，每日 3 次。

【功效】滋阴养血，润燥利肺。

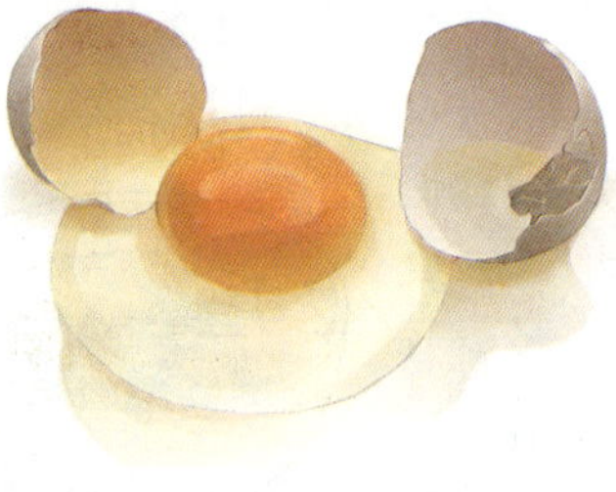

蛋壳、蛋黄治浸润型肺结核

各种寄生虫病

寄生虫病是一些寄生虫寄生在人和动物的身体里所引起的疾病。寄生虫病有蛔虫病、蛲虫病等种类，发病主要取决于侵入体内的寄生虫数量和毒力以及寄主的免疫力。侵入的虫体数量越多，毒力越强，发病的机会就越大，病情也较重。寄主的抵抗力越强，感染后发病的机会就越小，即使发病，病情也较轻。

南瓜子仁、槟榔等可治肚肠内囊虫

【配方及用法】南瓜子仁、槟榔各100克，硫酸镁30克。上药混合水煎服。服药前一天晚上宜少吃饭，于次日早晨每隔半小时吃一次药，共吃2次，服药1小时后，便可将囊虫排出体外。

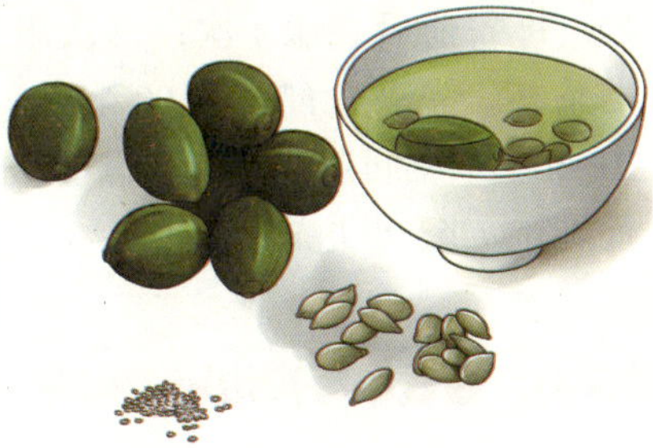

南瓜子仁、槟榔等可治肚肠内囊虫

全蝎朱砂散治囊虫病

【配方及用法】全蝎50克，蝉蜕75克，甘草25克，朱砂15克，琥珀20克，冰片5克。将上药共研细末，过120目筛（朱砂、冰片待其他药物研细后，再合成）。每次3.5~5.0克，每日服2或3次，温开水送下。

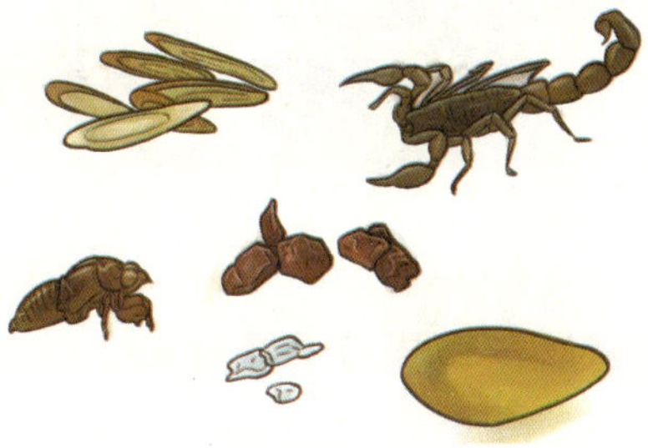

全蝎朱砂散

西洋参、黄芪等可治囊虫病

【配方及用法】西洋参30克，黄芪60克，鹿角胶30克，三七30克，陈皮25克，半夏20克，茯苓30克，竹茹20克，雷丸70克，槟榔90克，全蝎60克，三棱15克，蓬莪术15克，昆布30克，海藻30克，仙鹤草芽60克。上药各研细末，过120目筛。和黄酒打为丸，如绿豆大，晒干装瓶备用。每次10克，每日2次，饭前开水送下。3个月为一疗程，服1~2个疗程后观察其效果。

穴位贴敷法治脑囊虫

【配方及用法】砒石（信石、人言、红矾）10克，巴豆7个，斑蝥3个，珍珠1只（大），轻粉3克，狼毒50克（或蜂蜜适量）。先将斑蝥去头、足、翅；巴豆去皮，焙干研末；砒石、轻粉、珍珠研细末；新鲜狼毒捣成泥状。诸药调和捣匀而成糊状即可外敷，分敷于双太阳穴（外眼角斜上方）、印堂穴（双眉中间）、神阙穴（肚脐上）。外敷3~4小时，察看皮肤，以出米粒状丘疹为度，然后除去外敷药贴，即可达到治疗效果。

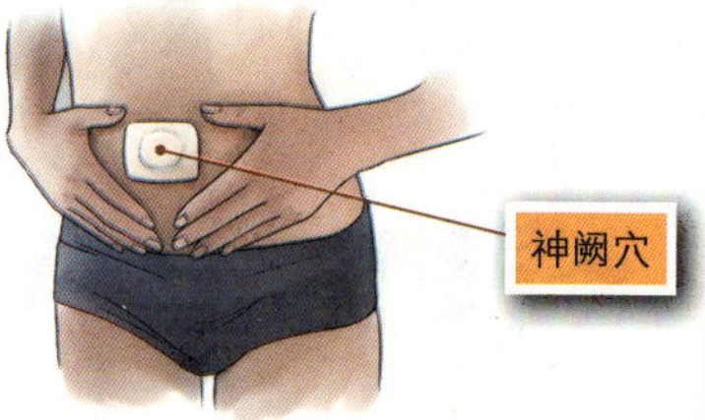

醋药椒可治胆道蛔虫

【配方及用法】取食醋250毫升，花椒10余粒，用火煮开，待温饮下即可。

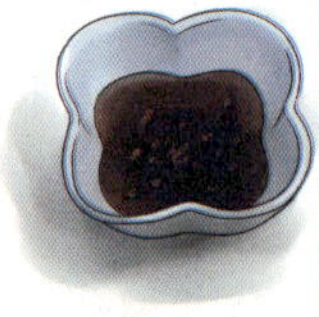
醋药椒

治愈万余例胆道蛔虫效方

【配方及用法】乌梅、党参各30克，细辛、黄连、附子（用开水洗去盐）、吴茱萸各6克，川椒3克，桂枝、黄柏、甘草、大黄、枳实、厚朴各9克，当归、白芍、柴胡、线麻仁各15克。上药入砂罐加水熬，每餐前后各服1次，每次服半茶杯。先服食醋30~100毫升，20~30分钟后再服药。10岁以上儿童剂量减半，小儿剂量为1/3左右。

线麻叶蒸鸡蛋可治囊虫病

【配方及用法】取成熟期的线麻叶子（东北农村种的线麻，也叫麻子）20~30个为1剂，将麻叶洗净研成细末，每剂打2个鸡蛋搅在一起，加入少许水，无盐上锅蒸熟，每早空腹服1剂。病史短、病态轻者，百日内可治愈；重患不超过半年可愈。麻叶吃多出现头晕者，可适当减量，此外无其他副作用。线麻即苎麻、芋麻。

蒲公英、金钱草等可治胆道蛔虫

【配方及用法】蒲公英30克，金钱草30克，丹参30克，川楝子12克，延胡索12克，广郁金12克，枳壳12克，广木香10克，生黄芪30~60克，当归10克。加减：气滞重者加青皮、陈皮、厚朴，血瘀重者加川芎、赤芍，痰湿重者加竹茹、半夏。每日1剂，连服7天为一疗程。一般服药2个疗程。

第二章

呼吸系统疾病

各种肺病

肺病是指在外感或内伤等因素的影响下，肺部出现功能失调和病理变化的一类病症。肺炎是由多种病原体（如细菌、病毒、真菌、寄生虫等）引起的肺实质的炎症，其他如放射线、化学、过敏因素等亦能引起。肺炎四季皆可发病，而多发于冬春两季。常见有哮病、肺痨、肺癌、喘证、肺胀、肺痈等。

鸡蛋鲜姜治肺气肿

【配方及用法】取鸡蛋1个打入碗中，鲜姜1块（如枣大小）切碎，把鲜姜放在鸡蛋里，再取1小碗凉水一点点倒入，边倒边搅，最后放入锅里蒸成鸡蛋羹食。

水白梨、薏苡仁等可治肺气肿

【配方及用法】水白梨500克，薏苡仁50克，冰糖30克，加水一大碗，共煮熟。每天服1次，连服1个月。

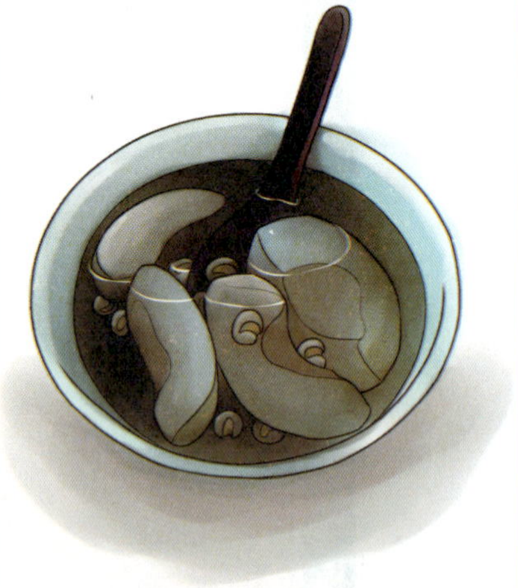

水白梨、薏苡仁

每天吹气球可减轻肺气肿

【方法】每天吹40次气球，以保持肺细胞与支气管的弹性，防止或减轻肺气肿。临床实验显示，吹气球的效果优于单纯的深呼吸锻炼。

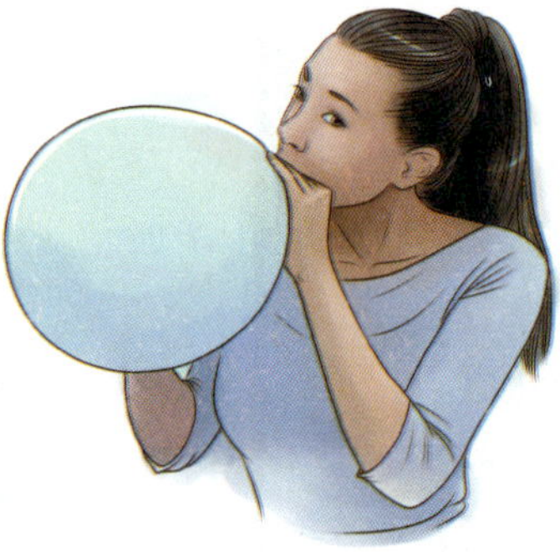

吹气球可减轻肺气肿

桑白皮猪肺等治肺气肿

【配方及用法】桑白皮15克，猪肺半个（约200克），蜜枣2~3个。把猪肺用自来水从肺喉管冲入，冲到全肺胀大，用手压去水分，再冲水再压数次，切开，下锅煎去水分后，加少量油。一个猪肺分两次用，分别加桑白皮、蜜枣煎后吃肺喝汤。

三子猪肺汤治老年肺气肿

【配方及用法】鲜猪肺1个，五味子（捣碎）12克，葶苈子12克，诃子（捣烂）9克。先将猪肺洗净，切成条状，再将以上3味中药用干净纱布包好，连同猪肺一起放入砂锅内，加水600毫升，用火煎煮。待猪肺熟烂，药液煎至300毫升时，取出药包，食猪肺喝汤（吃时不加盐或酱油，可加入适量芝麻油）。1剂可分6次服，每日3次，2日内服完。每次服时都要加温后再服。每周可服2剂。如服2~3剂后症状未完全消失，可隔几天再服1~2剂。本方对慢性支气管炎也有较好的疗效。

石榴花、夏枯草等治肺痈

【配方及用法】白石榴花、夏枯草各50克，黄酒少许。白石榴花与夏枯草同煎汤。服时加少许黄酒饮用。

【功效】清肝火，散瘀结，消炎。用治肺痈、肺结核。

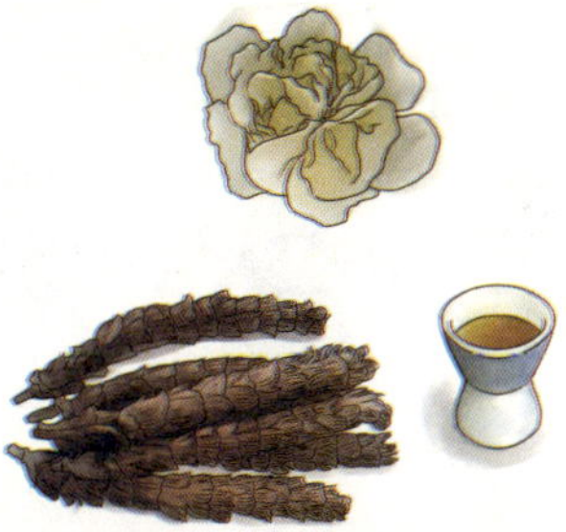

石榴花、夏枯草治肺痈

陈醋大蒜治肺痈

【配方及用法】陈醋、大蒜。我国民间农历腊月初八有用醋泡“腊八蒜”之习俗，用这种陈醋泡过的腊八蒜，每天佐餐或早晚食蒜数瓣并饮醋1盅。

【功效】宣窍通闭，解毒消炎。用治肺痈。

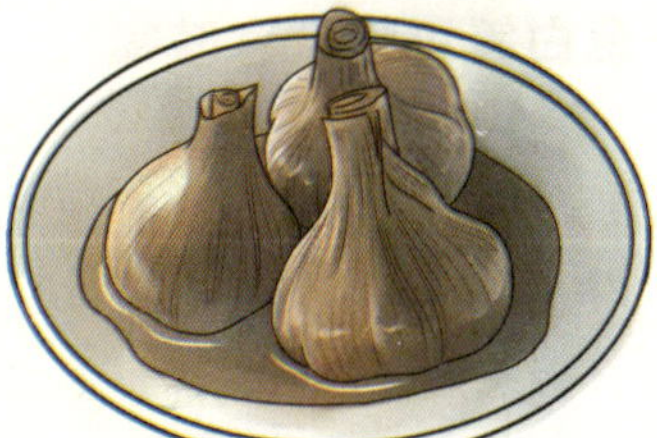

陈醋大蒜治肺痈

猪肺萝卜汤清热补肺

【配方及用法】猪肺1具(去气管)，青萝卜2个。洗净，切块，加水共煮熟，分次服食。

【功效】清补肺经，化痰止咳。用治肺脓肿。

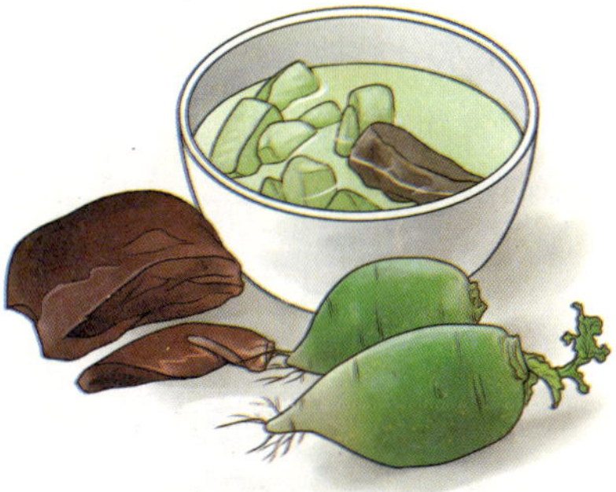

猪肺萝卜汤

咳嗽

咳嗽是人体清除呼吸道内的分泌物或异物的保护性呼吸反射动作，是呼吸系统疾病的主要症状，如咳嗽无痰或痰量很少为干咳，常见于急性咽喉炎、支气管炎的初期；急性骤然发生的咳嗽，多见于支气管内异物；长期慢性咳嗽，多见于慢性支气管炎、肺结核等。剧烈长期咳嗽可导致呼吸道出血。应正确区分一般咳嗽和咳嗽变异性哮喘，防止误诊。治疗咳嗽应区分咳嗽类型，西药、中药皆可，但以食疗为最佳。

萝卜葱白等可治风寒咳嗽

【配方及用法】萝卜1个，葱白6根，生姜15克。先将萝卜切片，加水3碗煮熟，再放葱白、姜，煮剩一碗汤，连渣趁热一次喝完，第二天就可见效。

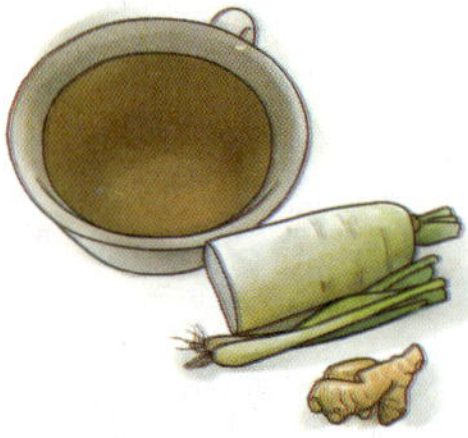

萝卜葱白汤

紫苏酒可止咳

【配方及用法】将5~10克紫苏叶洗净，沥干水分后放入广口玻璃瓶中，加入蜂蜜和40度以上的烧酒浸泡。咳嗽时喝一小杯即可。

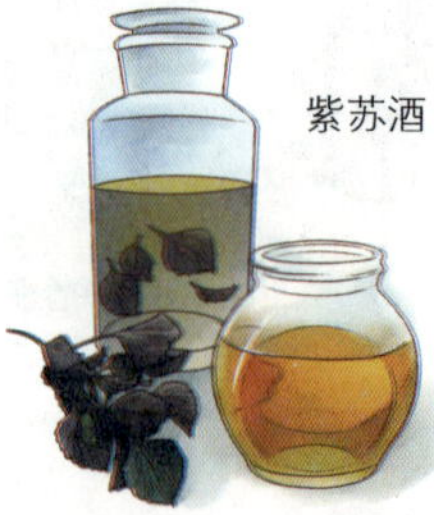

紫苏酒

白果、北沙参等止咳化痰

【配方及用法】白果、北沙参、百合、花生米各25克，冰糖适量，以水煎取汁液服用，每日1剂。

【备注】偏方中的白果有敛肺定喘、益脾气的功效，系治虚咳之药。北沙参对于热伤胃阴，或阴虚津亏所致的口干、咽燥症疗效显著。百合味甘、微苦，性微寒，归心、肺经，能润肺止咳，清心安神。

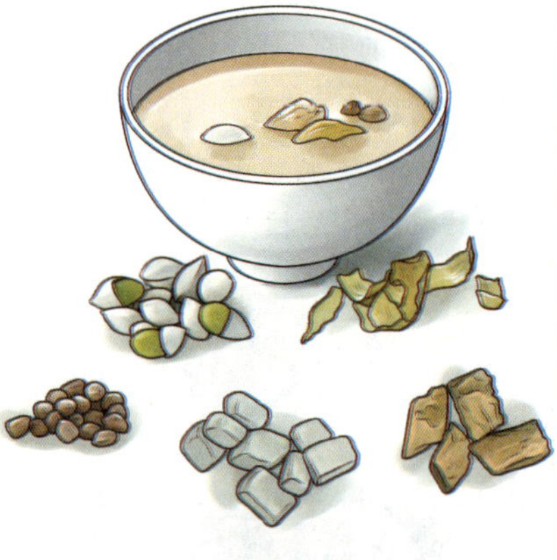

白果、北沙参等止咳化痰

木瓜蜂蜜治疗咳嗽痰少

【配方及用法】熟木瓜一个去皮，入锅加适量蜂蜜和水，蒸熟食用。

【功效】木瓜是一种中药，有酸味，能使肺部收敛，蜂蜜润肺，二者兼食对治疗咳嗽很有帮助。

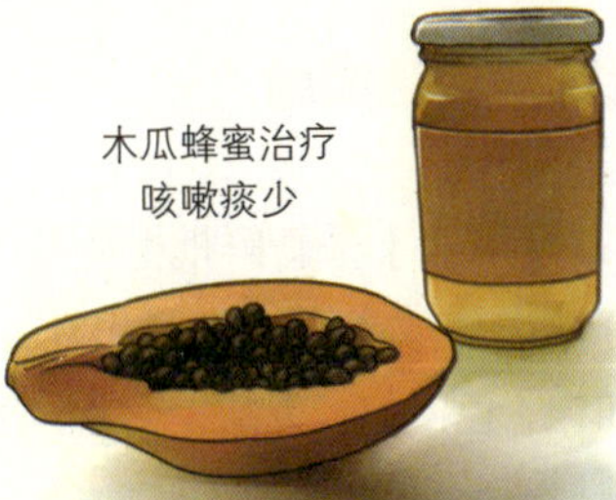

木瓜蜂蜜治疗咳嗽痰少

桔梗汤可化痰止咳

【配方及用法】桔梗5~10克，开水泡或放置热水中稍煮都行。量可视症状轻重而定。不过，如果只是干咳，没有其他疾患，最好慎用。

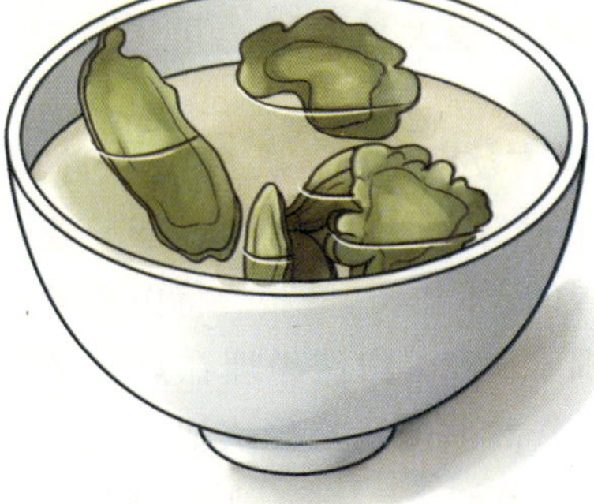

桔梗汤

仙人掌加白糖可治久咳

【配方及用法】仙人掌100克（鲜品去刺），加白糖30克，1日分2次口服。

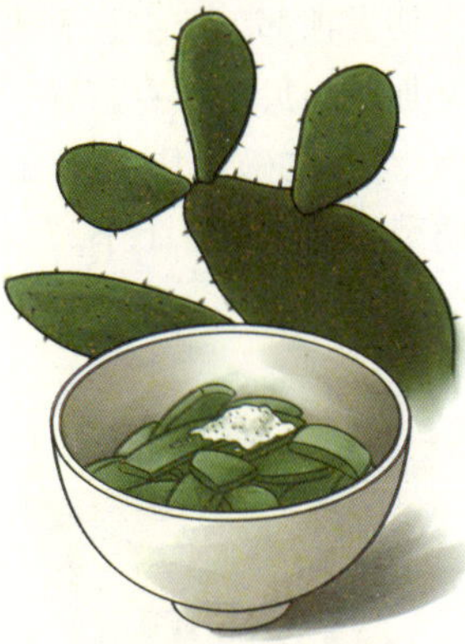

仙人掌加白糖可治久咳

山楂根煎服治急性风寒咳嗽

【配方及用法】山楂根适量。将山楂根洗净，刮去表皮，切成薄片，置锅中用红糖炙炒，成人每次50克（儿童酌减），加水100毫升、生姜3片煎煮15分钟即可服用。

【功效】急、慢性咳嗽均可应用，尤以治急性风寒性咳嗽疗效为佳。多数患者服药一次咳嗽即止。

蜂蜜青萝卜可治冬季咳嗽

【配方及用法】蜂蜜250克，青萝卜500克。将青萝卜切成细丝或薄片，用蜂蜜腌渍，待青萝卜腌透后，分两次将汤汁和萝卜吃下。

生梨川贝冰糖可治肺热咳嗽

【配方及用法】生梨1个，川贝母3克，冰糖10克。将梨洗净后连皮切碎，加冰糖炖水服，或用大生梨1个切去顶部，挖去核及果肉制成盅，加入川贝母3克盖好，用牙签固定，放在碗内隔水蒸1~2小时，吃梨喝汤，每日1个。

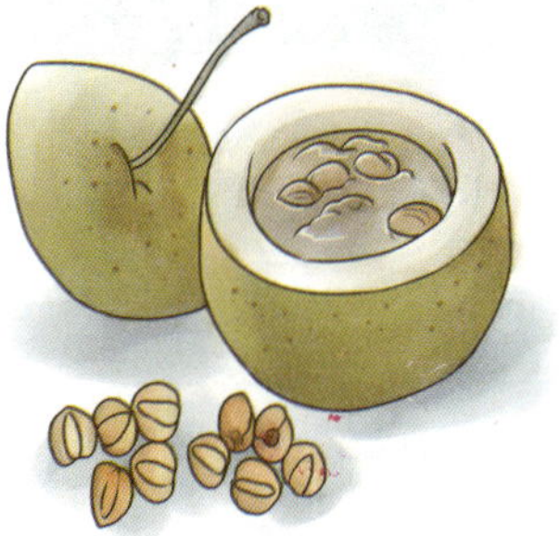

生梨川贝冰糖饮

杏仁冰糖等治剧烈咳嗽

【配方及用法】杏仁100克，化猪油50克，冰糖100克。将杏仁浸泡去皮捣细，在铁锅内加猪油炒成黄色，再加入冰糖，冰糖化完拌匀即起锅。日服3次，每次服指头大一块，一般服完1剂即见效。

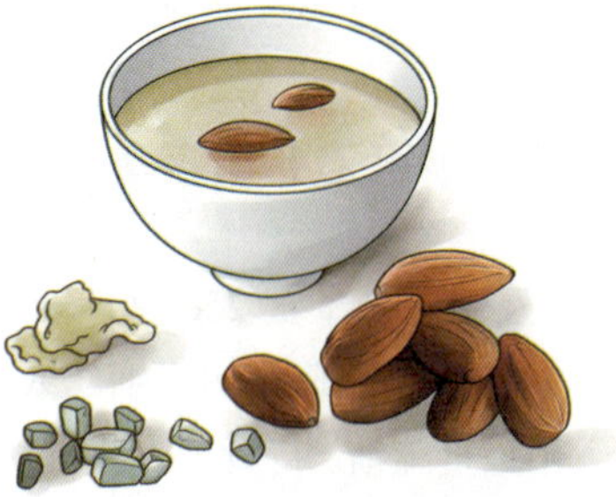

杏仁冰糖

向日葵底盘可治肺炎咳嗽

【配方及用法】向日葵花花萼（底盘），数量不限，核桃（暗褐色的）适量。将核桃砸开，连皮带肉放在锅里加清水和花萼一起煮，然后喝水当茶饮。

枇杷叶煮汤治咳嗽

【配方及用法】采新鲜枇杷树叶3~4片，洗净后放入小锅中煮出汁，然后加糖，色淡红、无味。日服4次，三餐后、临睡前各服3匙。

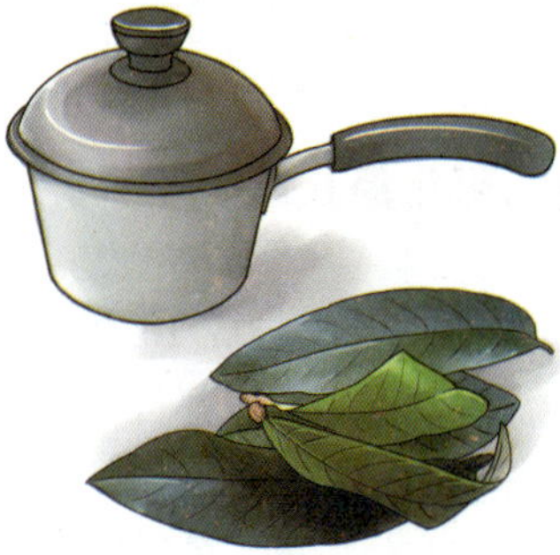

枇杷叶煮汤治咳嗽

白矾陈醋大葱敷脚心可治咳嗽

【配方及用法】白矾50克，陈醋30毫升，大葱白（用最下端带须根的，1寸长）3根。将白矾碾成细末；大葱白洗净埋在热灰里烧熟，然后取出捣碎成泥，与白矾粉、陈醋一起拌匀。晚上睡觉前洗脚，擦干后将药按男左女右包在脚心上。

芝麻油煎鸡蛋治咳嗽

【配方及用法】芝麻油煎鸡蛋2个，煎时加姜末、白糖少许，服用当天即见效。

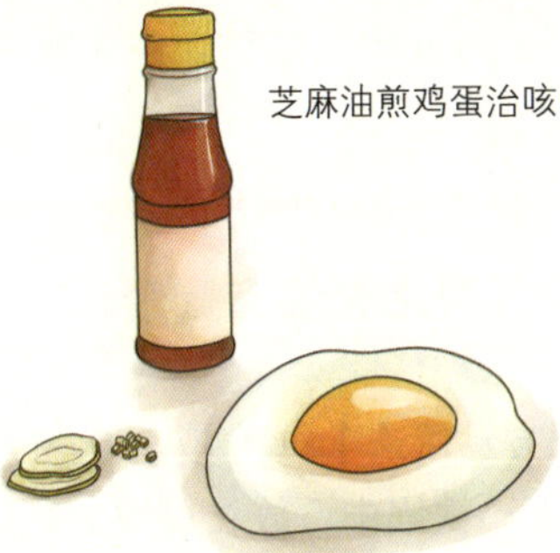

芝麻油煎鸡蛋治咳嗽

嫩桑叶、陈皮等可治咳嗽

【配方及用法】嫩桑叶9克，陈皮6克，杏仁6克，五味子6克，当归6克，云苓6克，半夏6克，甘草6克。上药水煎，分2次服。

姜汁蜂蜜可治咳嗽

【配方及用法】生姜30~50克，捣烂取汁为1份，再取蜂蜜4份，即为成人一日量（儿童酌减）。按此比例混匀于碗中，再置锅内隔水蒸约10分钟，早、晚2次分服。

睡觉含姜片可止咳

【方法】每天晚上睡觉时含2片生姜可以止咳。

冰糖食醋可治久咳气喘

【配方及用法】冰糖500克，食醋500毫升（最好是陈醋或香醋），置砂罐或陶钵内，用文火熬至冰糖完全溶化，冷却后装瓶备用。每日早晚各1次，1次10毫升，空腹服下。此偏方制作简便，口感良好，效果显著，服后无副作用。凡有气喘、咳嗽、痰多等症的老少朋友均不妨一试。

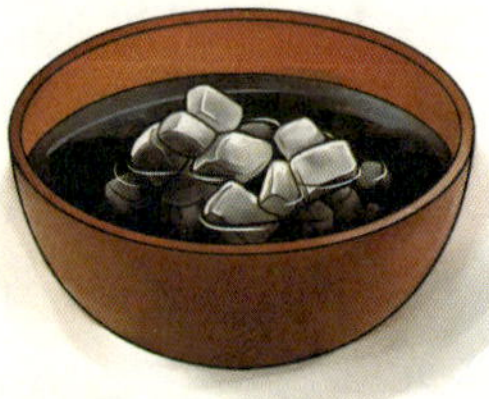

冰糖食醋

鲜橘皮当茶饮可治慢性气管炎咳嗽

【配方及用法】取鲜橘皮1~2个放入带盖杯中，倒入开水，待5~10分钟后饮用。饮后将杯盖盖好，以免有效成分挥发，疗效降低，以后可随时饮用。鲜橘皮每日更换一次。

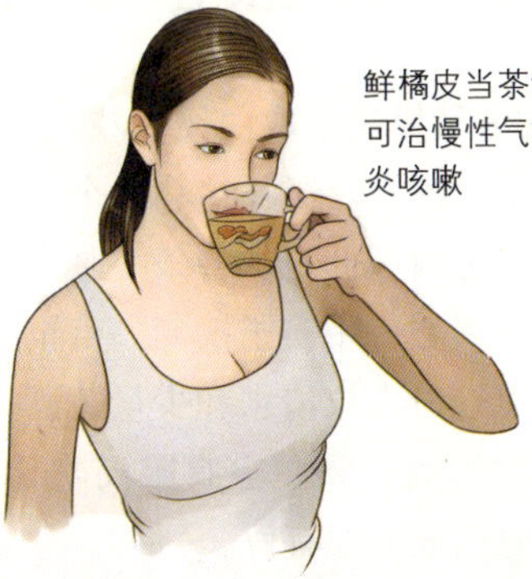

鲜橘皮当茶饮可治慢性气管炎咳嗽

气管炎、支气管炎

气管炎、支气管炎主要是病毒和细菌的重复感染形成的气管、支气管的慢性非特异性炎症。气温骤降、防御功能下降等利于致病；烟雾粉尘、污染大气等慢性刺激亦可致病；吸烟使人支气管痉挛，黏膜变异，黏液分泌增多，有利感染；过敏因素也有一定关系。症见长期咳嗽，早晚加重。如果继发感染，则发热、怕冷、咳脓痰。

冰糖橘子蒸水喝治慢性气管炎

【配方及用法】将橘子放在一个瓦罐里（每次剥2个橘子），放上水和适量的冰糖，用文火隔水蒸。水烧开后，再蒸5分钟左右，连水带橘子肉喝光吃光。每天上午、下午各1次，坚持喝五六天就能见效。病情严重的，可以多喝几次。

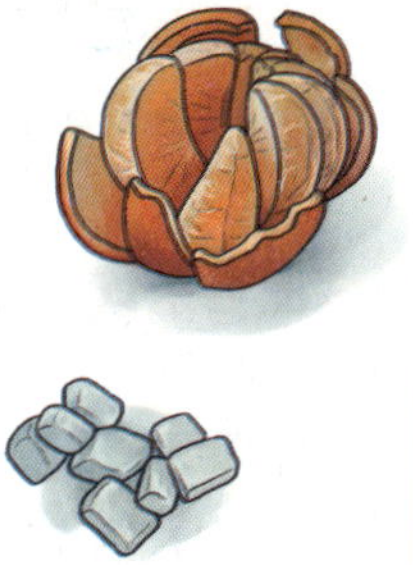

冰糖橘子蒸水喝治慢性气管炎

白凤仙花猪心治慢性气管炎

【配方及用法】取白凤仙花一大把，用水洗净；取新鲜猪心一个，不要血。把白凤仙花从各条心脏血管中塞进猪心，用筷子捣实，直至装满到血管口，放清水和少量黄酒，盛在砂锅内煮熟。空腹服汤吃猪心，连吃四五个即有效。

嗅醋气可治慢性支气管炎

【配方及用法】每晚取250毫升醋倒入小铁锅中，放在煤炉上炖，人站在跟前用鼻嗅蒸发的醋热气。

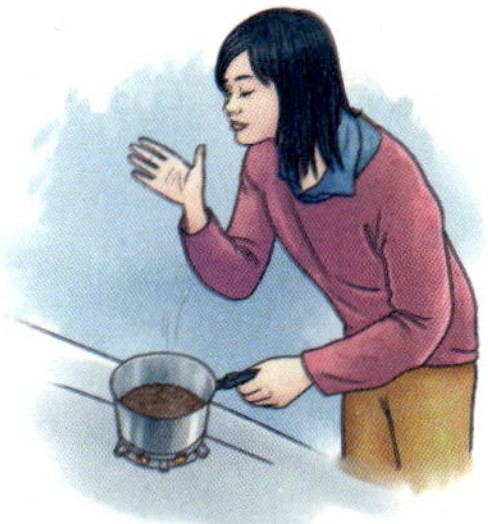

嗅醋气可治慢性支气管炎

狗肺鸡蛋可治气管炎

【配方及用法】鲜狗肺1具，鸡蛋10个。将狗肺装入小陶盆内，将10个鸡蛋打入碗中搅成糊（搅到起沫），把蛋糊装进肺管，剩下的可倒在肺叶间。把盆放蒸笼内，蒸熟后切成片，放在瓦上焙干，研成细末即成。一日3次，每次15克，饭后服。

【备注】孕妇禁服。

姜蜜芝麻油鸡蛋治气管炎

【配方及用法】将2个新鲜鸡蛋打入碗内搅碎，加入2汤匙蜂蜜，1汤匙芝麻油和2个蚕豆大的鲜姜（去皮切薄片），置锅内蒸熟，早饭前空腹趁热吃下，每天1次，连吃5次。

杏仁、栀子等治气管炎

【配方及用法】杏仁7枚，栀子9克，桃仁6克，胡椒和大米各7粒。上药共研细末，取适量鸡蛋清调之，以布敷贴脚心（男左女右），一般六七次即可见效。

百部、全栝楼等可治气管炎

【配方及用法】百部、全栝楼、杏仁各200克，龙眼肉100克，川贝、骨碎补各150克，金毛狗脊80克，竹油70克，板蓝根250克，共研末。每日2次，每次10克，开水冲服。忌吸烟、饮酒及食用产气食物。一般3天见效。

露蜂房芝麻治气管炎

【配方及用法】露蜂房1个（树上或墙洞内），芝麻适量。用芝麻将露蜂房全部灌满，然后把蜂房放锅内焙干，研细备用。成人每日3次，每次15克，温开水冲服，儿童酌减。

【备注】服药期间千万不要食用油腻的食物。

黑豆猪腰等治气管炎干咳

【配方及用法】猪腰一对，黑豆150克，红枣15克，橘子皮一块，加水2000毫升，慢火煮3小时。吃猪腰、黑豆和枣，分4天吃完，每天吃3次。把猪腰、黑豆和枣分成12等份，每吃一份就温热一份，其余的放在阴凉地方，防止变质变味。黑豆须嚼成糊状咽下。

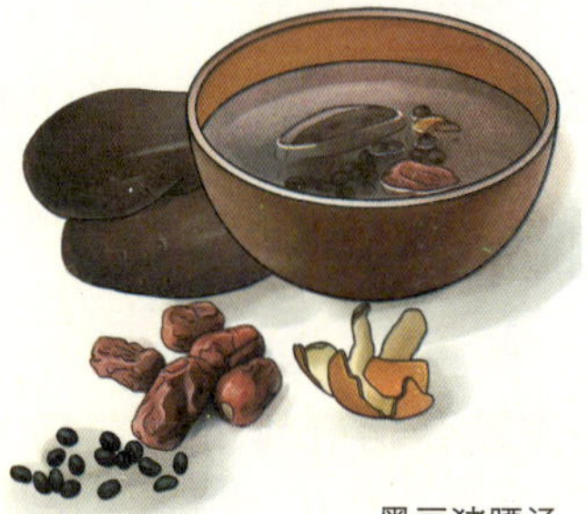

黑豆猪腰汤

冰糖炖草莓可治气管炎干咳

【配方及用法】取草莓60克，冰糖30克，将草莓洗净，置碗内，加冰糖，放锅内隔水蒸熟。每日吃3次。

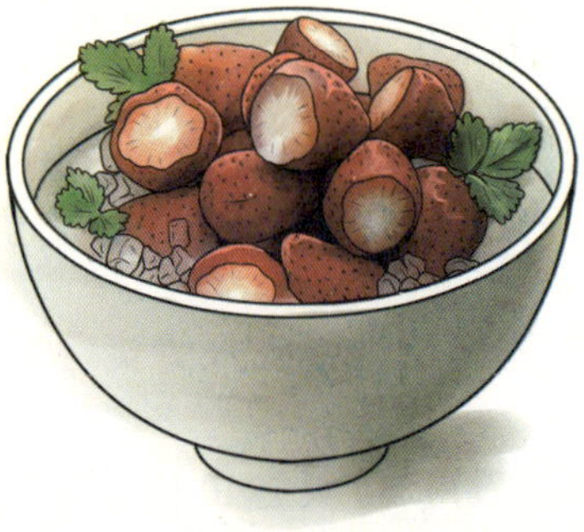

冰糖炖草莓

哮喘、打鼾

大多数哮喘患者都是过敏体质，哮喘的常见症状是发作性的喘息、气急、胸闷或咳嗽等。这些症状经常在患者接触烟雾、香水、油漆、灰尘、宠物、花粉等具刺激性气味的物质或变应原之后发作。当空气通过气道不畅时，或者当气道内软组织或肌肉发生振动时，便会出现打鼾。睡眠时，舌头、咽喉和口腔根部的肌肉群会令气道变得狭窄，并发生振动或颤动，这时便会发出打鼾声。

木鳖子桃仁等敷足心治气喘病

【配方及用法】木鳖子、桃仁（炒）、杏仁各 10 克，白胡椒 7 粒，均研成粉末，用鸡蛋清调匀，敷在双脚心 15 小时。人静卧，将两脚平放。一般用药 1 剂即见效。

萝卜煮鸡蛋治气管炎哮喘病

【配方及用法】冬至时取红萝卜 2500 克，去头尾洗净，用无油污的刀将萝卜切成半厘米厚的均匀片，再以线穿成串，晾干后存放，夏季用。每次取萝卜干 3 片，红皮鸡蛋 1 个，绿豆一小撮，均放入砂锅内，加水煮 30 分钟至绿豆熟烂。服用时将鸡蛋去皮，连同萝卜、绿豆及汤一起吃下。从初伏第一天开始服用，每日 1 剂，连续服用至末伏。从冬至时起，用鲜萝卜 3 片，红皮鸡蛋 1 个，绿豆一小撮，按上述方法制作后服用，至立春时停服。

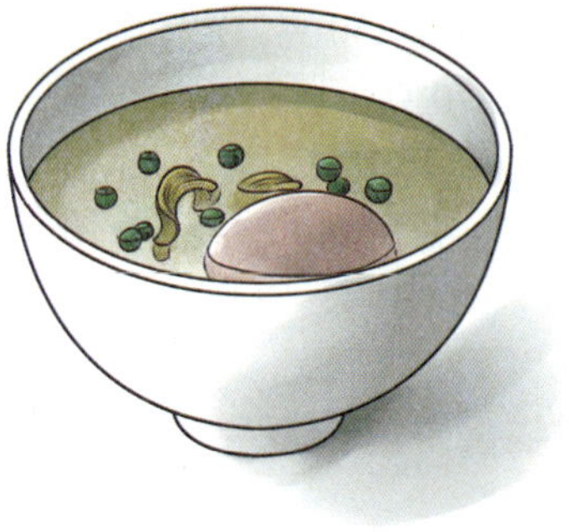

萝卜煮鸡蛋

灵芝酒可治慢性支气管炎哮喘

【配方及用法】灵芝 10 枚，好酒 500 毫升。泡制后放阴凉处 1 周即可服用。每次一小盅，最多三料酒即可愈。另外，灵芝还是恢复记忆的良药。

麻黄、杏仁等可治支气管哮喘

【配方及用法】麻黄150克，杏仁200克，净棉籽仁500克。杏仁、棉籽仁分别炒微黄，和麻黄共研为细末，备用。成人日服3次，每次10克，开水冲服。

【备注】对心源性哮喘无效。

丝瓜藤根炖白母鸡可治支气管哮喘

【配方及用法】成熟的丝瓜藤根300克，白母鸡（约750克）1只，白砂糖300克。上药加水700毫升，放入砂锅里密封，文火炖2小时，稍冷后即可食用。每日1剂，汤和鸡肉分2次食，一般5剂后可明显缓解症状。

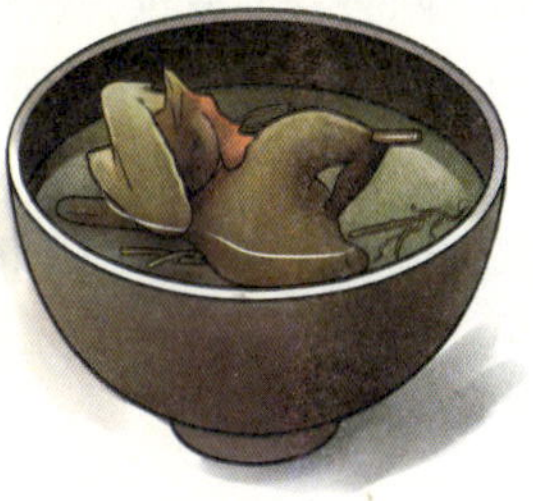

丝瓜藤根炖白母鸡

棉花根可治哮喘

【配方及用法】用棉花根外皮125克，加入清水5000毫升于锅内熬至棉花根皮成紫红色，过滤药液；再将此药液熬至3500毫升，放白糖1000克搅匀，冷后装入瓶内。每次服2匙，每天3次。

常食橘皮可治哮喘

【配方及用法】取新鲜橘皮（干陈的均可）洗净，用清水浸泡1天左右，或用沸水浸泡半小时，随后用手挤干黄色的苦水，再以冷开水洗涤挤干，直到没有苦涩味，然后切成细丝，加入少许食盐拌匀（适当加入鲜姜丝更好），装入罐或瓶中压实盖紧，腌渍2天后即可食用。

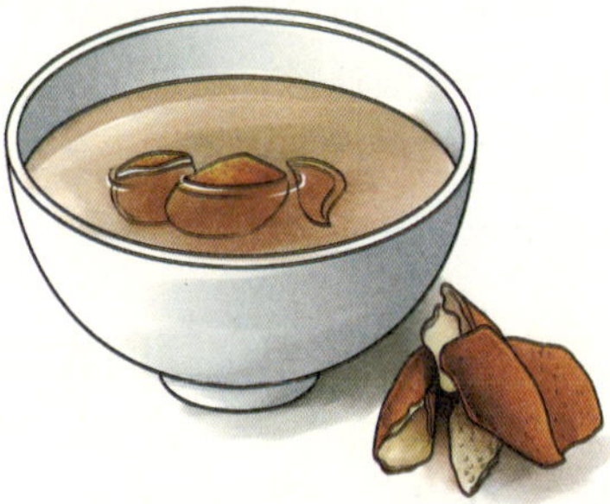

常食橘皮可治哮喘

喝蜂蜜治哮喘

【配方及用法】蜂蜜每天早、晚各喝一匙（冲饮）。

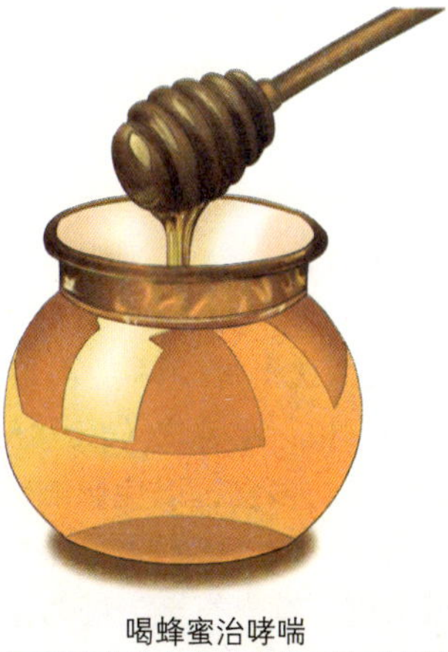

喝蜂蜜治哮喘

麝香紫皮蒜敷椎骨可治顽固性哮喘

【配方及用法】取麝香1.0~1.5克，研成细末，紫皮蒜10~15头，捣碎成蒜泥。于中午近12点时，让患者俯卧，以肥皂水、盐水清洁上身局部皮肤，12点时先将麝香末均匀地撒敷在第七颈椎棘突到第十二胸椎棘突，宽2.6~3.3厘米的脊背正中线长方形区域内，然后将蒜泥覆于麝香上，60~70分钟后将麝香及蒜泥取下，清洗局部，涂以消毒硼酸软膏，再覆以塑料薄膜，并以胶布固定。做后患者顿觉呼吸通畅，不憋气，胸部轻松，喘息消失，脊背再不感发凉，全身舒适，哮喘发作日减，且体质逐渐增强。

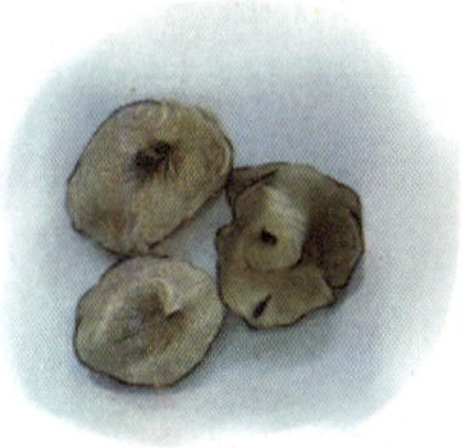
麝香

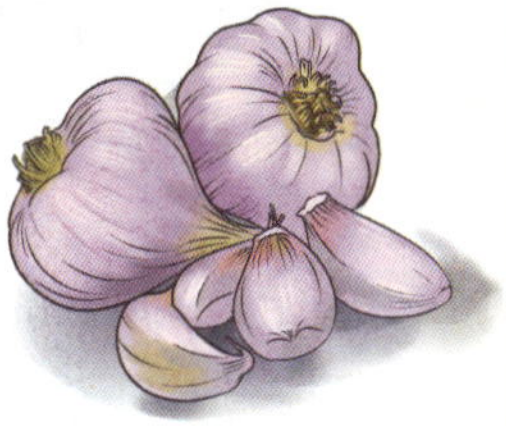
紫皮蒜

灵芝酒或糖浆治单纯顽固性哮喘

【配方及用法】灵芝酒：取灵芝实体50克粉碎，浸入60度食用白酒500毫升中。在常温下放置1个月后，酒呈棕红色即可服用。每日3次，每次饭后服10毫升。
灵芝糖浆：取灵芝实体50克粉碎，加单糖浆500毫升，混合煮沸，冷却后备用。每日3次，每次饭后服10毫升。上述两种方剂的选择，应视患者的病情和喜好情况而定。

嚼葱白治打鼾

【配方及用法】每晚睡觉前取新鲜的葱白一根，嚼食之（依个人口味食用，切勿多食，以免影响睡眠），连续食用一周，然后看效果，如果有效果则继续，直至治好为止。

嚼枣仁治打鼾

【配方及用法】每晚睡觉前先用温水泡脚，除去身上疲惫，然后取炒制好的枣仁100枚左右慢嚼食用，连续食用一周，然后看效果。如果有效果则继续，直至治好为止。

花椒水治打鼾

【配方及用法】花椒5~10粒，每晚睡前用开水泡一杯，待水凉透后服下（花椒不服下），连服5天。

花椒
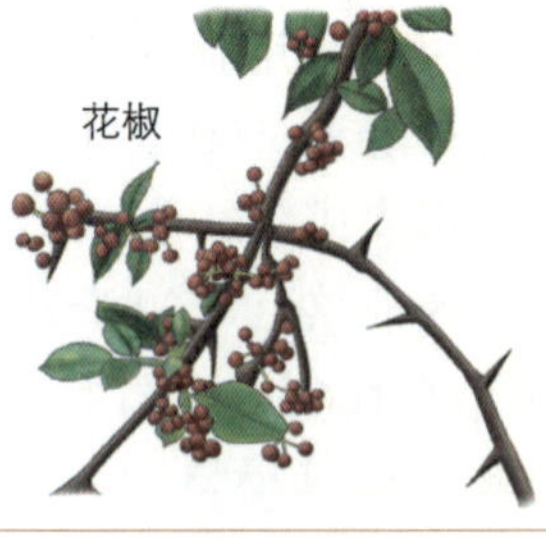

第三章

消化系统疾病

消化不良、呃逆

消化不良是指持续或反复发作的，包括上腹痛、上腹胀、早饱、嗳气、恶心、呕吐等上腹部症状的一组临床症候群。胃和十二指肠部位的慢性炎症，以及一些精神因素都有可能造成消化不良。呃逆即打嗝，在生理上比较常见，指气从胃中上逆，喉间发出急而短促的声音，是由膈肌痉挛收缩引起的。

苹果猪肉可治消化不良

【配方及用法】苹果，瘦猪肉。苹果2个切块，用两碗水先煮，水沸后加入猪肉200克（切片），直煮至猪肉熟透，调味服食，久食有益。

【功效】生津止渴，润肠健胃。治疗肠胃不适及消化不良。

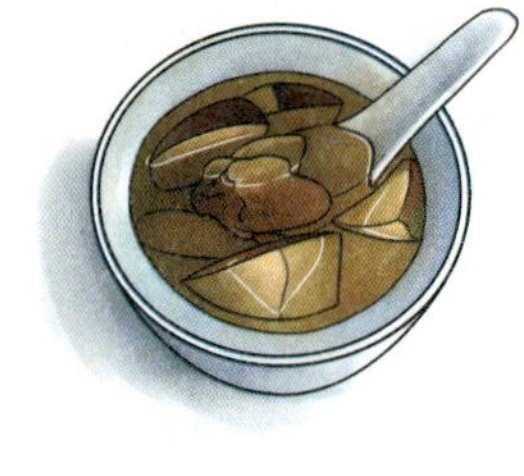

苹果猪肉

胡萝卜炖羊肉治消化不良

【配方及用法】胡萝卜6个，羊肉250克，盐少许。炖熟食，后加盐。

【功效】健脾，养胃，温肾。用于畏寒喜暖、消化不良、腹部隐痛、阳痿、口淡无味、小便频数之脾胃虚寒、脾肾阳虚患者，有较好的疗效。

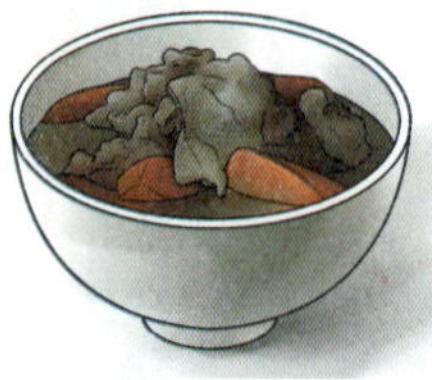

胡萝卜炖羊肉

茶膏糖治消化不良

【配方及用法】红茶50克，白砂糖500克。红茶加水煎煮。每20分钟取煎液1次，加水再煎，共取煎液4次。合并煎液，再以小火煎煮浓缩，至煎液较浓时，加白砂糖调匀。再煎熬至用铲挑起呈丝状，到黏手时停火，趁热倒在表面涂过食油的大搪瓷盆中，待稍冷，将糖分割成块即可。每饭后含食1~2块。

【功效】用治消化不良、膨闷胀饱、胃痛不适等。

喝醋蛋液可治消化不良

【配方及用法】将250毫升左右的食用醋（米醋用低度的，9度米醋应用水稀释）倒入铝锅内，取新鲜鸡蛋1~2个打入醋里，加水煮熟，吃蛋饮汤，1次服完。

橘枣饮治消化不良

【配方及用法】橘皮10克（干品3克），红枣10枚。先将红枣炒焦，然后同橘皮放于杯中，以沸水冲沏约10分钟后可饮。

【功效】调中，醒胃。饭前饮可治食欲不振，饭后饮可治消化不良。

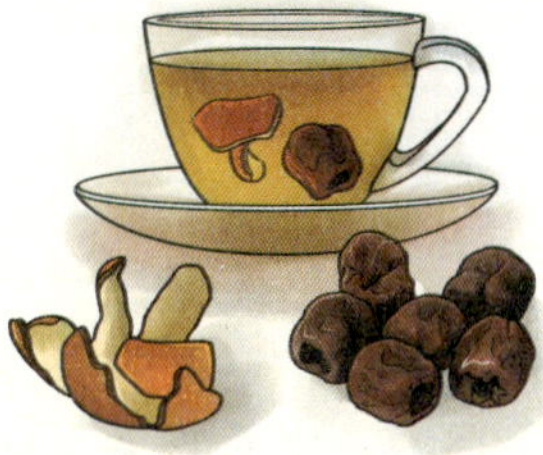

橘枣饮

鸡肫皮治消化不良

【配方及用法】鸡肫皮（鸡内金）若干。将鸡肫皮晒干，捣碎，研末过筛。饭前1小时服3克，每日2次。

【功效】消积化滞。治消化不良、积聚痞胀等。

山楂丸开胃助消化

【配方及用法】山楂（山里红）、怀山药各250克，白糖100克。山药、山楂晒干研末，与白糖混合，炼蜜为丸，每丸15克，每日3次，温开水送服。

【功效】补中，化积。用治脾胃虚弱所致的消化不良。

喝水加弯腰法治打嗝

【方法】取一杯温开水，喝几口，然后弯腰90°，作鞠躬状，连续弯几次腰，直起身来后，你就会发现，嗝已经被止住了。

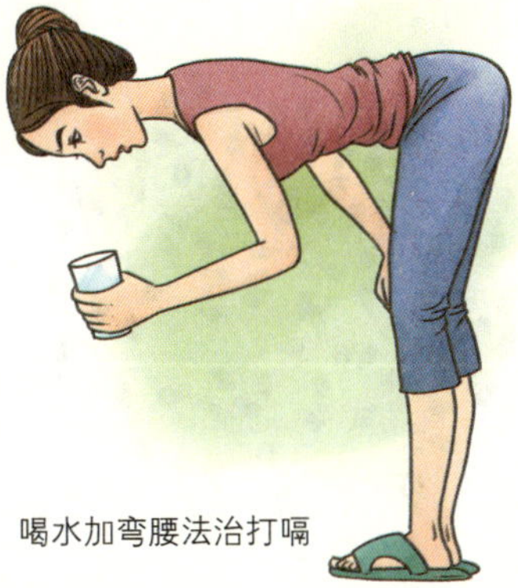

喝水加弯腰法治打嗝

米醋治呃逆

【配方及用法】米醋。呃逆发作时服米醋10~20毫升，一般可立即生效，止后复发再服仍有效。

【功效】米醋味酸苦性温，酸主收敛，能散瘀解毒，下气消食，故中焦虚寒胃气上逆之呃逆用之甚佳。

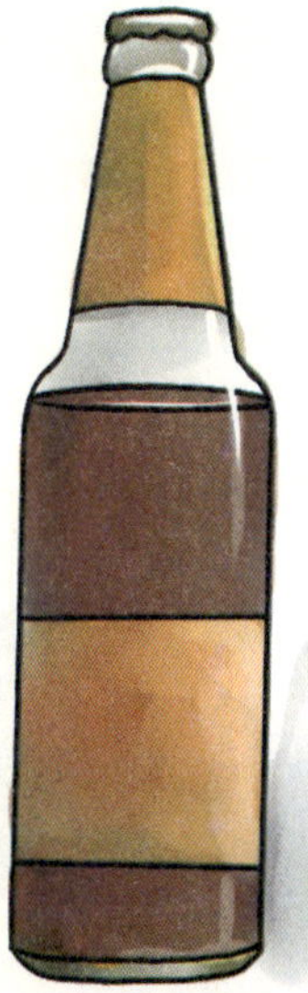

米醋

黑芝麻可治呃逆

【配方及用法】黑芝麻数匙（黑芝麻炒熟，研碎，拌入白砂糖），食后呃逆即止，可安然入睡。次日中午又发，则晚8时再服黑芝麻数匙，食后呃止。

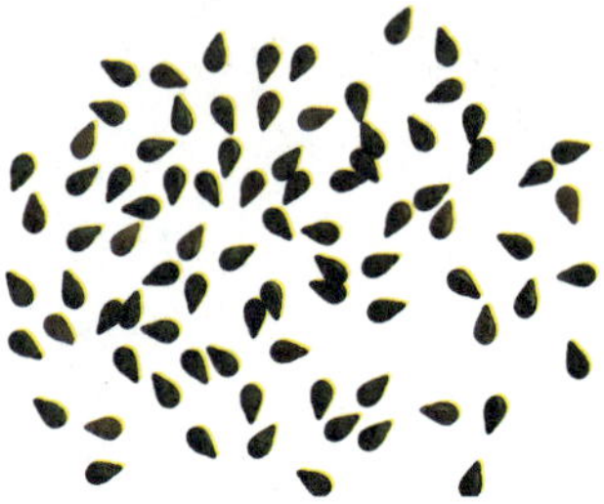

黑芝麻

栝楼可治重症型呃逆

【配方及用法】几个栝楼，洗净后把皮、瓤、子一起入锅熬汤，服1次就有好转，次日再服用1次，呃逆即痊愈。

口嚼咽红糖法治呃逆

【配方及用法】在要打嗝时将50克红糖分2次送入口中嚼碎咽下，停个把小时再吃一次。

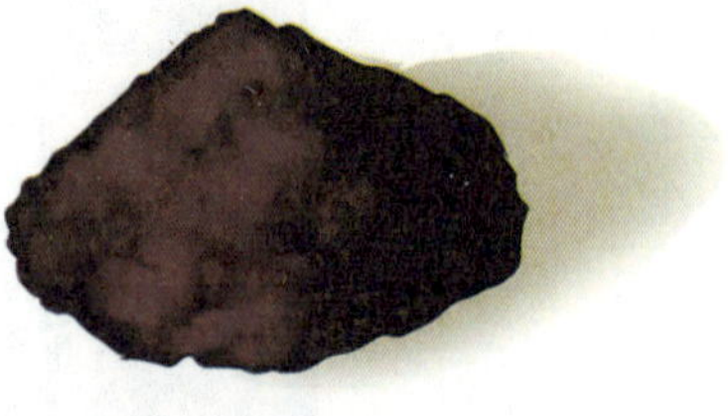

红糖

生赭石沉香等治呃逆

【配方及用法】生赭石30克，沉香、法半夏各15克。上药共研细末，装瓶备用。用时取药末20克，以生姜汁调匀成膏，贴敷中脘穴、肚脐上，外以纱布盖上，用胶布固定。每日换药1次。

威灵仙丁香等治呃逆

【配方及用法】威灵仙15克，丁香6克，柿蒂20个，制半夏15克，制川朴15克，生姜15克。病久气虚者加党参15克。煎2遍和匀，1日3次分服。

咽部吸入鲜姜汁可治各种呃逆

【配方及用法】新鲜生姜50克。将生姜洗净去皮，切细捣烂，挤出姜汁；然后用消毒棉花团扎于竹筷上（须固定，以防吸入气管），饱吸姜汁；接着令患者取半仰卧位，张开口腔，术者左手用压舌板压住其舌体，暴露其咽后壁，右手持竹筷与舌根成45°角，将姜汁棉团轻轻送入咽部，反复轻按咽后壁左右两侧（此时嘱患者大口呼吸，以免恶心呕吐），半分钟至1分钟，呃逆可止；抽出竹筷，让患者静卧30分钟，不可饮水进食。如有复发，多在重复上法后立即止呃。

八角茴香汤止呃逆

【配方及用法】将约100克生八角洗净，捶碎，放入锅中加两碗水煎煮，水煎得剩下一半时，即可服用。若胃寒较严重，可掺入少量蜂蜜。

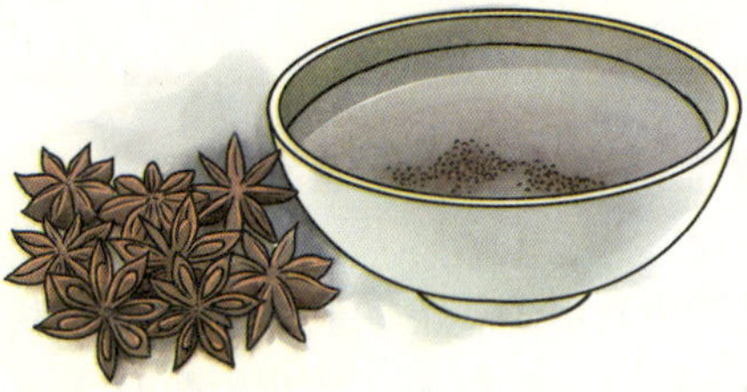

八角茴香汤

按摩膻中穴治呃逆

【方法】让患者平卧床上，两腿屈曲，腹部放松，以中指点按其膻中穴（两乳头连线中点）。患者当即就会感到舒服，施术不到2分钟，便可恢复正常。

【功效】膻中为任脉之气汇聚之腧穴，又称上气海，具有宽胸理气、宁心安神之功。按摩膻中穴治疗呃逆，可以很快收到效果。

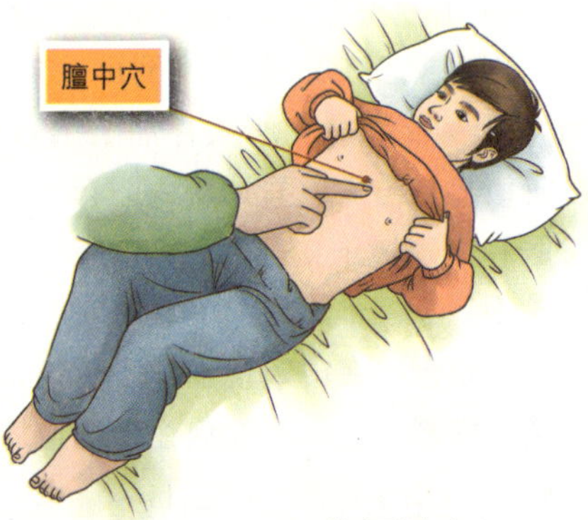

按摩膻中穴

嚼咽砂仁法可治呃逆

【配方及用法】砂仁2克，慢慢细嚼，将嚼碎的药末随唾液咽下，每天嚼3次，每次2克。

针灸膈俞穴呃逆立止

【方法】膈异常痉挛的情况，谓之呃逆，表现为打嗝。此时欲使之停止，最有效的方法就是针灸膈俞穴（在第七胸椎棘突下旁开1.5寸）。

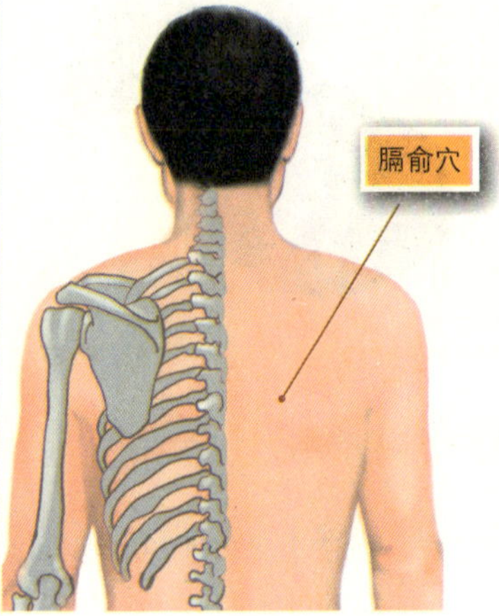

针灸膈俞穴呃逆立止

猪胆赤小豆可治顽固性呃逆

【配方及用法】猪胆1个，赤小豆20粒。把赤小豆放入猪胆内，挂房檐下阴干后共研细粉备用。每日2克，分2次用白开水冲服。

上消化道出血

上消化道出血是指食管、胃及十二指肠的血管破裂出血的一种病症。食管、胃及十二指肠的溃疡和黏膜糜烂是消化道出血的最大诱因，食管胃底静脉曲张破裂、贲门黏膜撕裂综合征、血管病变、肿瘤等均可引起消化道出血。根据出血情况，可有呕血，粪便呈紫红、鲜红或黑色等症状。

红糖炒核桃可治胃出血

【配方及用法】红糖炒核桃连吃20天，胃出血停止，胃胀痛减轻。

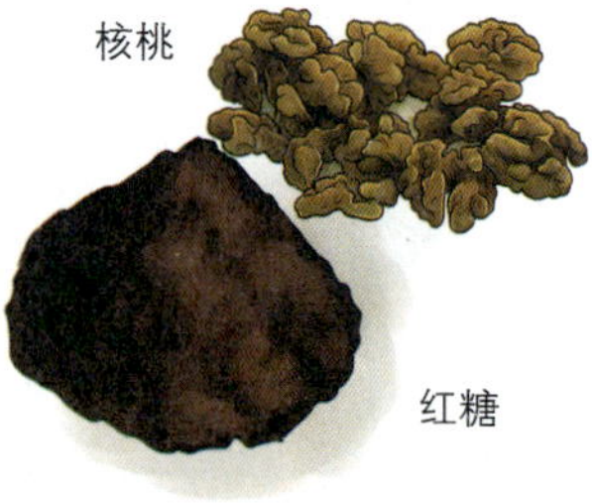

黄土汤可治上消化道出血

【配方及用法】灶心土30克，熟附块6~10克，炒白术、阿胶（烊化）各10克，生地12克，黄芩10克，海螵蛸15克，白及15克。呕血加半夏、旋覆花（包）各10克，代赭石（先下）15~30克；气虚甚加党参10克，黄芪15克；出血多加地榆15克，参三七粉（吞服）3克；有热象去熟附块。每天1剂，浓煎汁，分2~3次服下。

当归可止吐血

【配方及用法】凡吐血多者，觅90~120克重大当归一只，全用，切细，取好陈酒500毫升，慢火煎至一满碗，以温为妙。候将要吐而尚未吐，口中有血含住，取药一口连血咽下，即此一剂而愈。

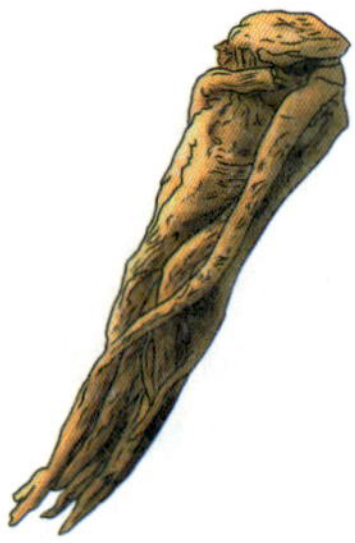

止血煎可治上消化道出血

【配方及用法】马勃100克，大黄50克。用水浸泡马勃2小时，然后加水1000毫升，煎煮至300毫升时放入大黄，再煎煮至200毫升时倒出药液，用4层纱布滤过，加入甘油15毫升以延缓鞣酸分解，置冰箱内贮存。分口服和内窥镜下给药两种：口服一次50毫升，24小时后做内窥镜检查，观察止血情况；在内窥镜下，于活检钳孔插入塑料管，将止血煎注于出血病灶处，一次用量20~40毫升。

倍降汤治上消化道出血

【配方及用法】五倍子、真降香、乌梅炭各10克，白及、地榆炭、侧柏炭各15克。每日1剂，水煎20~30分钟后取汁约200毫升，分2~3次口服。重者可每日服2~3剂。若伴腹痛，加炒白芍15克，炙甘草5克；虚寒者加黄芪30克，炮姜炭5克；有热象者加黄芩10克，大黄炭6克。

单味虎杖治疗上消化道出血

【配方及用法】虎杖。以单味虎杖研粉口服，每次4克，每日2或3次。

【功效】用虎杖粉治疗上消化道出血，据称比大黄、白及的疗效还好。

益气凉血汤治疗上消化道出血

【配方及用法】党参、黄芪、当归、地榆（炒炭）、槐花（炒炭）各12克，紫贝齿30克，蒲黄、炒阿胶各20克，乌贼骨（研粉）30克，参三七（研末）6克，生军（研末）3克。以上三种药末和匀分3次温开水冲服，其余药物加水煎20分钟取汁200毫升，日煎服3次。

【功效】益气凉血，清热祛风。

四黄汤可治胃轻型出血

【配方及用法】黄芪15份，黄连9份，生地黄30份，大黄15份。上四味药研末，过200目筛后混合，分为30克一包，备用。用时取四黄粉30克，加水200毫升，煮沸25分钟，过滤去渣凉服，每天2包，分4次服。

【功效】四黄汤具有清热凉血、补气活血、化瘀止血的作用。大黄清热下瘀血，黄连、生地凉血止血，黄芪补气摄血。此方对胃出血有疗效，而对食管静脉破裂和胃癌引起的出血无效；对吐400毫升以下血者有效，而对大量的出血无效。

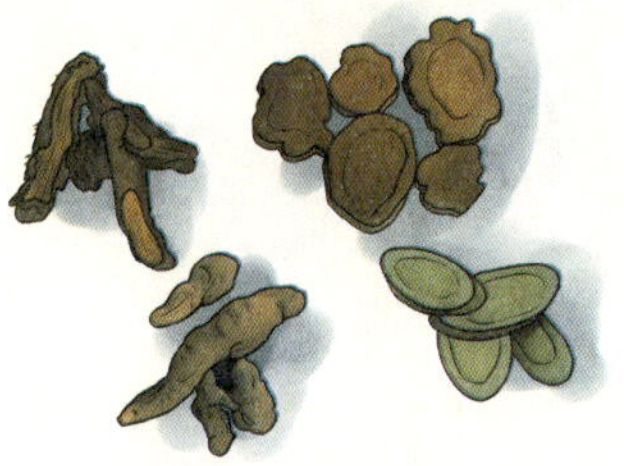

四黄汤可治胃轻型出血

大黄治脑溢血合并上消化道出血

【配方及用法】大黄粉（或片）每次3克，每日2~4次，温开水吞服。

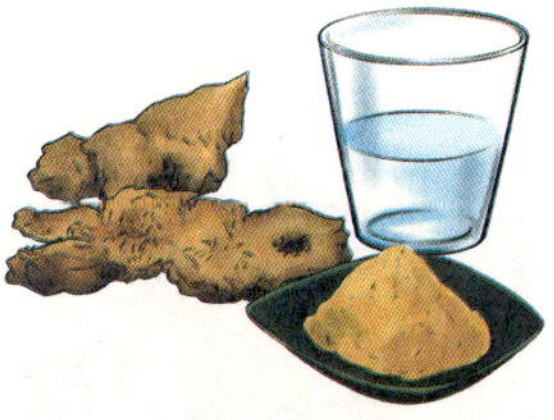

大黄粉

胃炎、食管炎

胃黏膜炎症统称胃炎。急性胃炎有上腹不适、疼痛、厌食、恶心、呕吐或呕血、粪便呈黑色等症状。慢性胃炎患者通常饭后饱胀、泛酸、嗳气、腹痛。饮食不当、病毒和细菌感染、药物刺激等都有可能导致胃炎。食管炎是指食管黏膜组织受到刺激或病菌、病毒感染，发生水肿和充血引发的炎症。食管炎患者出血症状一般较轻，但也有可能吐血或解沥青便。

鸡蛋壳治胃炎

【配方及用法】鸡蛋壳若干，文火炒黄，研末，分两三次用开水吞服。每天服一个鸡蛋壳的量，连服两三日可止胃痛。

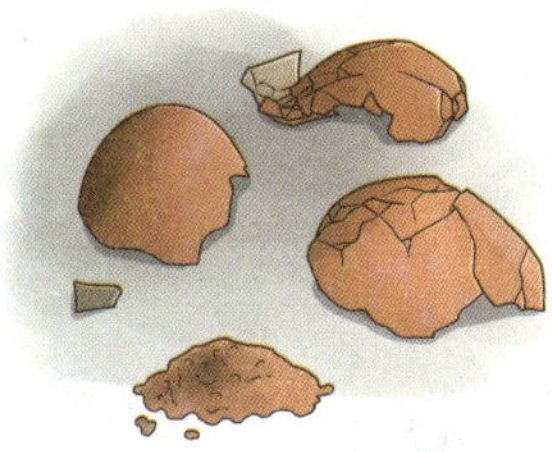

鸡蛋壳

生食大蒜治萎缩性胃炎

【方法】每天晚餐取两瓣生大蒜，去皮洗净捣烂后和着稀饭食下（能生嚼则更好），餐毕漱口并口嚼茶叶，以解除口中异味。

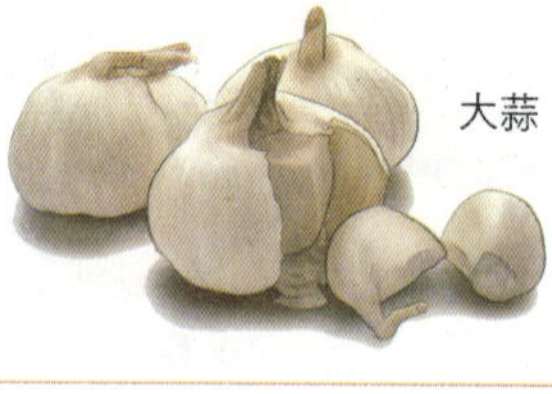

大蒜

肉苁蓉治慢性浅表性胃炎

【配方及用法】取肉苁蓉若干，洗净，晒干，研为末，每次服5克，1日3次。

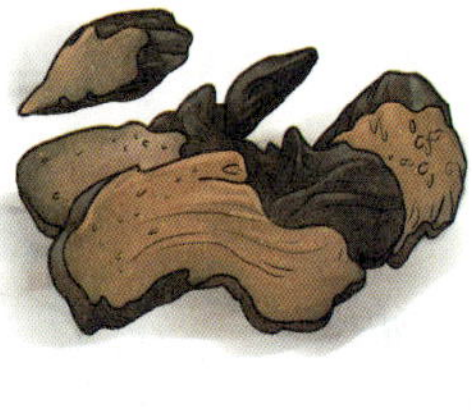

肉苁蓉

呋喃唑酮甘油治食管炎

【配方及用法】呋喃唑酮、甘油。将呋喃唑酮片剂0.10~0.15克磨成粉状，加在10毫升甘油中调匀，于饭前将5毫升药油含于口中，徐徐咽下，饭后再将5毫升药油按同样方法咽下。每日4次，分别于早、中、晚和睡前服用，直至临床症状消失。一般15天为一疗程。若为反流性食管炎，应同时加用甲氧氯普胺（胃复安）10毫克，每日4次，口服。

【功效】此方用于食管炎的治疗，有效率颇高，用药最短3天，最长15天见效。

胃及十二指肠溃疡

胃及十二指肠溃疡病，一般统称为消化性溃疡，主要症状为周期性的上腹部疼痛、泛酸、嗳气等，重者有呕血、便血症状。中医认为，溃疡病是由饮食不节和情绪因素造成的。可以肯定的是，十二指肠溃疡的发生与胃酸分泌过多是分不开的；而胃溃疡患者的胃酸分泌低于正常水平，具体病理尚不清楚。

鲜土豆汁治十二指肠溃疡

【配方及用法】取鲜土豆1000克洗净，切成细丝，捣烂，以洁净纱布绞汁。将土豆汁放在锅中，先以大火、后以小火煎熬至黏稠，加入等量蜂蜜，再煎至黏稠如蜜时停火，待凉装瓶备用。每次食1匙，每日2次，空腹食用。可治十二指肠溃疡及习惯性便秘等症。

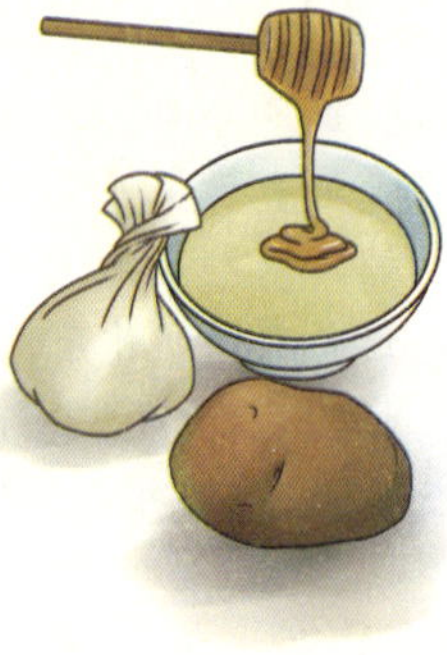

鲜土豆汁

鸡蛋壳、乌贼粉治胃及十二指肠溃疡

【配方及用法】鸡蛋壳2份，乌贼骨1份，微火烘干研细，过细粉筛，装瓶备用。每次服1匙，每天服2次，以温开水送服。

三七、乌贼骨等治胃及十二指肠溃疡

【配方及用法】三七、乌贼骨、墨鱼、佛手、川楝子、玄胡、黄连、白及、甘草、川贝各30克，郁金、砂仁、广木香各15克，丁香10克，生白芍50克，鸡蛋壳40克，共研末过筛，装瓶备用。每日早、中、晚各服药3克，开水冲服。15天为一疗程，一般经2~4个疗程可愈。服药期间忌饮烈酒和食用辛辣刺激物。

鲶鱼治十二指肠溃疡

【配方及用法】500克左右鲶鱼1条，白糖500克。将鲶鱼切段盛入红瓦盆内，加入白糖搅拌均匀，然后连盆放入笼中蒸熟即可。此方多在天气凉时使用，一次吃不完的，可食用多次，也可在夏季存放于冰箱中多次食用。

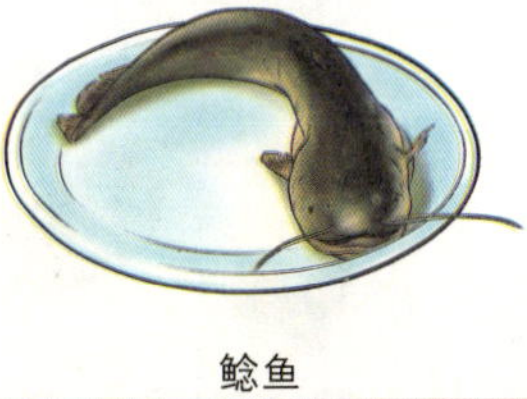

鲶鱼

猪板油、老姜等治胃及十二指肠溃疡

【配方及用法】猪板油、老姜、红枣、白糖各500克。将猪板油煎化（不用捞渣），老姜（去皮捣碎）、红枣（去核）、白糖三样一起下入煎化了的猪油内拌匀（呈糊状），存入瓦罐内。每餐1汤匙，放入热饭内溶化后吃下，天天坚持，吃完为止。如1剂用完后，病者身体开始胖了，说明有效，可再吃1剂。

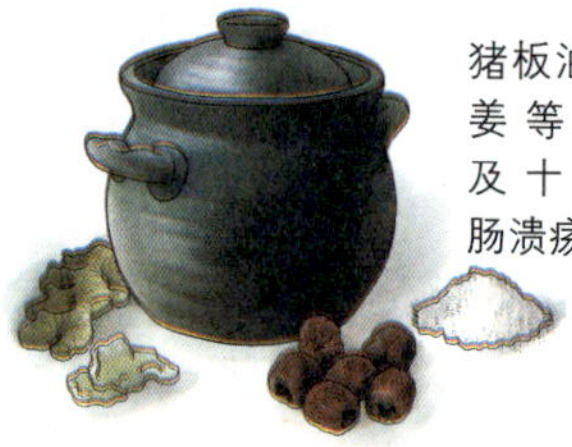
猪板油、老姜等治胃及十二指肠溃疡

煎甘草加蜂蜜治胃及十二指肠溃疡

【配方及用法】甘草250克，纯蜂蜜500克。将甘草放入药壶或不带油的铝锅熬3次后，放入碗内。服前先将熬好的甘草药水3汤匙倒在杯里，然后再放入20汤匙蜂蜜，搅拌均匀，每天分2次空腹服完。一般服1周可愈，病久又重的胃病2周才能痊愈。

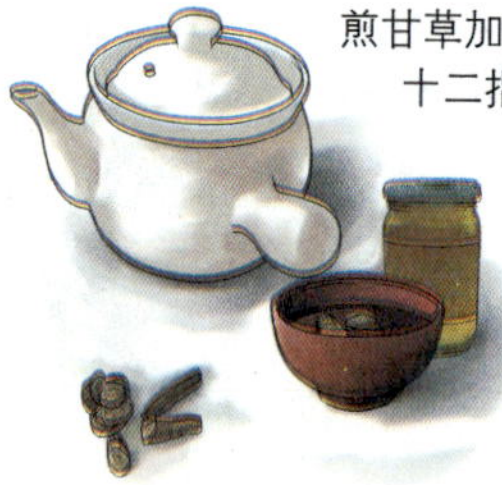
煎甘草加蜂蜜治胃及十二指肠溃疡

母鸡加辣椒煮着吃治胃病

【配方及用法】肥母鸡1只（2年以上），辣椒数个（患者年龄大多加几个，年龄小少加几个）。杀鸡剖去五脏，装入辣椒一起放在锅内煮，添水以淹没鸡身为度，煮烂即可。一天内分3次吃完（汤也喝），勿受凉，服后少时卧床休息。

黄芪、白及等治疗胃溃疡

【配方及用法】黄芪、白及、三七各60克，没药、硼砂、重楼各30克，象皮、血竭各15克。将药物烘干，研成细末，过筛，每包12克。加水适量煮成稀糊状，饭前空腹服，每日早晚各服1包，20天为一疗程。

【备注】服药后，胃溃疡患者采取左侧卧位休息20~30分钟，十二指肠溃疡患者采取右侧卧位休息20~30分钟，以利药物充分敷于溃疡面，起到局部保护作用，余药又被消化吸收，发挥内治作用。服药期间，严禁食荤油及生冷、刺激性食物。

黄老母鸡、大茴香等治严重胃溃疡

【配方及用法】黄老母鸡1只，大茴香、小茴香、黄蜡各100克，青盐适量。鸡收拾干净后，整鸡和其他配料一起放入砂锅煮。黄蜡待鸡熟了再放入，以防煮老了失效。汤里的鸡油和黄蜡凝固在一起时，把锅中物分成5份，下细面条吃。最好晚饭吃，5天吃完。冬季服用为佳。

肠炎、腹泻、呕吐

肠炎是小肠或结肠黏膜炎症的总称，以腹泻、恶心、呕吐及腹痛为主要症状。腹泻指排便频繁、量过多，粪便稀薄，并带有未消化的食物或脓血、黏液。细菌、病毒感染，消化不良，着凉以及水土不服均可引起腹泻。呕吐指饮食物或痰涎从胃部上涌，经口吐出，过于频繁、剧烈可引起脱水、电解质紊乱。

陈皮、赤芍等可治肠炎

【配方及用法】陈皮、赤芍、红花、米壳（罂粟壳）各15克，水煎服。服药时忌吃肉类。

【功效】用治肠炎久治不愈转为慢性肠炎者，服用3剂即见效。

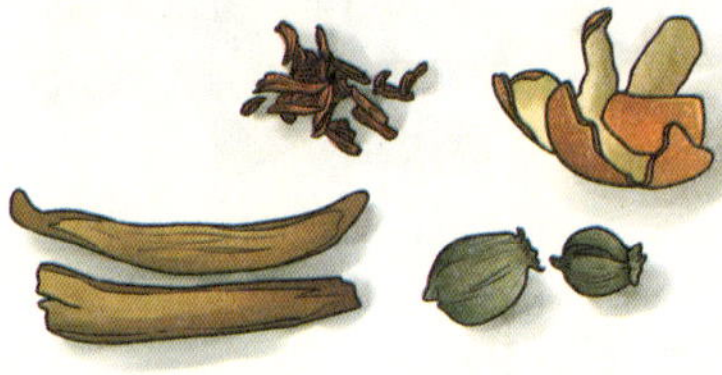

陈皮、赤芍等可治肠炎

生米炒黄煮水治泄泻（拉肚子）

【配方及用法】生米约50克，入锅中炒黄（不能炒焦），再放茶叶一小把（以隔年的为佳），一起炒至金黄。加清水2碗，熬成1碗，一次服下，即见效。严重者可再服一次。

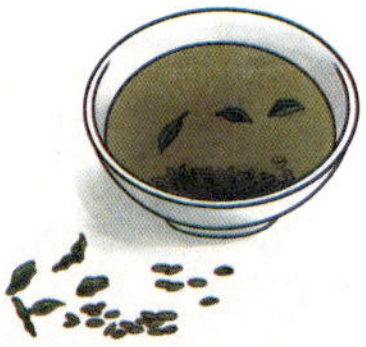

生米炒黄煮水

石榴壳治腹泻

【配方及用法】取石榴壳（新鲜或晒干的均可）适量，加适量清水，煮沸，冷却后当茶喝。效果明显。

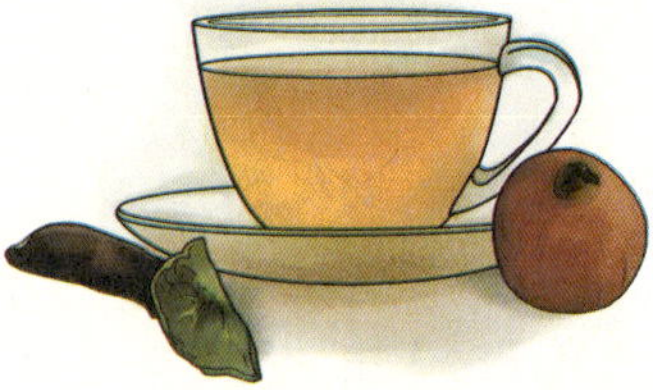

石榴壳煮水

蛋花姜汤治腹泻

【配方及用法】老姜1块，洗净，保留姜皮，拍碎。鲜鸡蛋1个，搅拌好。清水适量将姜味充分熬出。趁姜水滚烫，倒入搅拌好的鲜鸡蛋中，做成蛋花姜汤，加入适量的盐，趁热喝下。

蛋花姜汤

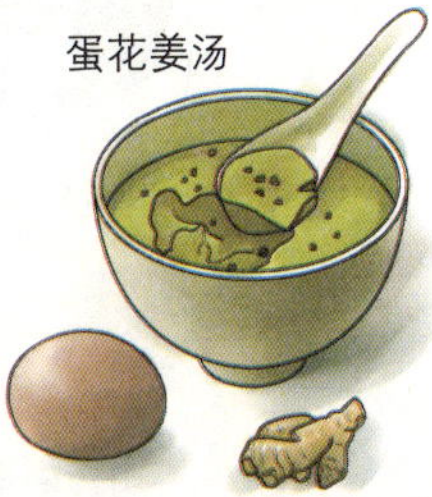

榛子仁治大便稀溏

【配方及用法】将榛子仁（大个质优）炒焦黄，研面，每次一汤匙，每日早、晚空腹以红枣汤送下，连服4日。

【功效】用治大便稀溏，第四天即可见效，排便规律，粪便成形，腹胀、肠鸣症状消失。

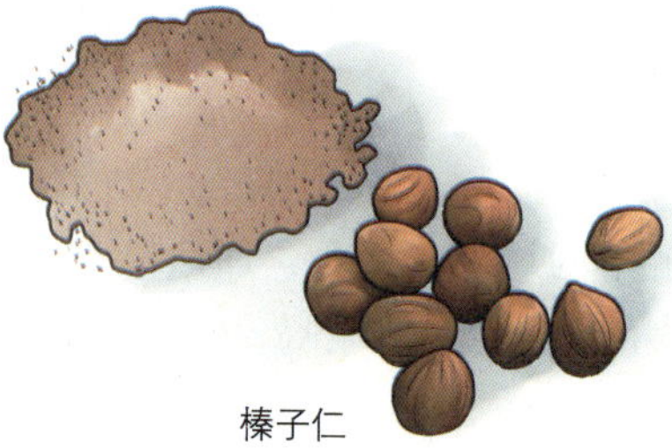

榛子仁

山药糯米粥治慢性腹泻

【配方及用法】山药30克，糯米30克，红枣10枚，薏苡仁2克，干姜3片，红糖15克。按常法共同做粥。每日分3次服下，连续服用半月至愈。

【功效】补益脾胃。用治脾胃虚弱引起的慢性腹泻，症见久泻不愈、时发时止、大便稀溏、四肢乏力。

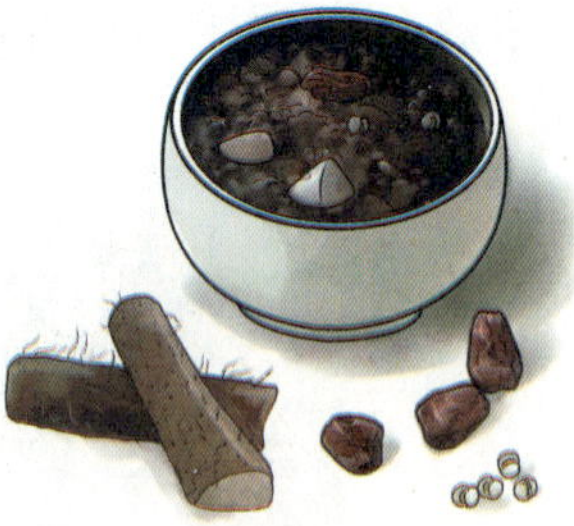

山药糯米粥

焦黄米糕治腹泻

【配方及用法】黄米。将黄米碾成面，按常法蒸成黄米糕，凉凉，切成一指厚的薄片，放在将尽的灰火中煨焦黄，取出研面。每日2次，每次15克，开水送下，连服2~3日有效。

【功效】对肠胃功能薄弱、饮食稍有不当即腹痛作泻的患者有较好的疗效。

【备注】消化不良者应少食黄米糕或以不食为佳，因为糕性黏腻，难于消化，多吃可致腹泻。这是多食则泻、少食则补的功效。

黄米糕

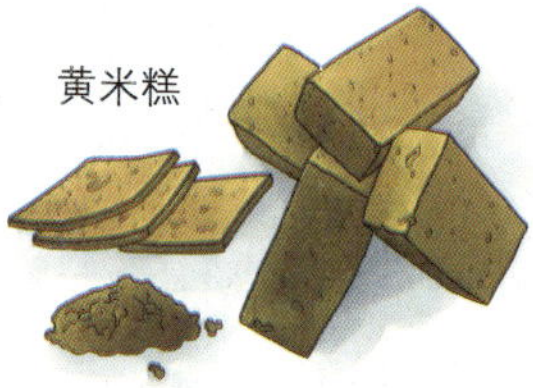

香蕉皮治腹泻

【配方及用法】用新鲜的香蕉皮直接煮水饮用即可。

【备注】香蕉通便，但很少有人知道香蕉皮止泻，因为香蕉皮本身具有收敛作用，在降血压上也很有效。

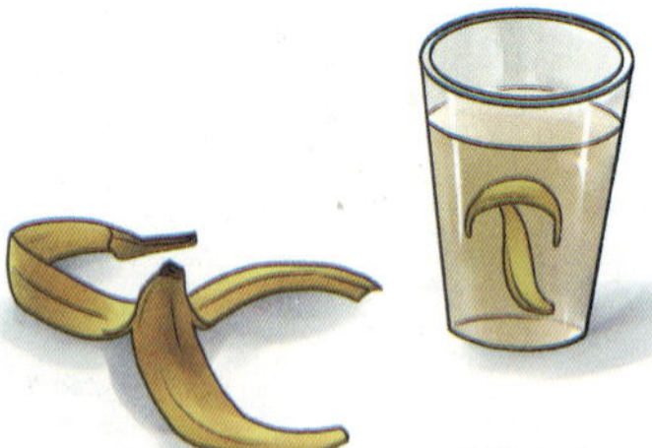

香蕉皮煮水饮

莱菔子山楂粥治急性腹泻

【配方及用法】莱菔子15克，山楂20克，生姜3片，红糖15克，大米250克。先将莱菔子、山楂、姜片加水适量煎煮40分钟，去渣取汁，放入淘洗净的大米煮粥，临熟时下红糖调味。一天内分3次服下，可连服5天。

【功效】用治饮食不节所致的急性腹泻。

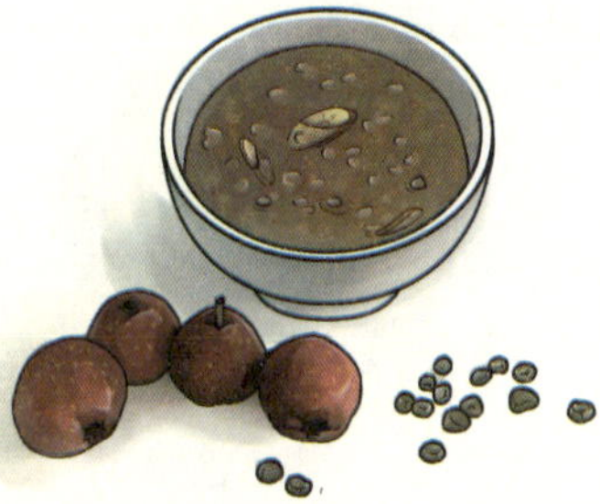

莱菔子山楂粥

豆腐皮也能治腹泻

【配方及用法】豆腐皮摊平，撒上红糖，然后把豆腐皮卷成一个卷，放在锅中帘上蒸干（吃时极其费力），连吃2天可止泻。随后再续吃6天加以巩固。

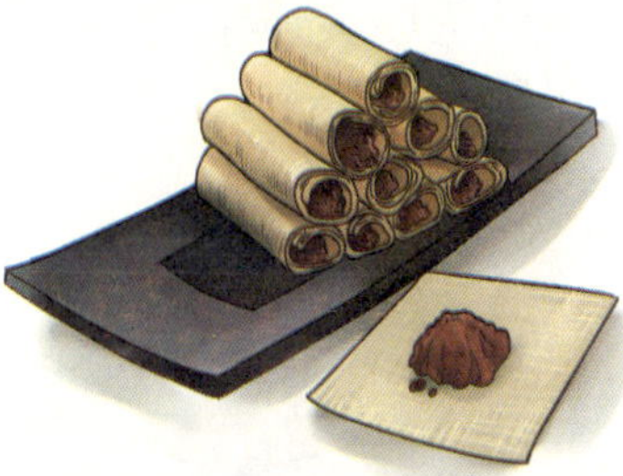

豆腐皮

烤馒头治胃酸腹泻

【配方及用法】馒头1个。将馒头置于烤架上，放在炉上慢烤，烤至焦黄，只吃馒头的焦外皮。早晚各吃1次。

【功效】用治胃酸多、消化不良的腹泻，其原理和某些胃肠道疾病患者服用活性炭相同。

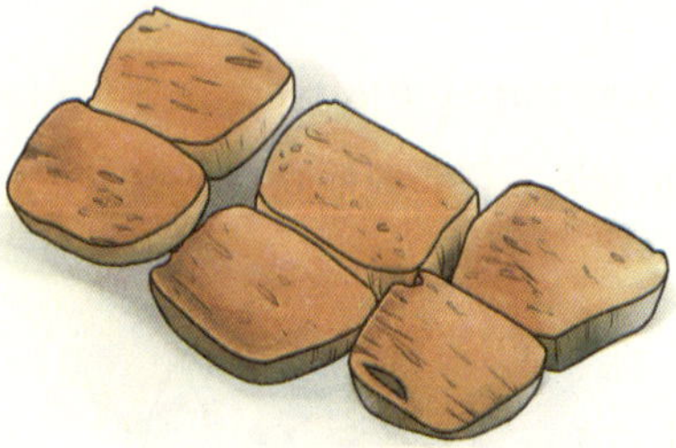

烤馒头

乌梅泡酒治急性肠炎引起的腹泻、呕吐

【配方及用法】50~60度白酒浸泡乌梅，加佛手片适量，泡15天，腹胀腹痛或非细菌性腹泻均可食用。每次3个乌梅，每日2或3次。

【备注】乌梅性平，味酸，不宜多食。多食令人发热、长疮，孕妇及大便秘结者忌食。

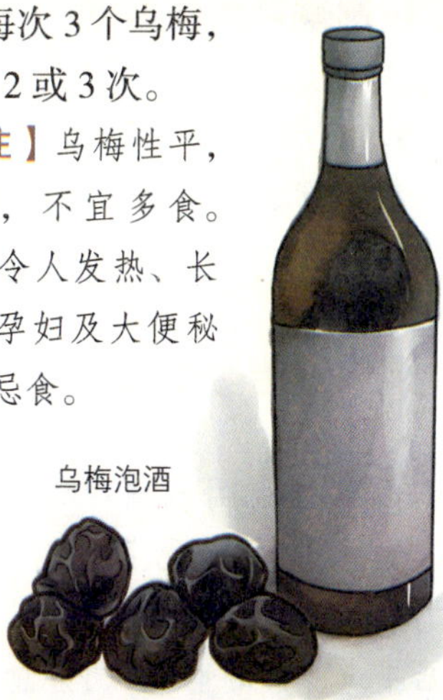

乌梅泡酒

便血症、便秘

便血是指粪便中有肉眼可见血液甚或排出一定量血液而无粪便的一种症状。消化道出血，尤其是直肠和肛管的疾病是便血的主要原因。血液系统疾病及其他全身性疾病，如白血病、弥散性血管内凝血等也可引起便血。便秘是指排便次数或粪便量减少、粪便干结、排便费力的现象。

黑豆治疗便血症

【配方及用法】黑豆150克，水煮熟余汤一碗，饭前吃豆子喝汤。

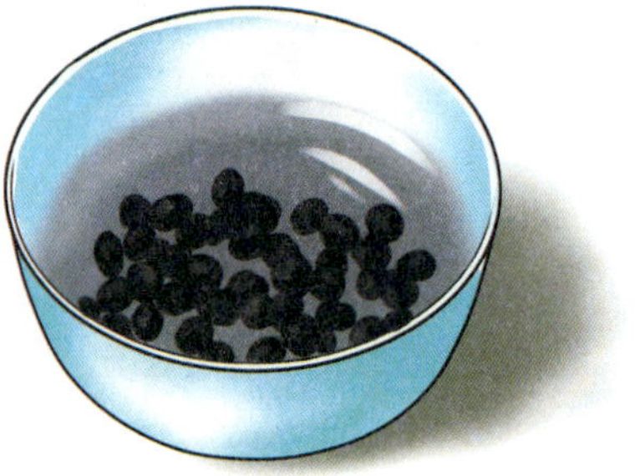

黑豆汤

鸡蛋烧蜘蛛可治便血症

【配方及用法】蜘蛛7个，鸡蛋1个。将蜘蛛放于蛋内，外用泥封，火煅成炭，存性轧面，白水送服。

地榆煎服可治便血症

【配方及用法】用地榆一味，每日30克，水煎，分3次服用。

【功效】用治便血久治不愈，症见便后下血，服用4日即可痊愈。

无花果可治便血症

【配方及用法】无花果7个，清水煎服，每日1剂。

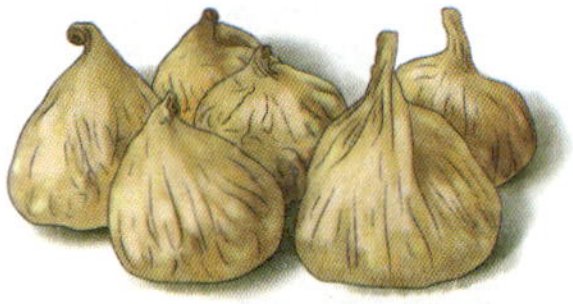

无花果

木瓜蜂蜜治便血症

【配方及用法】用木瓜6克，蜂蜜6克，每日早、晚各服1次，连续服药10多天即可痊愈。

香蕉皮治疗大便出血

【配方及用法】取香蕉皮3个，炖熟后加红糖服用，能治痔疮疼痛，大便出血。

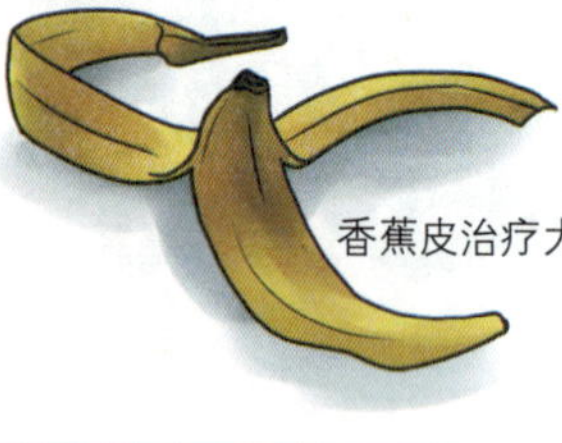

香蕉皮治疗大便出血

鲜椿根皮等治大便出血

【配方及用法】鲜椿根皮250克(南墙根下的椿树根，去老皮)，鲜梨(去核)1个，鲜姜100克，一起放砂锅中，水煎服。

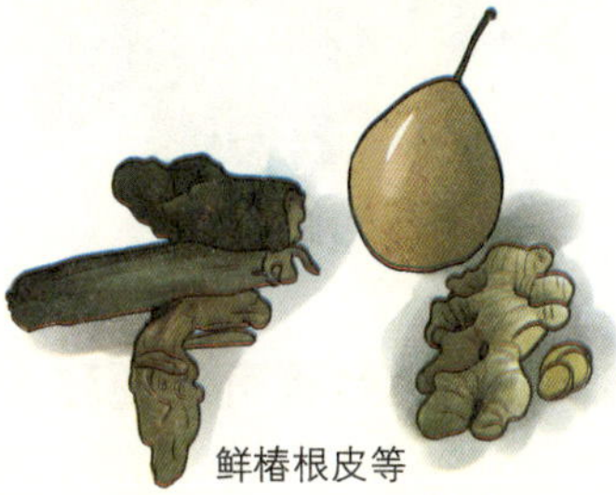
鲜椿根皮等

仙鹤草汤治便血

【配方及用法】仙鹤草20克，大小蓟20克，地榆炭20克，荆芥炭15克，黄芪30克，当归20克，枳壳10克，水煎温服。

番泻叶治便秘

【配方及用法】番泻叶10克，加沸水150毫升，浸泡30分钟即可服用。可根据排便次数掌握服量。加少量蜂蜜效果更佳。

芦荟、朱砂治便秘

【配方及用法】芦荟15克，朱砂9克。芦荟、朱砂研细末，每次开水冲服12克，隔1小时再服1次。

【功效】服后大便即通，且不伤正气。

胡萝卜、白菜治便秘

【配方及用法】新鲜胡萝卜150克，新鲜大白菜(或青菜)150克，切成片或条，放在饭锅上蒸熟，分成3份。早、中、晚各食用1份。食用时不放盐，不放作料，可用适量水烧热，连汤一起淡食，也可放在粥里一起吃。

紫归散可治便秘

【配方及用法】紫菀60克，当归30克。将紫菀、当归研为细末，每日早、晚各服6克，温开水送下。

麻仁、李仁等治便秘

【配方及用法】麻仁、李仁、黄柏、生地、栀子、天冬各20克，元参、知母、牛膝、防风、银花各15克，甘草3克，水煎服。

吃芝麻酱治便秘

【配方及用法】每次吃饭时吃1汤匙芝麻酱(不需加水和盐懈开)。

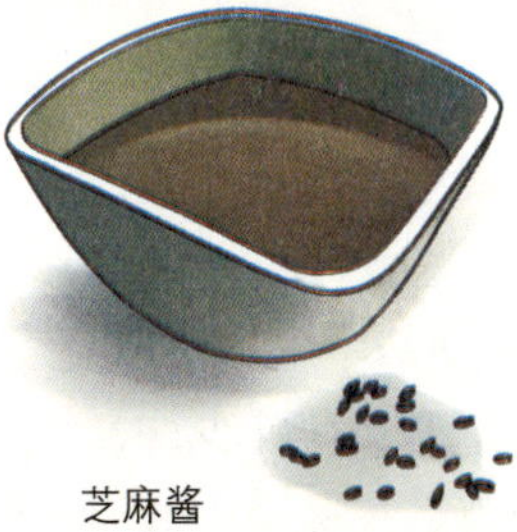
芝麻酱

西红柿治便秘

【配方及用法】西红柿洗干净，切小块，用冰糖适量，将两样拌匀食用，缓解便秘效果佳。

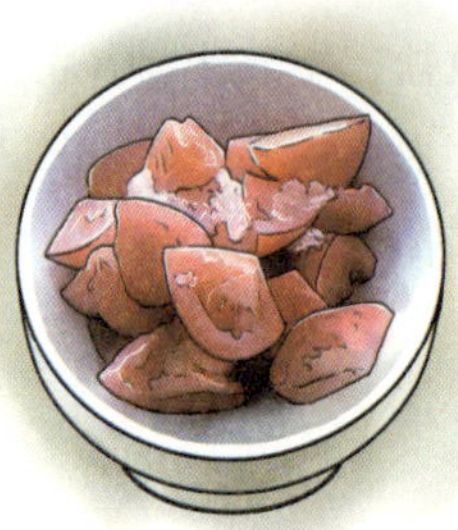

西红柿拌冰糖

马铃薯生汁治便秘

【配方及用法】马铃薯不拘量，洗净，压碎，挤汁，用纱布过滤，每天早晨空腹及中午饭前各服半杯。

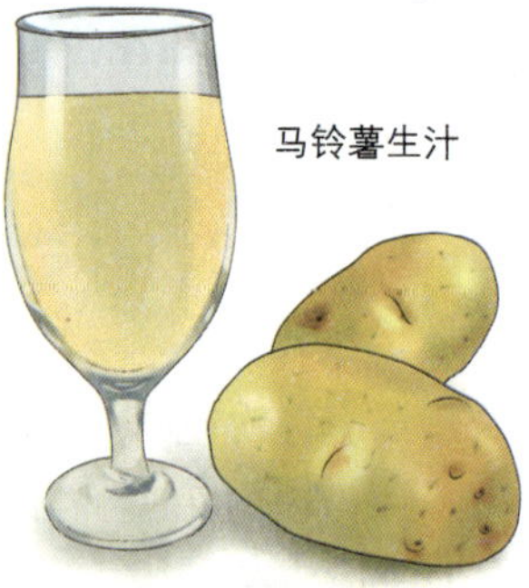

牛奶、蜂蜜治便秘

【配方及用法】牛奶250毫升，蜂蜜100毫升，葱汁少许，每天早上煮热吃。

吃猕猴桃可治便秘

【方法】每天吃3~5个。

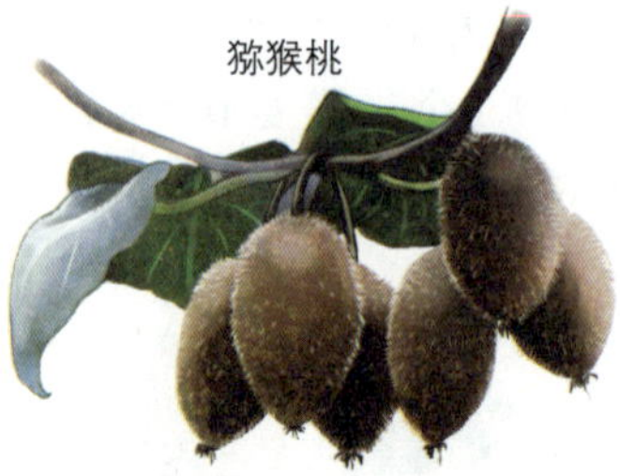

黑芝麻、核桃仁等可治便秘

【配方及用法】每天中午饭前，把1羹匙黑芝麻、3个核桃仁、6个大槐豆（最好是九蒸九晒的槐豆）在石蒜臼内捣成糊状，放在砂（铁）锅中，倒一碗水用文火熬20分钟，喝时再加1羹匙蜂蜜。

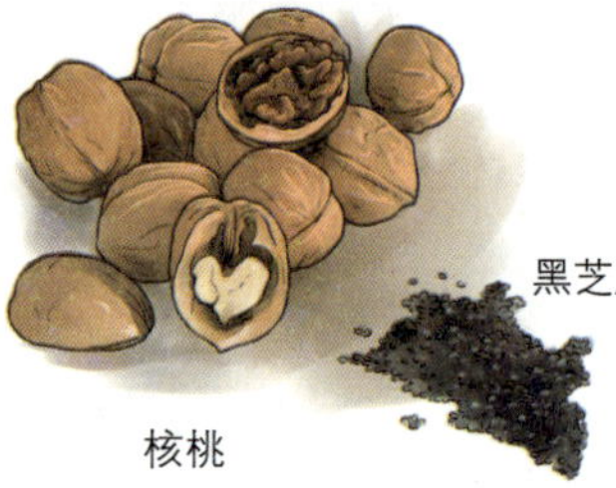

番茄汁治便秘

【配方及用法】番茄汁5克，开水泡2次当茶喝，约4小时可排出大便。

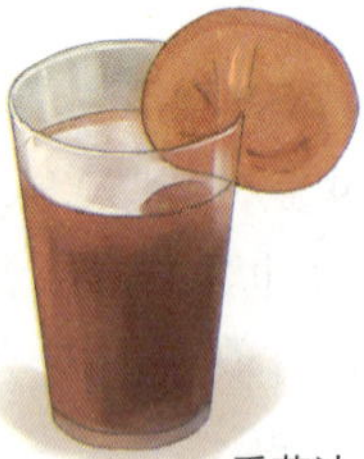

麻油治便秘

【配方及用法】麻油 1~2 汤匙，口服 1 或 2 次。

每天食用煮黄豆能治便秘

【配方及用法】黄豆 250 克，温水泡胀后放铁锅里加清水煮，煮时加少许醋、盐或糖。豆熟水干后捞起装碗，一般每天吃 50 克左右，也可多些或少些，能通大便就行。

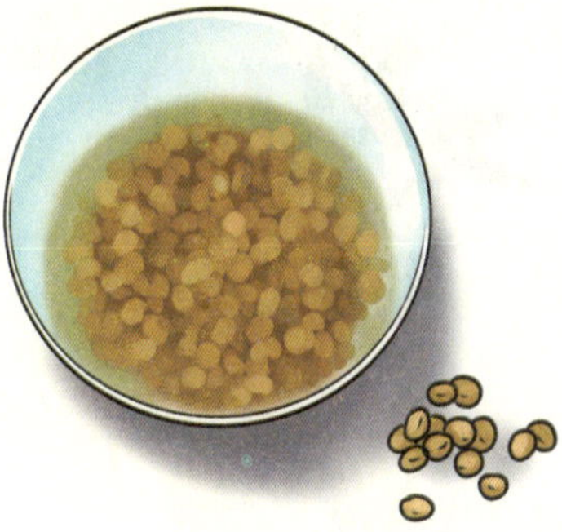
煮黄豆

嚼花生米治便秘

【配方及用法】生花生米 30 克，生吃嚼碎，早、晚空腹各食 1 次。大多在服用两三天后，大便开始变软易解。坚持长期服用，可根据大便的性状适当增减用量，以不稀为度。忌辛辣。

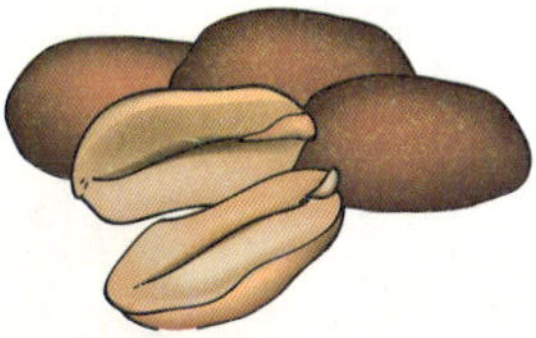
花生米

蜂蜜、香蕉治便秘

【配方及用法】蜂蜜用温开水（千万不可用滚开水）冲稀后服用，蜂蜜量使温开水够甜就可以了。每天上午和下午各喝一杯，每杯大约 200 毫升；同时，吃一根或两根香蕉。连用两天，大便就畅通了。若便秘较严重，可以多用几天。

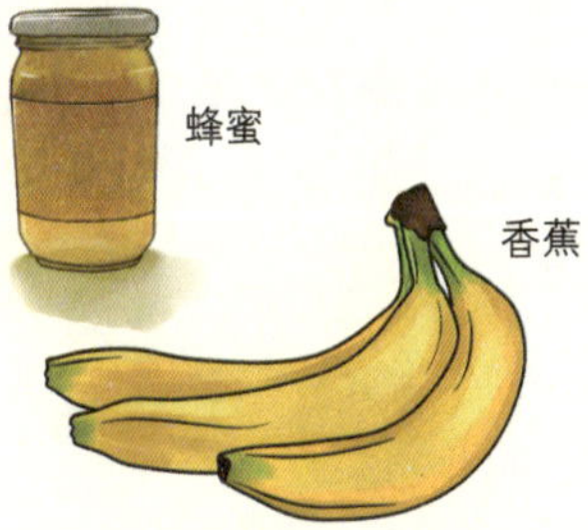

韭菜籽加蜂蜜治便结症

【配方及用法】韭菜籽 1000 克，除去杂质，用铁锅在文火上焙干存性，再将其研成粉末，然后加蜂蜜 1000 克调匀，制成丸备用（丸颗粒大小不限）。每日 3 次，每次 50 克，饭后服用。

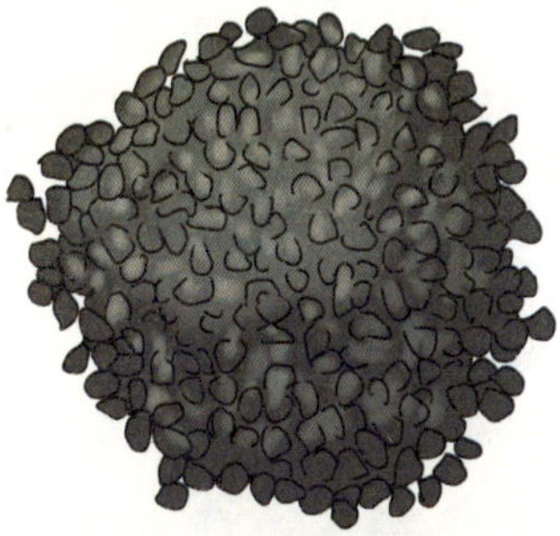
韭菜籽加蜂蜜治便结症

胆囊炎

胆囊炎是胆囊的常见病，是细菌感染或化学刺激引起的炎性病变，分急性和慢性两种。急性胆囊炎主要有右上腹疼、恶心、呕吐和发热等症状，腹痛时间较长，呼吸和体位的改变均能加重疼痛。慢性胆囊炎有时是急性胆囊炎的后遗症，患者胆囊壁纤维增厚，疤痕收缩，引起胆囊萎缩，甚至囊腔完全闭合，最终导致胆囊功能减退甚至完全丧失。

四味汤治慢性胆囊炎

【配方及用法】玉米须60克，茵陈30克，山栀子15克，广郁金15克，水煎服。

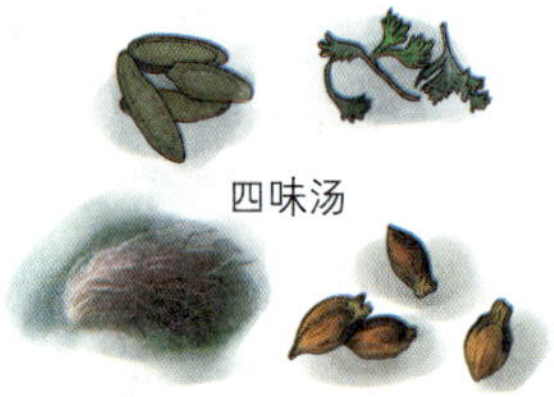

四味汤

威灵仙煎服治胆囊炎

【配方及用法】每日取威灵仙30克，水煎，分2次服。

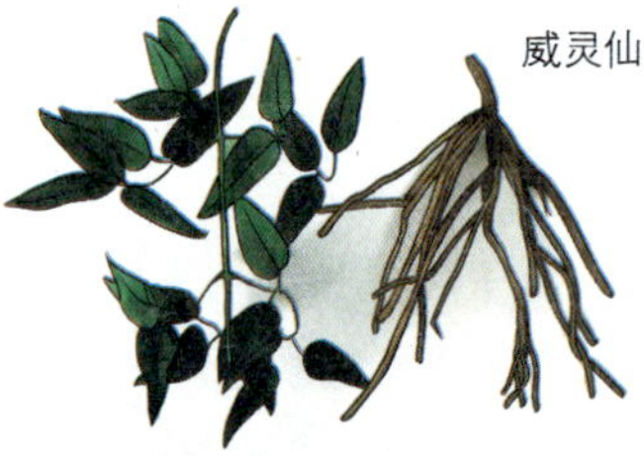

威灵仙

服猪胆、糯米可治胆囊炎

【配方及用法】猪苦胆1个，糯米150克。将糯米炒黄后与猪苦胆汁混合在一起，备用。每日早、晚各服10克，用面汤或温开水冲服。轻者3剂，重者5剂，可见效。

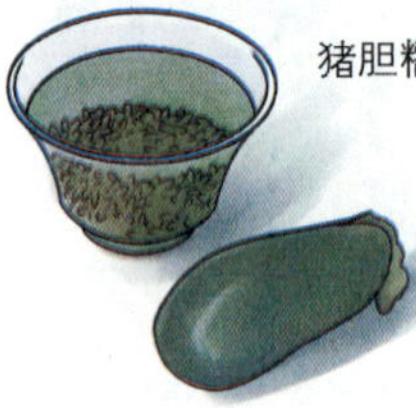

猪胆糯米饮

芥子泥冷敷治胆囊痛

【配方及用法】芥子5克泡于30℃温水中，搅拌成泥状，涂在一块20厘米长、15厘米宽的布上，贴在患部，上面再盖上一条干毛巾。冷敷时应贴在胆区和肩胛骨斜内方，切不要两处同时贴，按照顺序交替贴敷，贴敷时间为5~10分钟。芥子泥刺激性很强，贴10分钟疼痛即可消失。若还感到疼痛，就不必再贴敷，以防形成皮肤炎。

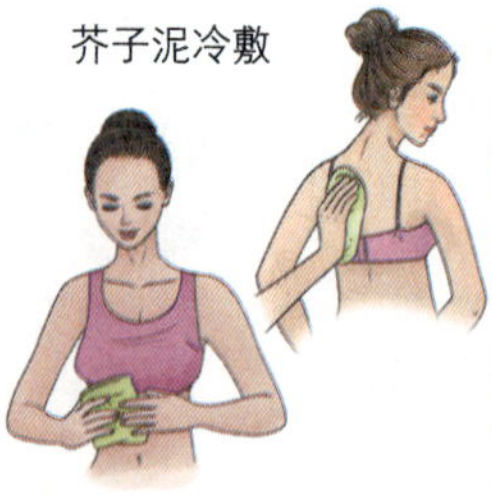

芥子泥冷敷

胆结石

胆结石是一种常见病，指胆囊内出现结石而引起的疾病。胆结石的成因包括年龄、性别（女性较多）、种族、基因和家族史等先天因素，也包括妊娠、肥胖，低纤维素、高热量饮食结构，长时间禁食、药物刺激、快速体重丧失、代谢综合征、特殊疾病等后天因素。胆结石患者症状主要为胆绞痛，常有恶心、呕吐等伴发症状，有的患者早期没有明显症候。

醋蛋液可治胆结石

【配方及用法】鸡蛋洗净后放入优质米中，至蛋壳被软化，仅剩一层薄皮裹着已胀大的鸡蛋后，用筷子将皮挑破，把蛋清、蛋黄与醋搅均匀即可。每日早晨空腹服1次，每次用开水兑成2~3倍，最好加点儿蜂蜜调匀后服下。

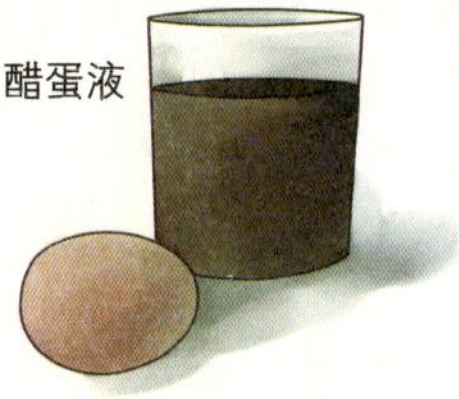
醋蛋液

芝麻油核桃仁治胆结石

【配方及用法】先将120毫升芝麻油放在锅里煮沸，再放入核桃仁20克，炸酥后捞出，加冰糖100克共同研为细末，加油调为糊状，置于容器内。每4小时服一汤匙。慢性胆结石患者，可每天食生核桃仁10个，连食1个月后，如症状已消失，可减为每天7个；2个月如未发病，再减为每天4个，连食3个月。

元明粉等治胆结石

【配方及用法】元明粉10克，大黄10克，龙胆草6~10克，开水浸泡5分钟，服上清液。重者每日2次。

【功效】加用自制胆胰汤（柴胡3克，茵陈15克，黄芩10克，木香10克，枳实10克，地丁草30克，白芍10克，水煎），每日1剂效果更好。

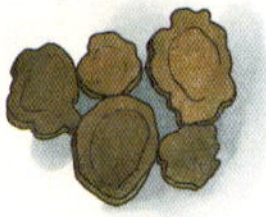
大黄

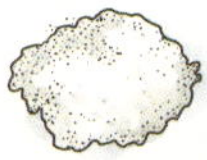
元明粉

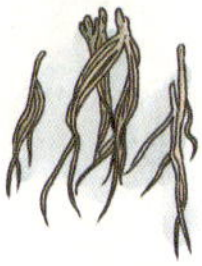
龙胆草

吃南瓜可治胆结石

【配方及用法】蒸南瓜吃，炒南瓜吃，喝南瓜粥，一日三餐必有南瓜。同时，每天继续服用“胆乐胶囊”3次。

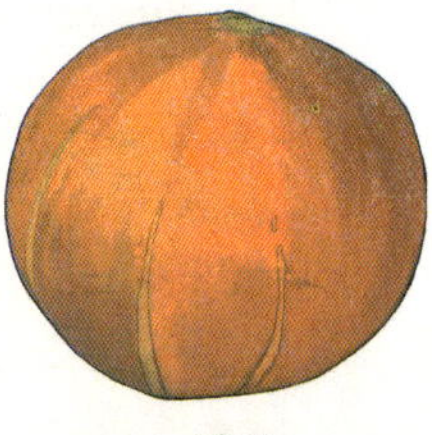
南瓜

其他消化系统疾病

消化系统疾病的临床表现除消化系统本身症状及体征外，也常伴有其他系统或全身性症状，有的消化系统症状还不如其他系统的症状突出。应注意患者的一般情况，比如有无黄疸及蜘蛛痣，锁骨上淋巴结是否肿大，胸腹壁有无静脉曲张及血流方向，心、肺有无异常。

白芍、甘草等可治胰腺炎

【配方及用法】白芍30克，甘草10克，半夏12克，茯苓15克，生姜3克，红枣3枚。上药水煎服，早、晚各服1次。

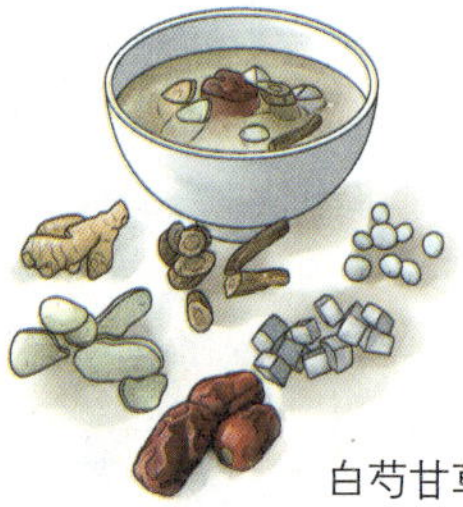

白芍甘草饮

番泻叶可治急性胰腺炎

【配方及用法】番泻叶10~15克，用白开水200毫升冲服，每日2~3次。病重者除口服外，可以上药保留灌肠，每日1~2次。

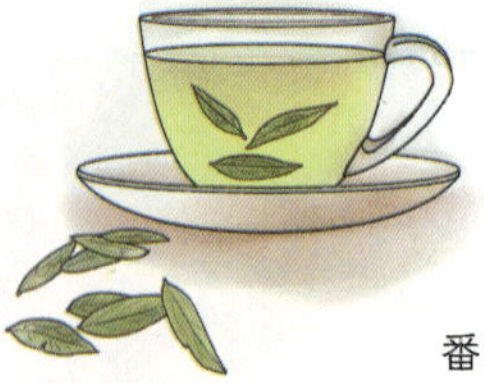

番泻叶茶

大黄可治水肿型急性胰腺炎

【配方及用法】大黄30~60克。用适量水煎沸后，可1~2小时口服1次。直到腹痛减轻，尿淀粉酶、白细胞总数恢复正常后减量。呕吐或腹痛严重者用大黄水煎剂灌肠。

【备注】本方出自《中西医结合杂志》（1982年第2期）、《单味中药治病大全》。

金银花、柴胡等治疗急性胰腺炎

【配方及用法】金银花、柴胡各25克，连翘、蒲公英各20克，郁金、木香、川楝子、大黄、元胡各15克，牡蛎、莱菔子各40克。将上述诸药一煎加水400毫升，取汁100毫升；二煎加水300毫升，取汁100毫升，两煎混合，每日1剂，早、晚分服。恶心呕吐者加制半夏15克，生姜3片。

【备注】本方出自《当代中医师灵验奇方真传》

第四章

循环系统疾病

贫血、血友病

贫血是人体外周血红细胞容量低于正常水平的症状。贫血症的起因是身体无法制造足够的血红蛋白。患者浑身乏力，心情忧郁、易怒，还可有头晕目眩、晕厥、冷漠、注意力不集中、怕冷等症状。血友病是缺乏一组遗传性凝血因子引起的出血性疾病，患者受轻度外伤即血液无法凝结，出血不止，有些甚至只是做了一点剧烈活动就会出血。

土大黄、丹参等可治缺铁性贫血

【配方及用法】土大黄 30 克，丹参 15 克，鸡内金 10 克。每日 1 剂，水煎服，连服 15 剂为一疗程。

【备注】服药期间忌食辛辣之物。

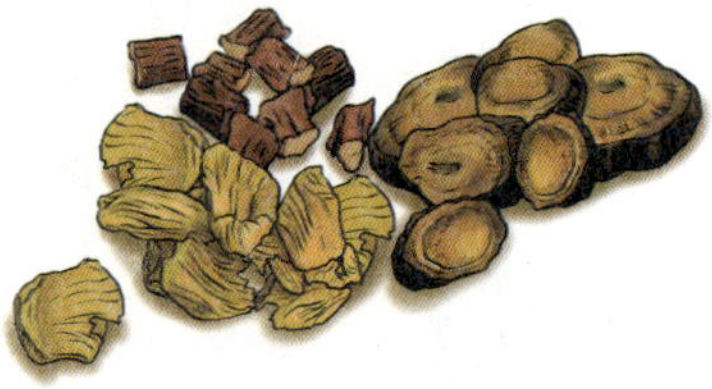

土大黄、丹参等可治缺铁性贫血

鲜鳖、生地等可治血友病

【配方及用法】鲜鳖 1 只（1000 克左右），生地 10 克，土茯苓 5 克，银花 3 克。清水炖服。服 5~8 剂即可。

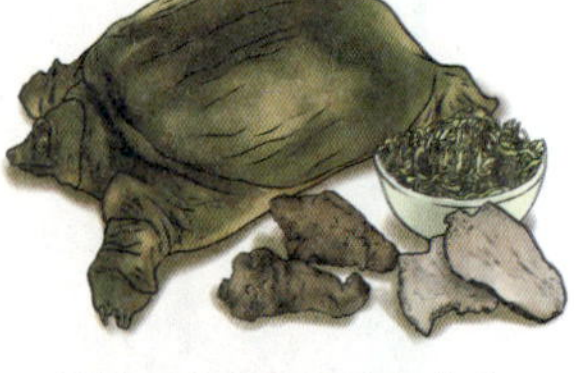

鲜鳖、生地等可治血友病

阿胶鸡蛋可治缺铁性贫血

【配方及用法】阿胶 10 克捣成细末，将 1 个鸡蛋打散后，同阿胶末置小碗内，加黄酒、红糖适量，搅拌。加水少许，隔水蒸成蛋糊，每日服 1 次（经期或大便溏薄时停服）。

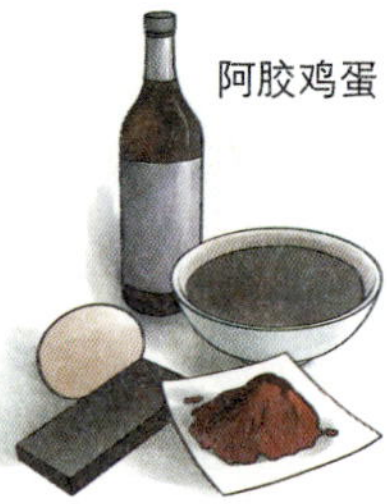

阿胶鸡蛋

羊骨粥治贫血

【配方及用法】羊骨 1000 克左右，粳米 100 克，细盐、生姜、葱白各适量。制作方法：先将羊骨打碎，加水煎汤，然后取汤代水同生米煮粥，待粥将成时，加入细盐、生姜、葱白，稍煮二三沸即可。待粥温热时空腹食用。10~15 天为一疗程。以羊骨粥治贫血宜于秋冬食用。它的主要功效是补肾气，强筋骨，健脾胃。

高血压

高血压是一种慢性病，常有冠心病、脑卒中、心肌梗死、心力衰竭及慢性肾脏病等并发症。在正常情况下，成人上肢动脉收缩压高于140毫米汞柱，舒张压高于90毫米汞柱，即可诊断为高血压。高血压有时并没有明显的临床症状，可以说是人类健康的“无形杀手”。

洋葱皮对治疗高血压有效

【配方及用法】用约3个洋葱的外皮的茶色部分，加水煮成汤汁饮用。每天坚持喝几次即可。

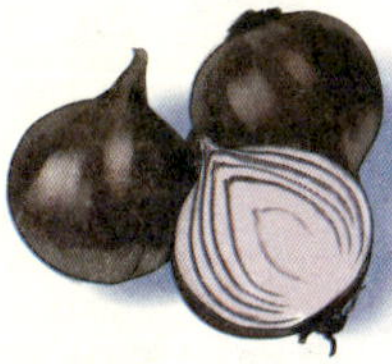
洋葱

荷叶茶治高血压初起

【配方及用法】荷叶洗净切碎，水煎放凉后即可代茶饮用。

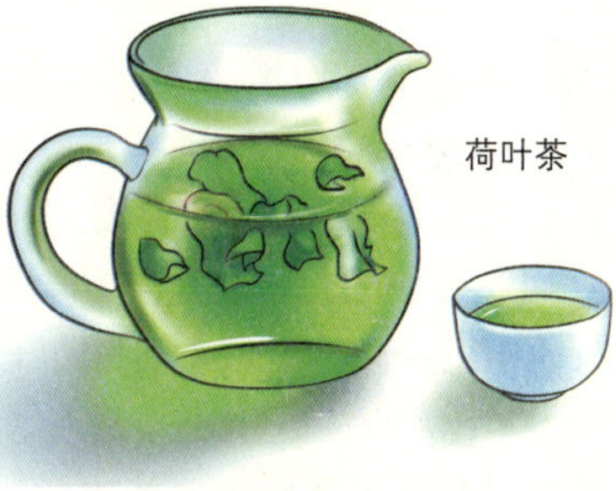
荷叶茶

芹菜粥可降血压

【配方及用法】芹菜（连根）120克，粳米250克，食盐、味精各少许。将芹菜和粳米一同放入锅内，加水适量，用武火烧沸，再用文火熬至米烂成粥，再加入适量调味品即可。每天早晚餐食用，连服7~8天为一疗程。

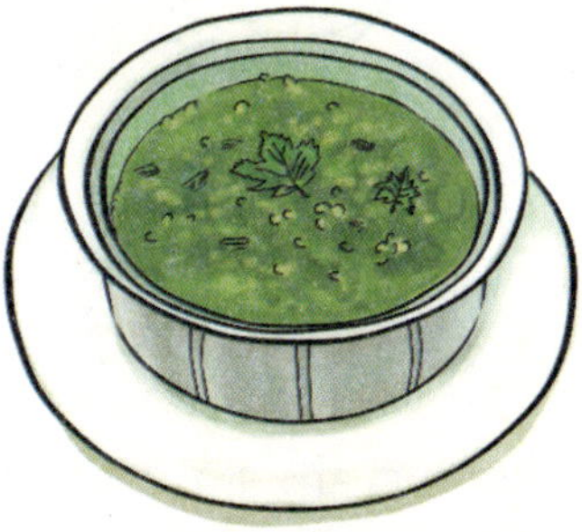
芹菜粥

花椒鹅蛋可治高血压

【配方及用法】鹅蛋1个，花椒1粒。在鹅蛋顶端打一小孔，将花椒装入，面糊封口蒸熟。每日吃1个，连吃7天。

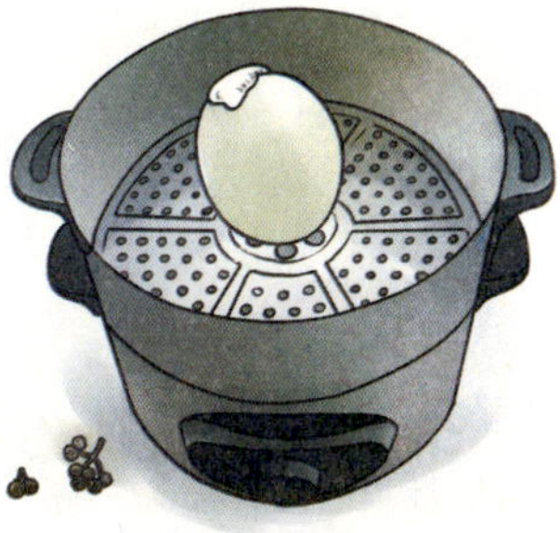
花椒鹅蛋

山楂茶治疗高血压

【配方及用法】山楂 30 克洗净，切片后放入锅中，加水适量，煮沸 5 分钟，取汁即成，代茶频频饮用。

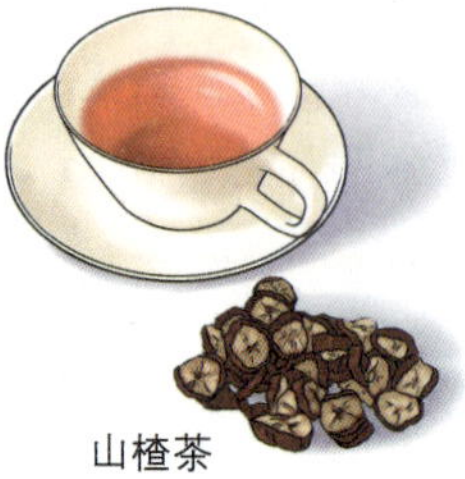

山楂茶

山楂白芍饮料可治高血压

【配方及用法】山楂 7~10 克，白芍 5~10 克，冰糖 3~5 克（此为一天的干料量，若使用鲜料应适当增加用量。不喜欢吃甜味的，用山楂 10~15 克，白芍 5~10 克即可）。以上各味每日只用料 1 次，早、中、晚用大茶缸放在炉子上煮开，即可当茶饮用。煎服前，要用温水洗去山楂、白芍上的灰尘。

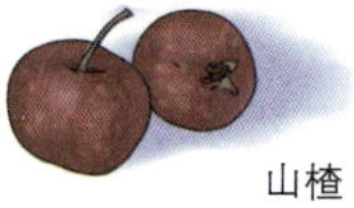

山楂

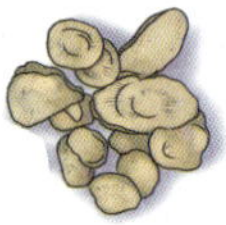

白芍

桑叶可降血压

【配方及用法】干桑叶 100 克，加水 1500 毫升，煮沸后 2 分钟停火。当茶饮，不限次数，两三天后血压即下降。应随时测量血压，当血压降至正常时停止饮用。

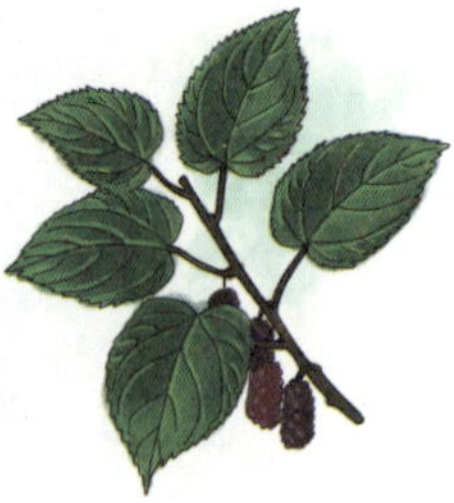

桑叶

菊槐绿茶治高血压

【配方及用法】菊花、槐花、绿茶各 3 克。以沸水沏。待浓后频频饮用。平时可常饮。

【功效】清热，散风。治高血压引起的头晕头痛。

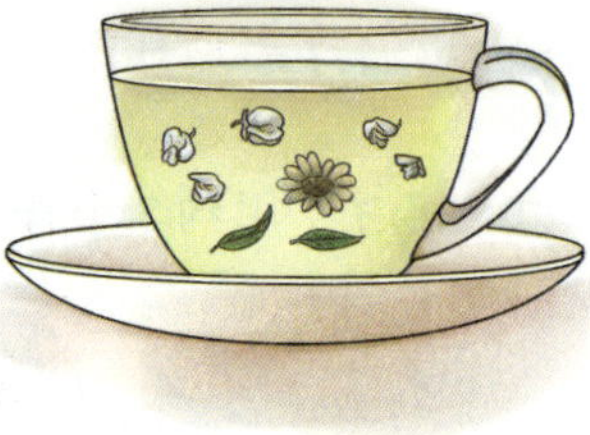

菊槐绿茶

喝枸杞茶治高血压

【配方及用法】每日用枸杞 30 克，泡水，饭后当茶饮。每天早、晚饭后服用。

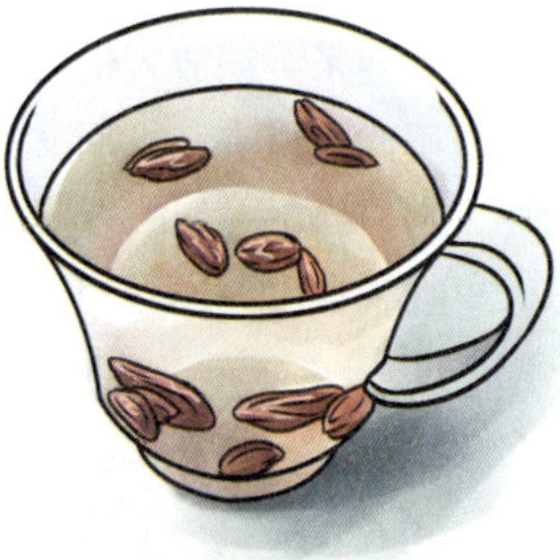

枸杞茶

玉米须煎水喝可降血压

【配方及用法】干玉米须煎水代茶饮，每天 3 次，5 天见效。

金银菊花汤治高血压

【配方及用法】金银花、菊花各24~30克。若头晕明显，加桑叶12克；若动脉硬化、血脂高，加山楂24~30克。本方为1日剂量。每日分4次，每次用沸水冲泡10~15分钟后当茶饮，冲泡2次后弃掉另换。可连服3~4周或更长时间。

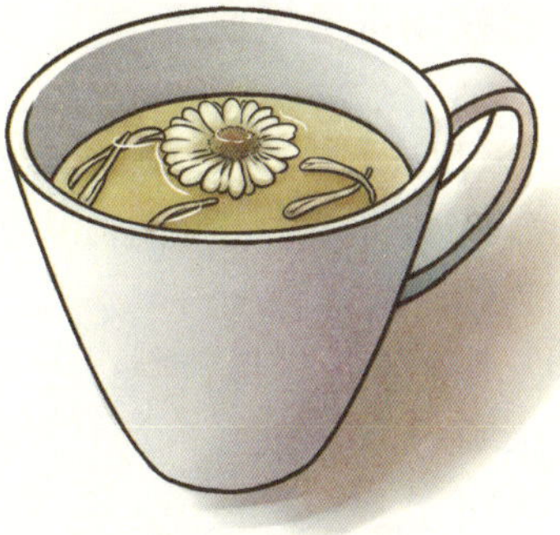

金银菊花汤

银杏叶可治高血压

【配方及用法】将银杏叶剪成条，每次取5克（超过6克会腹泻），放入杯内，用沸腾白开水冲泡10分钟，于早饭前服。1天1次，5天为一疗程。吃5天停10~30天。血压降至正常立即停服，不可过量。

【备注】采叶时间以霜降前10天左右为宜，并且吃药期间应注意不喝茶、不喝酒，一定不要超量用药。

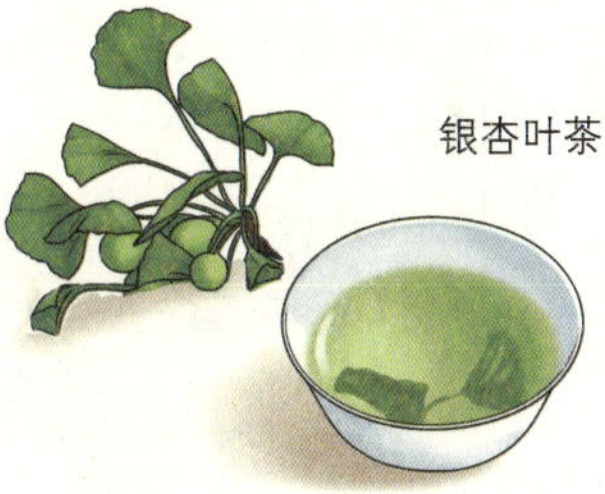

银杏叶茶

醋浸花生米治高血压

【配方及用法】生花生米、醋各适量。生花生米（带衣者）半碗，用好醋倒至满碗，浸泡7天。每日早晚各吃10粒。血压下降后可隔数日服用1次。

【功效】清热、活血，对保护血管壁、阻止血栓形成有较好的作用。

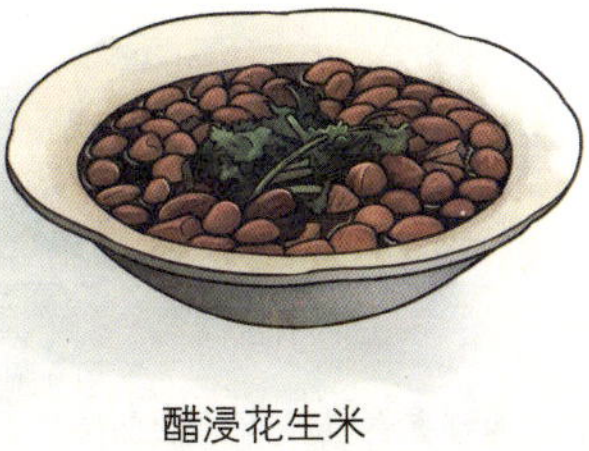

醋浸花生米

小苏打洗脚可治高血压

【配方及用法】把水烧开，放入两三小勺小苏打，等水温降到双脚能忍受时开始洗，每次洗20~30分钟。

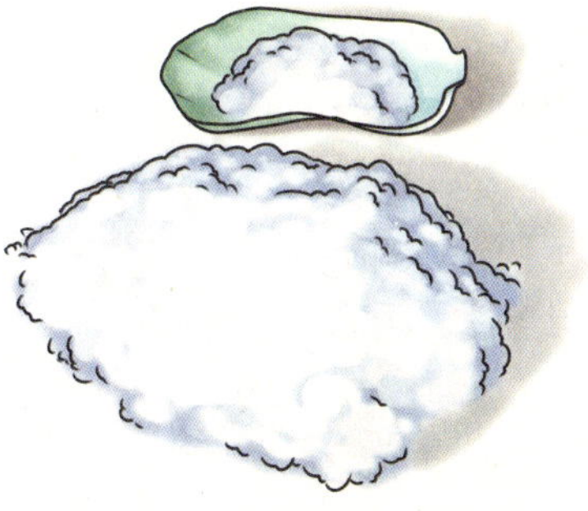

小苏打

低血压

低血压是指体循环动脉压力低于正常水平。一般认为，成年人上肢动脉收缩压低于90毫米汞柱，舒张压低于60毫米汞柱即为低血压。根据病因，低血压可分为生理性和病理性低血压；根据起病形式，低血压又可分为急性和慢性低血压。低血压患者一般有头晕、乏力、面色苍白、心情低落等症状，重者口齿不清、呼吸困难、听力下降，甚至会昏厥，且有得抑郁症的可能。

党参、黄精等治低血压

【配方及用法】党参、黄精各30克，炙甘草10克。将党参、黄精、甘草水煎顿服，每日1剂。

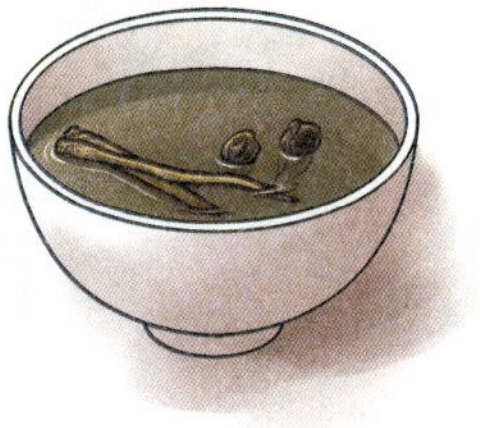

党参、黄精汤

鬼针草可调节低血压

【配方及用法】每日取干鬼针草30克，加水2000毫升，水煎后代茶饮用，一日内服完。连服八九天即可见效或血压恢复正常，并可长期保持血压稳定。

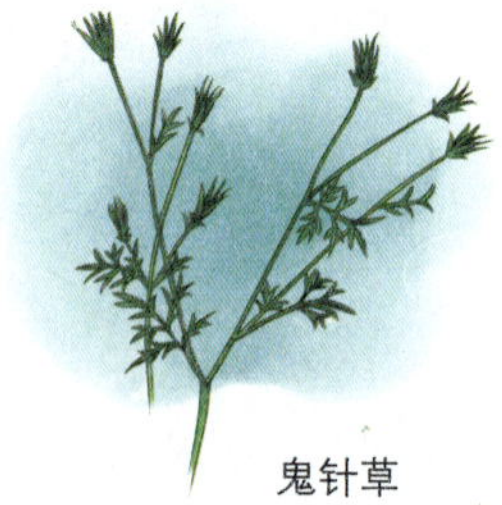

鬼针草

甘草桂枝汤可治低血压

【配方及用法】甘草15克，桂枝30克，肉桂30克。三味药物混合，水煎当茶饮。服2~3天血压即可升高。

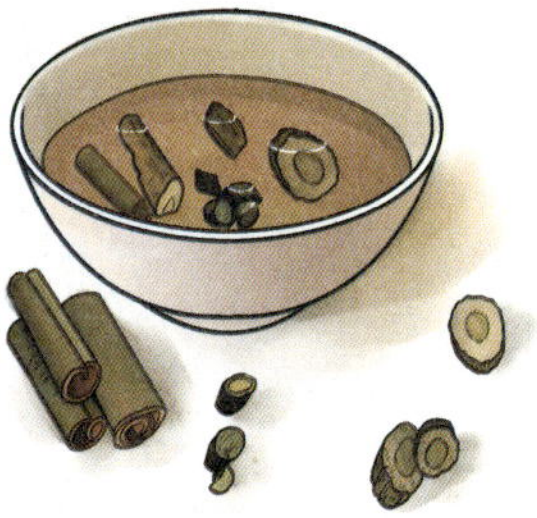

甘草桂枝汤

西洋参、桂枝等治低血压

【配方及用法】西洋参5克，桂枝15克，制附子12克，生甘草10克。将上药用开水泡服，频频代茶饮。每日1剂，服至症状消失，血压恢复正常为止。

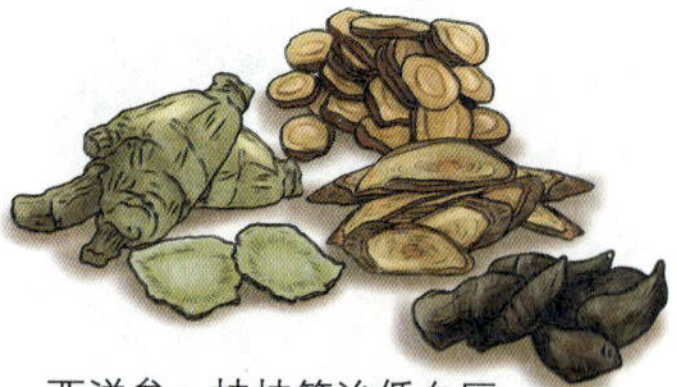

西洋参、桂枝等治低血压

脑血管意外

脑血管意外俗称“中风、卒中”，指的是急性脑部血液循环障碍引起的脑功能紊乱。脑血管意外包括脑出血、脑血栓、脑栓塞、脑血管痉挛等。患者脑部受血液循环障碍影响的部位和范围不同，所表现出来的症状也各不相同，有头晕、头痛、肢体瘫痪、言语障碍、视力损害、神志模糊、惊厥、昏迷等。

石膏、滑石等可治脑血管意外

【配方及用法】石膏30克，滑石30克，寒水石30克，磁石30克，牡蛎30克，石决明30克，羚羊角4.5克，钩藤15克，川贝9克，秦皮15克，草决明18克，蒺藜18克。上药水煎后冲竹沥1盅，加姜汁少许，再化至宝丹1丸（3克）急用。

丹参、钩藤等可治脑血栓

【配方及用法】丹参30~60克，钩藤15~30克，豨莶草12~24克，夏枯草12~24克，地龙9克，红花6克，桑枝、橘枝、松枝、桃枝、杉枝、竹枝各15克，甘草3克，水煎服，每日1剂。痰涎壅盛加全栝楼15克，莱菔子20克；神昏加郁金9克，菖蒲9克；血压持续不降加代赭石、牛膝各20克；久病营血不足、脉细弦加当归、何首乌各15克；肾精不足，腰膝酸软，脉沉细弦加枸杞、山药各15克。

酒泡大蒜可治脑血栓

【配方及用法】将1000克大蒜头浸泡于2000毫升粮食白酒中，2周后服用。每日早晚服，每次1杯（30克左右）。浸泡后的蒜可以不吃，若酒蒜都食，每次50克，不分疗程，可常年连续服。

【备注】蒜瓣剥皮，不用捣碎，浸泡于白酒中即可；粮食白酒为40~60度。

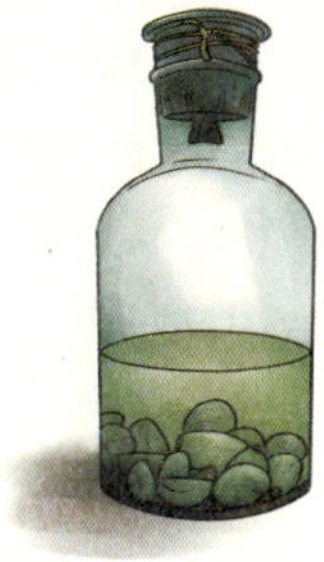
酒泡大蒜

黄芪、当归等可治脑血栓后遗症

【配方及用法】黄芪120克，当归、川芎、丹参、赤芍各20克，桃仁、红花各15克，地龙、牛膝各15克，水煎服，每日1剂，连服1个月。剩余药渣加水煎熬后还可以烫洗患侧肢体，每日2次，每次20分钟。方中黄芪补气，当归、川芎、丹参、赤芍活血补血行血，桃仁、红花破血散瘀，地龙、牛膝疏通经络，强健筋骨。此方对脑血栓引起的偏瘫、痴呆等后遗症效果甚佳。

用银杏叶治脑血栓病

【配方及用法】将银杏叶撕碎放入暖瓶内（用茶缸浸泡也行），然后倒入100℃白开水约500毫升，浸泡15分钟即可。在早饭后服头遍，午饭后服二遍。一般每天泡1次，每次用干叶5克。第一个月服5天停3天，以后服5天停5天，5天为一疗程。脑血栓兼有胃病的人，不宜喝银杏叶水，因对胃不利。服银杏叶水期间，不喝茶，不饮酒。按规定服用无任何副作用，但超量就可能导致腹泻、头痛或有胃不适的感觉，停药即好。在首次服用银杏叶之前，必须请医生对病人进行检查，看是否有高血压、脑血栓类的疾病，不可盲目用药。病基本痊愈后，可改为5~7天喝1次；完全好后7~10天服1次，以巩固疗效。

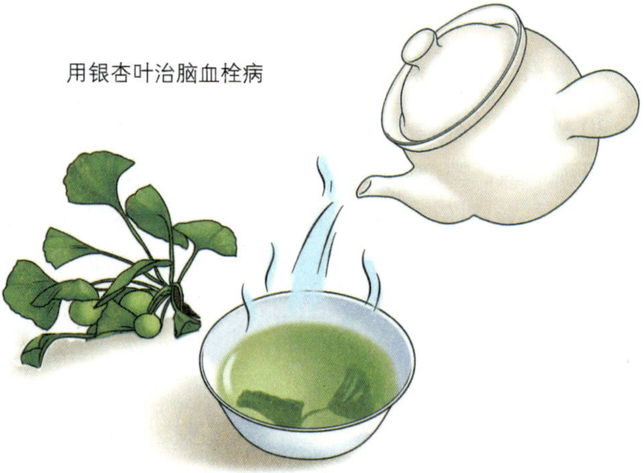
用银杏叶治脑血栓病

黄芪、当归、丹参等可治脑血栓偏瘫

【配方及用法】生黄芪80克，当归10克，丹参30克，红花10克，鸡血藤30克，地龙10克，草决明15克，龙胆草6克，钩藤15克，全蝎5克，乌梢蛇6克。上药水煎服，每日1剂。若出现昏迷，加石菖蒲、郁金各10克，以开窍；若痰多不利，加清半夏、胆南星、天竺黄、竹沥水各10克，以化痰；若肝阳上亢，出现头晕、耳鸣、肢麻，加天麻10克，珍珠母15克，木耳15克，以熄风治晕；若肢体瘫软无力，加木瓜、桑寄生各15克，以补肾壮筋骨；若有火，加生石膏30克，以清泻火热。

【备注】恢复后要不间断服药，预防复发。方中黄芪用量为60~120克才有较好的效果。若患者有热象，加生石膏30克，知母20克，控制其热邪，有益气之功效。

各种心脏疾病

风湿性心脏病、先天性心脏病、高血压性心脏病、冠心病、心肌炎等各种心脏疾病，统称心脏病，常有心力衰竭、肺梗死、脑梗死、心肌梗死、猝死、肺心病、多器官衰竭等并发症。心悸、心前区疼痛是心脏病的常见症状。工作压力大是心脏病风险增高的重要原因之一。

黄瓜藤可治心脏病

【配方及用法】将黄瓜藤连根阴干，每次取适量水煎，代茶饮。日服5~6杯。

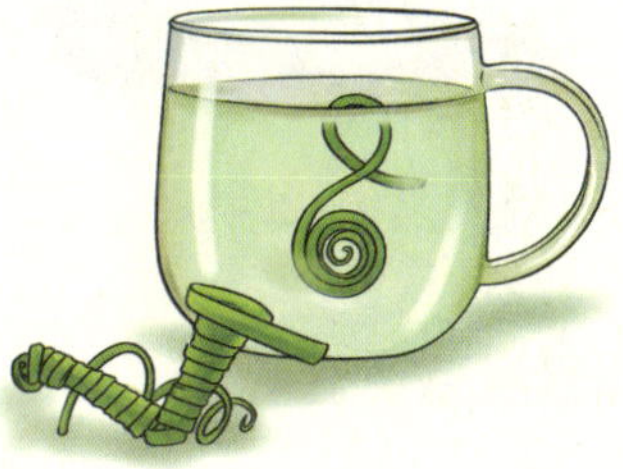

黄瓜藤饮

辽河参、夜交藤等治风湿性心脏病

【配方及用法】辽河参7.5克，夜交藤7.5克，甘草粉6克，丹皮粉7.5克，当归12克，没药6克，琥珀3克，朱砂1.5克。前六味水煎后去渣，将琥珀、朱砂研为极细末，用药汁送服。隔日1剂，连用4剂可减轻症状（此方是成人剂量，小儿酌减服用）。

【备注】患者发高热时忌服。成年人在服药时忌房事、生气和食腥荤、生冷之物。

川芎、五味子等可治心脏病

【配方及用法】川芎20克，五味子10克，党参30克，麦冬20克，黄芪30克，甘草5克。上药水煎，煮沸15~30分钟，取浓汁约500毫升，分3次温服，每日1剂。

【功效】对各种心脏病引起的惊悸怔忡、心痛、头昏失眠、神疲乏力等症状具有较好的疗效，长期服用无毒副作用。

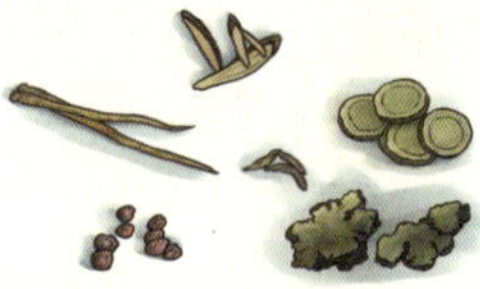

川芎、五味子等

仙灵脾、制附片等治风湿性心脏病

【配方及用法】仙灵脾45克，制附片18克，桂枝30克，王不留行30克，当归30克，桃仁30克，丹参30克，郁金30克，红花24克，五灵脂24克，生蒲黄24克，三棱24克，蓬莪术24克，香附子15克，菖蒲15克，远志10克，葶苈子10克。上药水煎，取汁500毫升，早、晚2次分服，每日1剂。

当归、玄参等可治冠心病

【配方及用法】当归、玄参、金银花、丹参、甘草各30克。每日1剂，水煎服，日服2次。冠心病患者应在此方基础上加毛冬青、太阳草以扩张血管；若兼气虚，则加黄芪、生脉散以补益心气；若心血瘀阻甚，则加冠心二号方以活血化瘀。

香蕉茶防治冠心病

【配方及用法】香蕉50克，蜂蜜少许。香蕉去皮研碎，加入等量的茶水中，加蜂蜜调匀当茶饮。

【功效】降压，润燥，滑肠。用治冠心病、高血压、动脉硬化及便秘等。

【备注】每日服蜂蜜两三次，每次两三匙，有营养心肌、保护肝脏、降血压、防止血管硬化的效果。

南瓜粥可治冠心病

【配方及用法】每次取成熟南瓜100~200克，与大米同煮成稀粥，加入少许糖（稍有甜味即可），1日1顿。

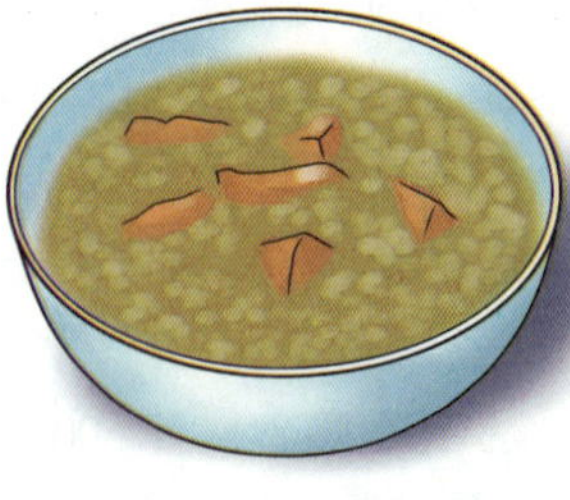

南瓜粥

蜂蜜首乌丹参汤治冠心病

【配方及用法】蜂蜜25克，首乌、丹参各25克。先将首乌、丹参水煎去渣取汁，再调入蜂蜜拌匀，每日1剂。

【功效】益气补气，强心安神。治冠状动脉粥样硬化性心脏病。

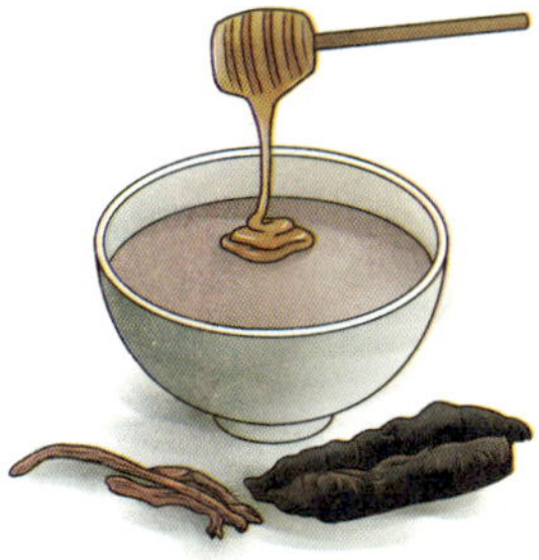

蜂蜜首乌丹参汤

葡萄酒可预防冠心病

【配方及用法】取20升罐坛，把洗净晾干的紫葡萄放在其中，先放进白糖2500克，再放入2500克38度高粱酒，以没过葡萄为度，然后放在凉爽处，用塑料布封口保存。南方地区放在地下土里保存最好。3个月后可以饮服。饮服时，勾兑2~3倍白开水。兑加白糖要甜度适宜。每次饮30~60毫升。此为防病、延年益寿的佳品。

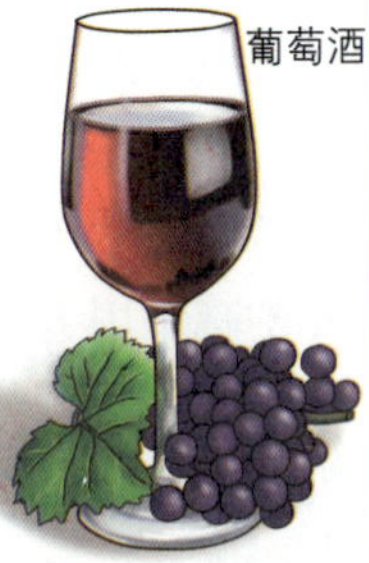

葡萄酒

海带松可治冠心病

【配方及用法】浸发海带200克，芝麻油、绵白糖、精盐各少许。先将浸软泡发洗净的海带放入锅内煮透捞出，再用清水洗去黏液，沥干水分后，把海带摆叠好切成细丝。然后在锅内放入芝麻油，油七成热时，放入海带丝稍加煸炒，盖上锅盖，略经油炸，揭开锅盖继续焙炸。海带发硬、松脆时，捞出，沥去余油入盘，放入绵白糖、精盐拌匀即可食用。

【功效】软坚化痰、利水泄热，对于预防高脂血症、高血压、冠心病、血管硬化等均有一定的作用。

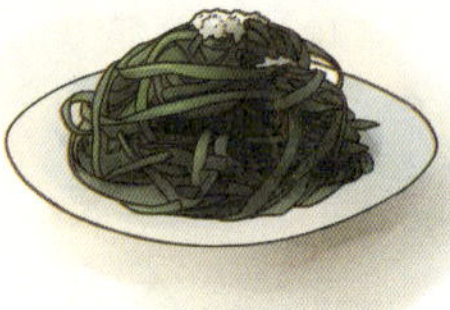

海带松

甘草、泽泻等治室性早搏

【配方及用法】炙甘草、生甘草、泽泻各30克，黄芪15克。每天1剂，水煎服。自汗失眠者，先服桂枝加龙骨牡蛎汤，待症状消退后再服本方。

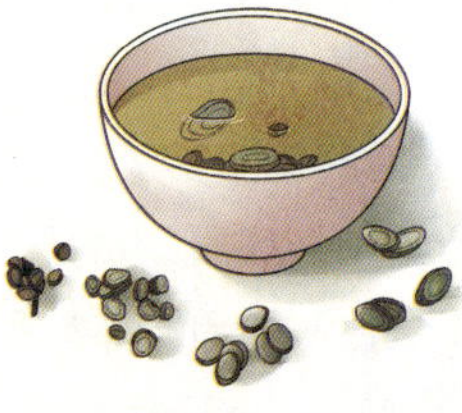

甘草泽泻汤

拍打胸部可治室性早搏

【方法】左手掌拍右胸部，右手掌拍左胸部，交替进行，各拍120次，早、晚各操作1次。经过1年多的拍打，期前收缩即可基本痊愈。身体健康者在空闲时间采用此法进行锻炼，亦可感到心胸舒畅，对身体很有好处。

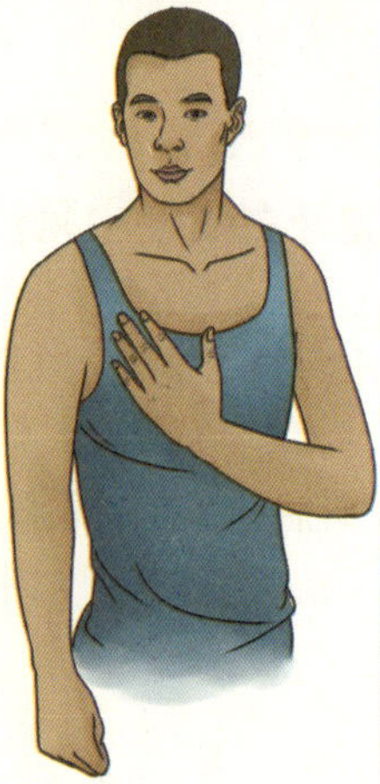

拍打胸部可治室性早搏

红参淡附片等可治急性心力衰竭

【配方及用法】红参25克（另炖服），淡附片30克，干姜10克，桂枝3克，煅龙骨、牡蛎各30克（先煎），五味子16克，丹参30克，炙甘草6克。煅龙骨、牡蛎煎汤代水，再入其他药，每剂煎3次，将3次煎出的药液混合取300毫升，日服3次。严重者2剂合一，水煎灌服，每隔2~3小时服1次。偏阴虚者加麦冬、生地、阿胶、熟枣仁，偏血瘀水阻者加川芎、桃仁、红花、茯苓、泽泻，偏阳虚水泛者加白术、猪苓。

中风

中风又叫脑卒中，可分为缺血性和出血性两类，主要症状为猝然昏倒、不省人事，并有口角㖞斜、语言不利、半身不遂等伴发症。中医将急性脑血管疾病统称为中风。中风发病率、死亡率、致残率、复发率均比较高，且有多种并发症，是除冠心病、癌症之外的人类三大疾病之一。中风常有偏身感觉障碍、偏盲、偏瘫，言语、吞咽、认知障碍，日常活动能力障碍等后遗症。

姜汁白矾治中风休克

【配方及用法】鲜姜汁（榨汁）1杯，白矾6克。开水冲化白矾后兑姜汁。灌服。

【功效】散风，温中，醒神。

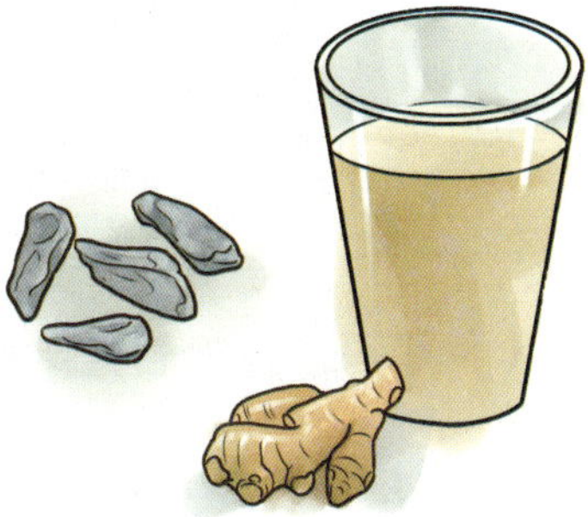

姜汁白矾饮

香蕉花饮预防中风

【配方及用法】香蕉花5克。煎水，代茶饮。

【功效】散热滞，活血脉。预防中风。

【备注】香蕉花多见于我国南方，且受开花季节限制，取用多有不便，可用香蕉代替。香蕉花含有极丰富的钾，对预防中风、降低中风的发作很有作用。香蕉虽不及其花含钾量高，但每天坚持食用，同样具有一定的预防作用。

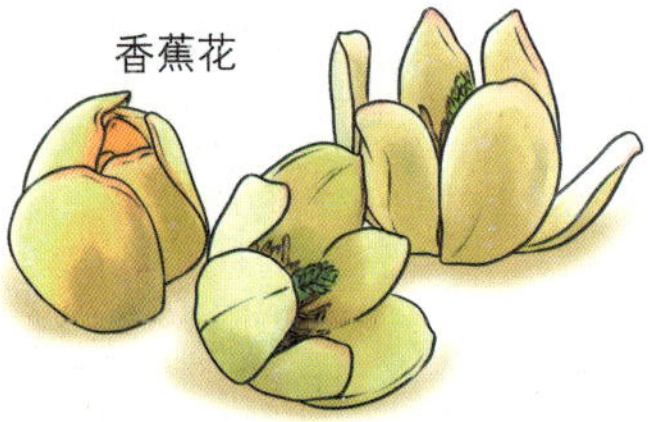

马钱子等可治中风偏瘫

【配方及用法】制马钱子6~10克，僵蚕、全蝎、当归、川芎、生地、桃仁、红花、丝瓜络、附子各10克，蜈蚣5条，白芍30克，黄芪30克。上药水煎2次，取400毫升，早、晚饭后分服，每日1剂，15天为一疗程。

黄芪、当归等可治中风偏瘫

【配方及用法】黄芪15克，当归12克，赤芍12克，桃仁6克，全蝎12克，蜈蚣10克，川续断12克，荆芥10克，牛膝12克。上药煎服，每日1剂，7剂为一疗程。每个疗程间隔3天，一般三个疗程即见效。

其他循环系统疾病

心血管疾病又称循环系统疾病，是与人体血液循环系统相关的一系列疾病的统称，可分为急性和慢性两大类，通常与动脉硬化关系密切。循环系统疾病一般有心悸、呼吸困难、发绀、眩晕、晕厥、疲劳等症状。冠心病、高血压、心绞痛是最常见的循环系统疾病。

红花、透骨草可治静脉曲张

【配方及用法】红花、透骨草各62~93克，用等量的醋和温水把药拌潮湿，装入自制的布袋（布袋大小根据患部大小而定）。把药袋敷于患处，用热水袋使药袋保持一定温度。每次热敷半小时左右，每天1次，一般1个月左右可见效。每剂药可用十几天，用完再换1剂。每次用后药会干，下次再用时，可用等量的温水和醋把药拌潮湿。

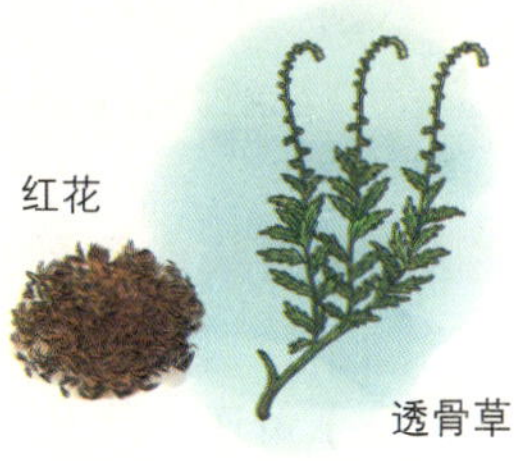

仰卧举腿可治下肢静脉曲张

【方法】自己仰卧，将腿抬起，1分钟后，曲张现象即消。早晚2次仰卧，可将两足垫得比枕头还高，以便于静脉回流，日久之后曲张现象即可逐渐减轻。

宫粉、铜绿等可治栓塞性脉管炎

【配方及用法】宫粉49克，铜绿93克，乳香1.5克，发灰（需无病青年男子的头发，先将头顶发剪掉，用碱水去垢，再洗去碱水，烧炭存性）68克，芝麻油250克，川蜡31克。用小铁锅一个，放火炉上，置油蜡入锅熔化，再加入宫粉、铜绿、乳香、发灰搅匀熬膏，倒出搅凉密封。将药膏摊于桑皮纸上，四边折起，以免流出，敷患处，上面盖以棉花，用绸或软布包好。

六神丸治输液后静脉炎

【配方及用法】六神丸适量，研末，用酒调成糊状，均匀摊在消毒纱布上，敷于患部，用胶布固定。24小时换1次，干后滴酒以保持湿度，至局部痛消变软为止。

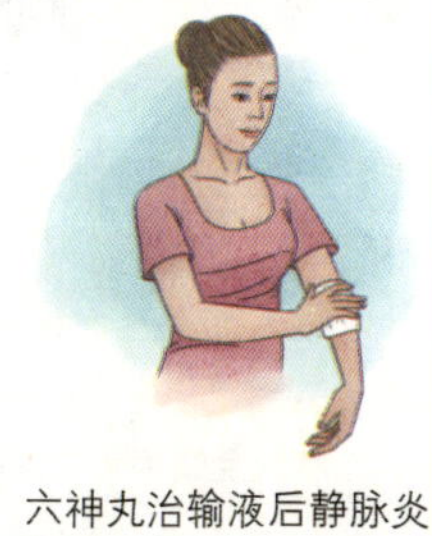

六神丸治输液后静脉炎

七叶一枝花加醋汁外涂治静脉炎

【配方及用法】在平底瓦盘中加醋20毫升，将晒干的七叶一枝花根茎放在瓦盘中研磨成汁状（相当于粉状七叶一枝花根茎5克，置于20毫升白醋中），而后用棉签外涂患处，每天3或4次。

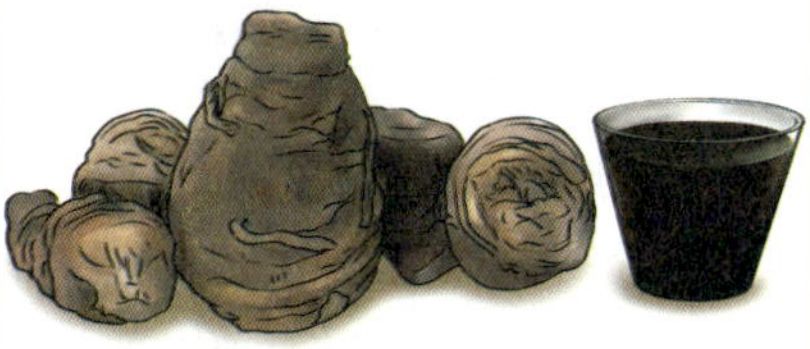

七叶一枝花加醋汁外涂治静脉炎

水蛭全蝎等可治血栓闭塞性脉管炎

【配方及用法】制松香1.2克，水蛭1克，全蝎0.8克。以上为1次量，共研为细末，冷开水送服（或装胶囊内吞服）。每天3次，30天为一疗程。

【备注】对血栓闭塞性脉管炎有很好的疗效。

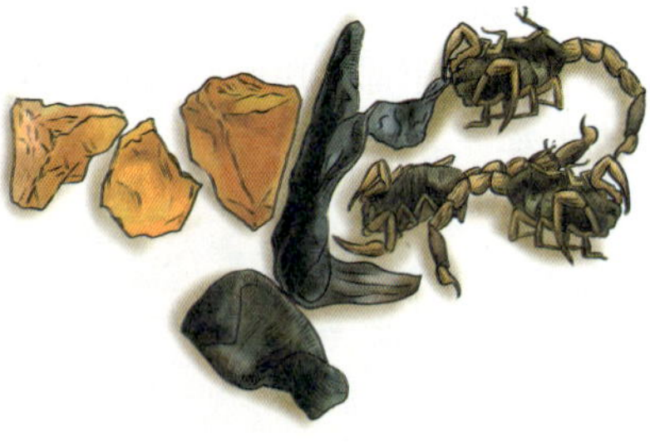

水蛭全蝎等可治血栓闭塞性脉管炎

还阳参等可治血小板减少性紫癜

【配方及用法】还阳参20克，大叶鹿含草50克，紫丹参20克。将上药洗净、晒干共研为末。每日服1次，每次服10克。用鲜猪瘦肉（或猪肝）30克左右，剁细后与上药拌匀，加水100毫升，蜂蜜20克左右，放入锅中蒸熟即可。服10天为一疗程。

生甘草可治过敏性紫癜

【配方及用法】生甘草30克，水煎，分2次服，连服5~10日。

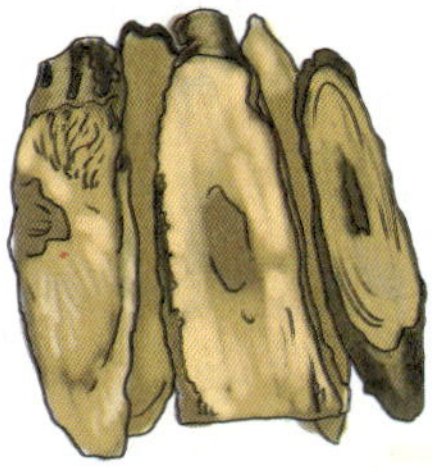

生甘草可治过敏性紫癜

黄连、黄芩等治脑血管硬化

【配方及用法】黄连、黄芩各50克微炒，研末，白芷25克，制成蜜丸，每丸6克。日服1次，饭前服。一般3天后见效。

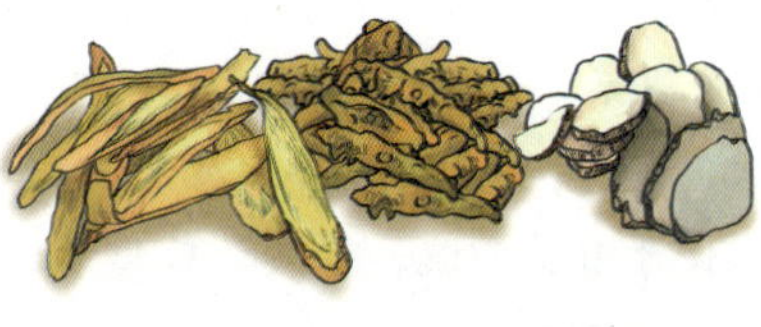

黄连、黄芩可治脑血管硬化

第五章

泌尿系统疾病

各种肾炎

肾炎亦称“肾小球肾炎”，是两侧肾脏肾小球非感染性弥漫或局灶性炎性病变，有急性肾炎、慢性肾炎、肾盂肾炎、隐匿性肾炎、紫癜性肾炎、狼疮性肾炎等诸多种类。抗原微生物感染人体后，人体会产生与之对应的抗体，不同的抗体结合成不同的免疫复合物，沉积在肾脏的不同部位，造成肾脏的病理损伤，就形成了不同的肾炎。肾炎患者通常有水肿、高血压、蛋白尿等症状。

杨树毛子可治肾炎水肿

【配方及用法】春末夏初，杨树毛子（杨树种子）纷纷落地，拣些阴干备用。每次将六七条阴干的杨树毛子用温水洗去尘土，放茶杯中用开水冲泡代茶饮，直到无色无味扔掉，可连日用。

【功效】有利尿作用，可用于肾炎水肿。

野鸭肉炒食治肾盂肾炎

【配方及用法】野鸭肉适量。炒食野鸭肉，量不限，3天1次，6天为一疗程。

刺梨、丝瓜根治急性肾小球肾炎

【配方及用法】刺梨根鲜品200克（干品100克），丝瓜根（干鲜均可，如无根，用丝瓜叶和丝瓜络代替）4根，红糖30克，鲜瘦猪肉100克。先将丝瓜根、刺梨根放入砂锅内煎30分钟，再将红糖、瘦猪肉放入煎30分钟后取出，喝汤吃肉，每日1剂，连服3剂为一疗程。

白茅根治肾炎

【配方及用法】蒸饭罐里放100克白茅根，另加300毫升水蒸制，每天将蒸制的汤分2次服下。

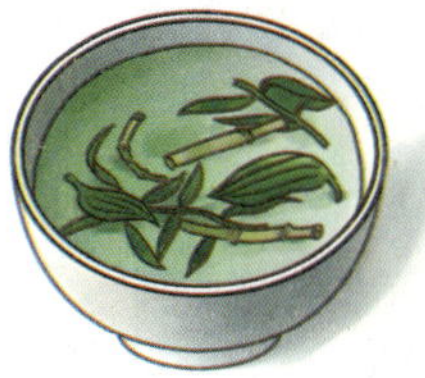

白茅根

活鲫鱼、大黄等治急、慢性肾炎

【配方及用法】活鲫鱼2条（每条30克以上），地榆15~30克，鲜土大黄9~15克。将鱼洗净，与上述中药同煮沸，睡前半小时或1小时吃鱼喝汤。每日1剂，3~5剂为一疗程。

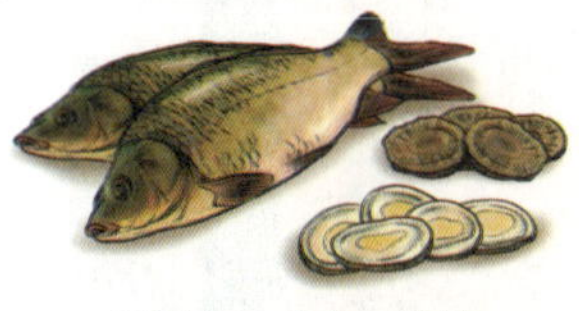

活鲫鱼、大黄、地榆

大戟煎汁顿服治肾小球肾炎

【配方及用法】大戟10~30克（成人量），刮去外皮，以瓦罐煎汁，顿服，服后多出现呕吐及腹泻水液。间隔数天再服，剂量及间隔时间视患者体质及症状灵活掌握。个别气血虚衰患者，于水肿消退大半后，用大戟复方（大戟、锦鸡儿、丹参各15~30克）轻剂缓服，需40~50剂。

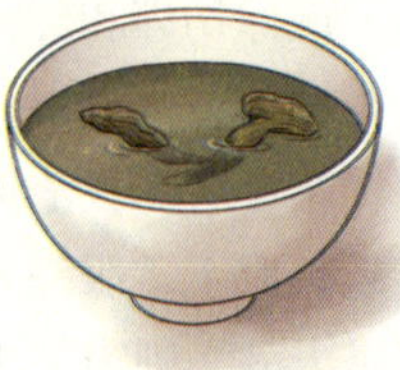

大戟煎汁顿服治肾小球肾炎

牛蹄角质片熬水喝治慢性肾炎

【配方及用法】牛蹄（只用牛蹄的角质部分）1只，除去泥土，用利刀切成薄片。用四分之一的牛蹄，加水3碗，煎至1碗水时，去渣温服。2日1次，晚饭后服。

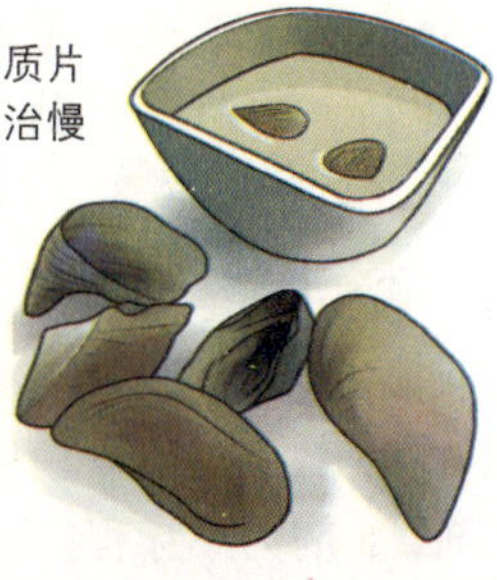

牛蹄角质片熬水喝治慢性肾炎

老生姜、红枣等可治急、慢性肾炎

【配方及用法】老生姜500克，红枣500克，红糖120克，牵牛子20克。将生姜去皮捣烂，取汁；红枣煮熟去皮、核；黑、白牵牛子研成面。四味药同放入碗内拌匀，在锅内蒸1小时后取出，分为9份，每次1份，每日3次。连服2剂即可见效。服药期间严禁吃盐。

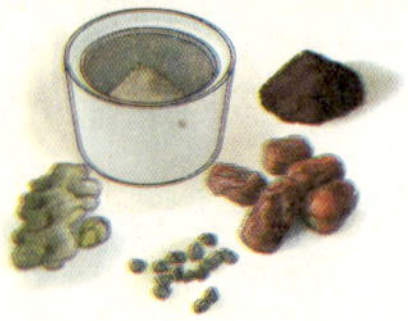

老生姜、红枣可治急、慢性肾炎

西瓜和红皮蒜治急性肾炎

【配方及用法】大西瓜1个，红皮蒜13头，去皮。把西瓜挖个洞，将蒜放入洞内，用瓜皮塞住洞口，洞口向上，放锅内用水煮至蒜熟，吃蒜和西瓜。此方为2天用量。

【功效】一般服用14个西瓜可见效。

猪胃大蒜治肾炎

【配方及用法】猪胃1个，紫皮独头蒜7头。将猪胃洗净，紫皮独头蒜剥皮后放猪胃内，然后将猪胃放锅中煮至烂熟，吃肉蒜，喝汤，一次或多次吃完均可。

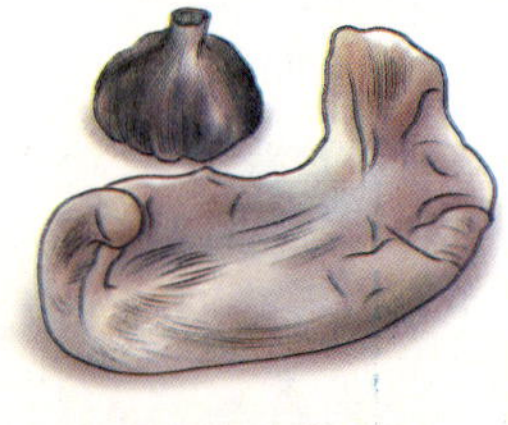

猪胃大蒜治肾炎

尿路感染、血尿

病原体侵犯尿路黏膜或组织引起的尿路炎症，称为尿路感染，简称尿感。血尿，《素问》称“溺血、溲血”，是指小便中混有血液或夹杂有血块。肾及尿路损伤、肾结核、泌尿系统结石、药物刺激、过敏性紫癜和某些全身性疾病均可引起血尿。有时，饮水过少也会引起血尿，增加饮水，稀释尿液后血尿症状即消失。

龙葵蔗糖水治急慢性尿路感染

【配方及用法】龙葵500克，蔗糖90克。将龙葵晒干切碎，加水4000毫升，煮沸90分钟后过滤取汁，滤渣再煎沸1小时后取汁去渣，然后把2次药液合并过滤，浓缩至1000毫升，趁热加入蔗糖并搅匀。每次服100毫升，每日3次，5天为一疗程。

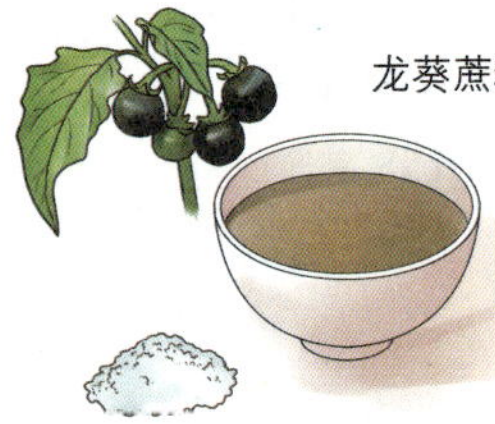
龙葵蔗糖水

马齿苋可治尿路感染

【配方及用法】马齿苋干品120~150克（鲜品300克），红糖90克。马齿苋如是鲜品，洗净切碎和红糖一起放入砂锅内加水煎，水量以没过药面为度，煎沸半小时后去渣取汁约400毫升，趁热服下，服完药盖被至出汗；如属干品，则需加水浸泡2小时后再煎。每日服3次，每次煎1剂。

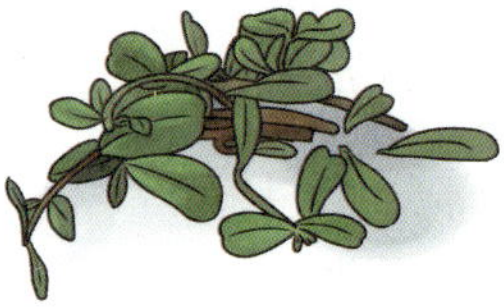
马齿苋

竹叶红糖水治尿路感染

【配方及用法】竹叶1克，红糖适量，熬成一大碗喝下，立见功效，3~5碗病即痊愈。

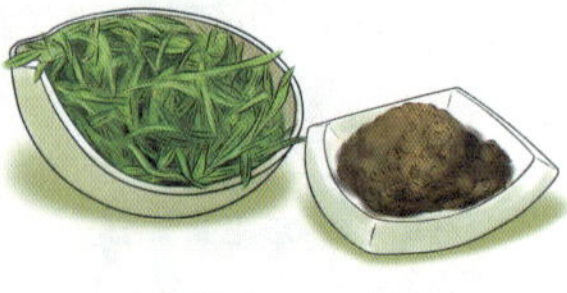
竹叶红糖水治尿路感染

金银花、蒲公英等治血尿

【配方及用法】金银花、蒲公英各30克，马勃、漏芦、大蓟、小蓟各15克，白术、茯苓、泽泻各10克，红花、丹参、赤芍各12克，生甘草8克。将上药水煎3次后合并药液，分早、中、晚3次口服，每日1剂，5剂为一疗程。

尿失禁、尿频

尿失禁指尿液不能由意识控制排尿，而经尿道自行流出的症状。常因脊髓排尿中枢病变或支配膀胱的神经损伤，使尿道括约肌松弛或麻痹而失去控制排尿的功能；尿道括约肌损伤、神志不清及膀胱过度膨胀时也可发生尿失禁。尿频是指排尿次数增多而每次尿量较少的现象。常见于泌尿系统疾病，如尿道炎、膀胱炎等。

猪膀胱治小便失禁

【配方及用法】将新鲜猪膀胱洗净，不加盐煮熟，每日吃3次，每次吃15~30克。连续食用10~15日，此症便可明显好转或痊愈。若病情较重，可再多吃三五日，其疗效更好。

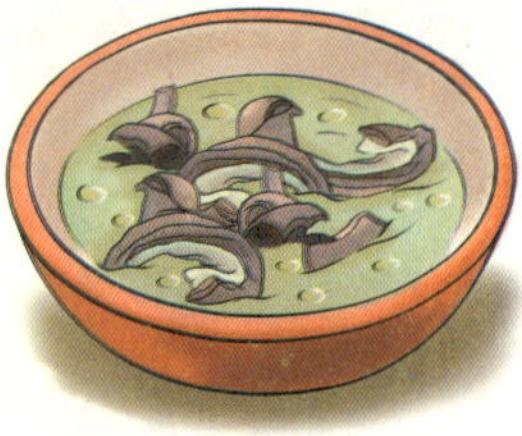

猪膀胱治小便失禁

火麻仁、覆盆子等治尿频

【配方及用法】火麻仁、覆盆子各15克，杏仁、生白芍各9克，生大黄6克，枳壳、厚朴各5克，桑螵蛸12克。将上药水煎，分2次服，每日1剂。

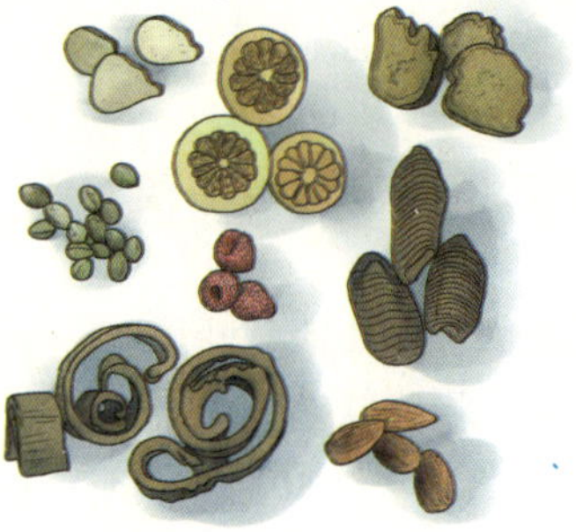

火麻仁、覆盆子等治尿频

按摩脚心治尿频

【方法】先用热水泡一会儿脚，擦干，然后反复按摩双脚脚心至少30分钟。

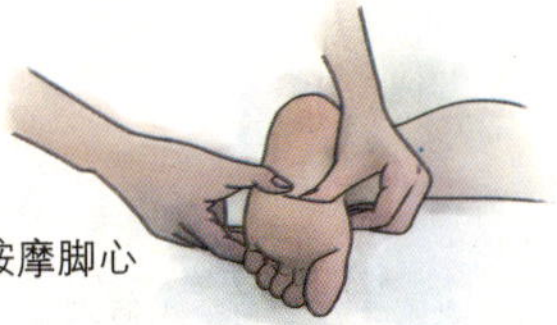

按摩脚心

服杜仲酒治尿频

【配方及用法】30克杜仲，用500毫升白酒浸泡24小时以上，每次服药酒30毫升。

杜仲酒

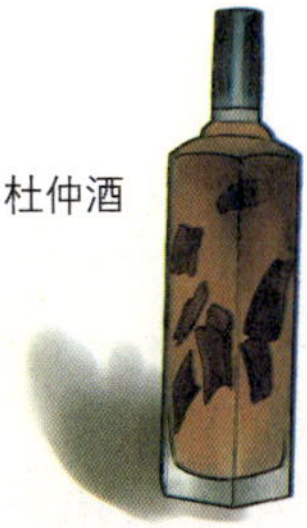

尿闭（癃闭）

尿闭和癃闭指的是同一种病症。肾和膀胱气化失司，导致排尿困难，尿量减少，排尿滴滴沥沥，甚至无法排出，称为癃闭。其中，小便不利，点滴而短少，病势不重的称为“癃”；小便闭塞，无法排出，病势较急的称为“闭”。尿闭严重时会有头晕、胸闷气促、恶心呕吐、口气秽浊、水肿，甚至烦躁、神昏等症状。

鲜葱白加白矾治尿闭

【配方及用法】鲜葱白、白矾各15克，共同捣烂，敷在肚脐上。

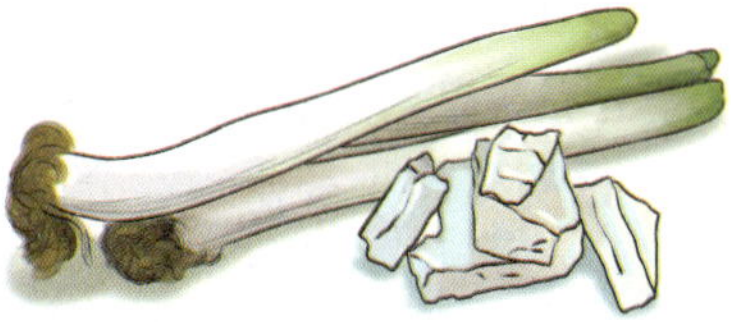

鲜葱白加白矾治尿闭

淡竹叶、桔梗可治小便不通

【配方及用法】淡竹叶10克，桔梗10克。将两味药置于一个大茶杯内，再将沸水约300毫升倒入杯里，加盖闷泡20分钟左右。每隔3小时饮服1次，每日多次，数月后小便即可恢复正常。

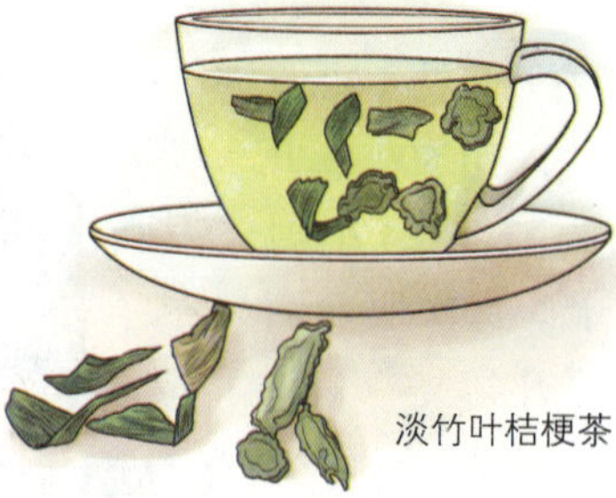

淡竹叶桔梗茶

满天星、车前草治小便不通

【配方及用法】满天星、生车前草各1盅，捣烂，用净布包好放淘米水内，榨去绿水，加入白糖饮之。

【功效】服药后3小时小便可通。

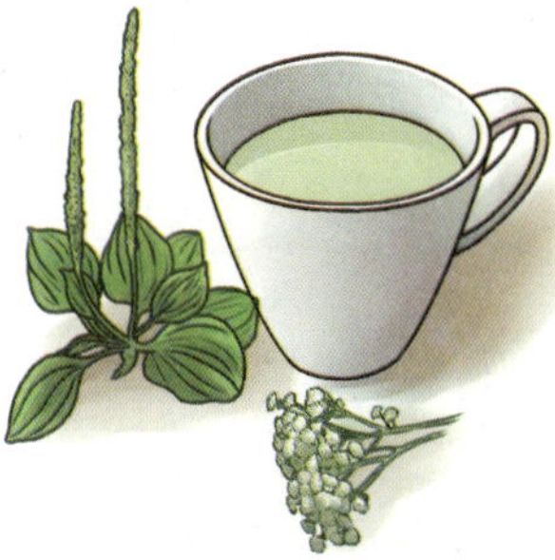

满天星、车前草茶

大田螺、青盐可治小便不通

【配方及用法】大田螺3个，青盐0.9克，共捣烂成膏，敷于脐中和脐下4厘米处。

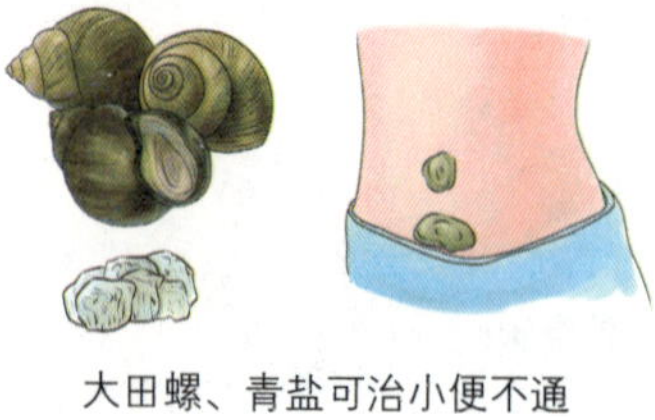

大田螺、青盐可治小便不通

泌尿系统结石

发生于泌尿系统，包括肾、输尿管、膀胱和尿道等部位的结石，称为泌尿系统结石，又称尿石症。体内或肾内代谢紊乱，或泌尿系统的细菌感染，均可导致泌尿系统结石。种族（黑人发病少）、遗传、性别、年龄、地理环境、饮食习惯、营养状况以及尿路本身疾患也与泌尿系统结石有关。有些尿路结石原因不明、机制不清，称为原发性尿石。

鸡内金治尿路结石

【配方及用法】鸡内金1个，晒干，捣碎，研末，白水送服。每日早晚各1次，可连续服用。

【功效】化石通淋。

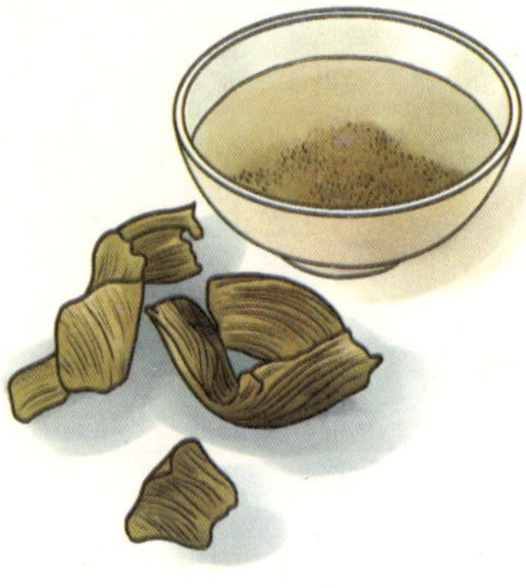

鸡内金

鲜地锦草治泌尿结石

【配方及用法】鲜地锦草100~200克，洗净捣烂，置一大碗中，加入煮沸糯米酒250~300毫升，盖盖，待其温热适当时服用（闷10分钟以上，服时不要将碗盖揭开），每天服1~2次，7~10天为一疗程。

【备注】本药最好用鲜品，尤以7~9月的鲜地锦草为佳。用药量不宜少于100克，否则疗效不明显。

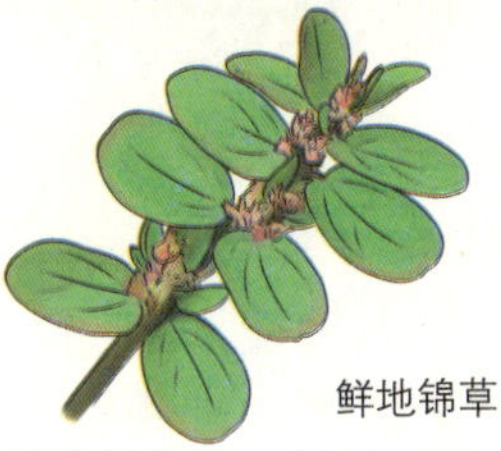

鲜地锦草

金钱草、金沙藤等可治尿路结石

【配方及用法】金钱草、金沙藤各60克，鸡内金15克，加水煎汤代茶频饮。每天1~2剂，可增大尿量和稀释尿液，能加强对结石的冲刷力，使结石缩小排出体外。本方适合治疗不需手术的输尿管、膀胱等处的结石。

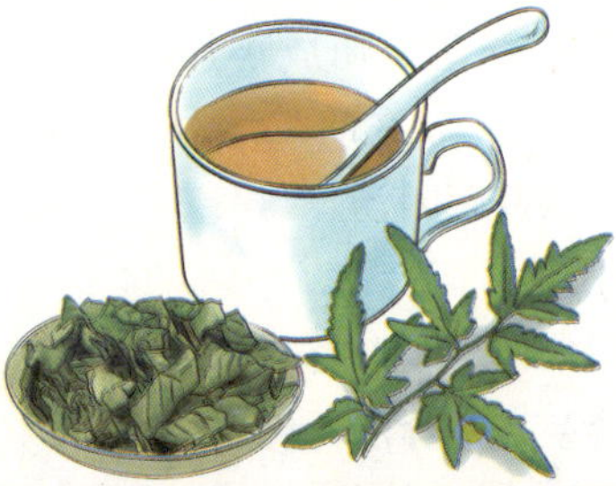

金钱草、金沙藤可治尿路结石

其他泌尿系统疾病

很多泌尿系统疾病常常久治不愈，或反复发作，对健康威胁很大。泌尿系统的疾病可由身体其他系统的许多病变引起，也会对其他系统甚至整个人体造成影响。在泌尿系统本身，此类疾病可表现为排尿改变、尿液改变、肿块、疼痛等；在其他方面，此类疾病可表现出高血压、水肿、贫血等症状。

鲜金钱草取汁服治尿道刺痛

【配方及用法】鲜金钱草150克。将鲜金钱草洗净，绞取汁服用，每日2次。

鲜金钱草取汁服治尿道刺痛

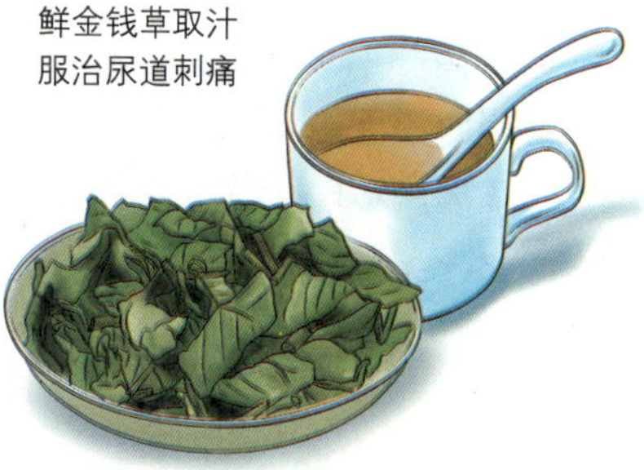

兰花草可治尿毒症

【配方及用法】老葫芦根放在瓦罐里加水煎煮，汁越浓越好；将拇指大的兰花根切成小片（像西药片一样），放在葫芦汁内一起煎煮至1小碗后喝汤。每日3次，每次1小碗。

【功效】患者服药后，泻得快，消毒快，消肿消炎快。

黄柏、大黄等可治尿毒症

【配方及用法】黄柏、大黄、黑牵牛子、杏仁、干姜、桂枝、蒲公英、丁香、甘草、五味子各10克，生地35克，知母20克，枸杞50克，黄芪、党参、白芍各15克，柴胡5克。上药水煎服。如1剂小便通，则减大黄，加黄芩10克，半夏10克，瞿麦15克。服8~10剂可见效。本方的剂量不可随意加减。

生龙骨鸡蛋可治遗尿

【配方及用法】取生龙骨30克，水煎，用此药汁煮鸡蛋2个；第二次亦用龙骨30克，同前一次煮后之龙骨同煎，仍用此药汁煮2个鸡蛋；以后各次均按上法煎煮。约200克龙骨煮12个鸡蛋为一疗程剂量。3~8岁每日吃1个龙骨煮鸡蛋，8岁以上每日吃2个龙骨煮鸡蛋。

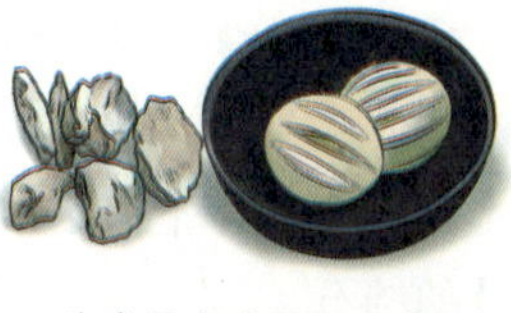

生龙骨煮鸡蛋可治遗尿

第六章

内分泌系统疾病

浮肿、肥胖、口干症

浮肿是指机体细胞外液中水分积聚所致的局部或全身肿胀。肥胖是指一定程度的明显超重与脂肪层过厚，食物摄入过多或机体代谢的改变均能引起肥胖。口干是干燥综合征的一个症状，患者即使不停地喝水也不能解渴，唾液减少，舌及口角开裂，易生龋齿，多为肝肾阴虚、津不上承，或热盛津伤、煎灼津液所致。

羊肉煮菟丝子治浮肿

【配方及用法】用黄豆地里的菟丝子和羊肉一起煮熟吃，吃饱为止，不计量。吃后第二天就能消肿。

羊肉煮菟丝子

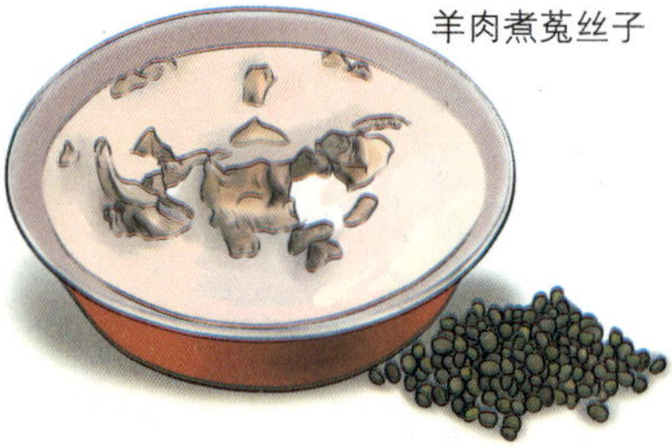

山楂泡茶饮可助减肥

【配方及用法】山楂片每次泡 20 多片，冷天泡 1 次喝 2 天，热天泡 1 次喝 1 天，最后把山楂吃了。不能间断，每天不定量，想喝就喝，最好有意识地多喝点儿。

吃枸杞子可助减肥

【方法】每晚临睡前，取枸杞子一把（约 30 克），水洗后嚼服。

荷叶茶可助减肥

【配方及用法】荷叶 15 克（如是新鲜荷叶，则用 30 克）。将荷叶加入清水内，煮开即可。每日将荷叶水代茶饮服，连服 60 天为一疗程，一般每一疗程可减轻体重 1~2.5 千克，按剂量长期服用疗效更佳。

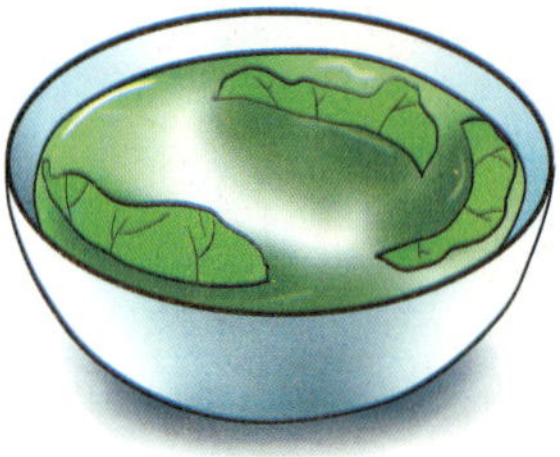

荷叶茶

咽唾液对口干症有效

【方法】舌在齿外和齿内各左右转 9 次，产生的唾液分 3 次咽下。

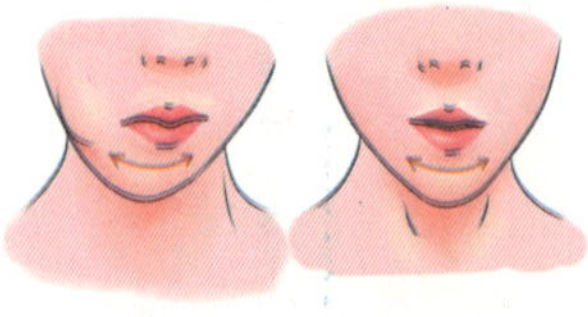

咽唾液对口干症有效

糖尿病

糖尿病是代谢性疾病，主要特征为高血糖。胰岛素分泌缺陷和其生物作用受损，都能引起高血糖。糖尿病患者多饮、多尿、多食而消瘦，身体疲乏无力、肥胖，且因血糖较高，易出现各种组织特别是眼、肾、心脏、血管、神经的慢性损害和功能障碍。免疫系统异常者，容易因病毒感染破坏胰岛B细胞而出现糖尿病，一些遗传因素也与糖尿病有关。

冷水茶治糖尿病

【配方及用法】茶叶10克（以未经加工的粗茶为最佳，大叶绿茶次之）。将开水凉凉，取200毫升冷开水浸泡茶叶5小时即可。

【备注】禁用温开水冲泡，否则会失效。

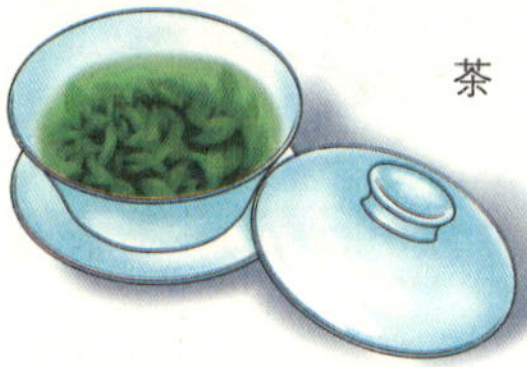

茶

萝卜汁治轻、中型糖尿病

【配方及用法】选红皮白肉萝卜，捣碎取汁100~500毫升为1次量，早晚各服1次，7天为一疗程，可连服3~4个疗程。

【功效】清热降火，生津补液，健胃消食，止咳化痰，顺气解毒。

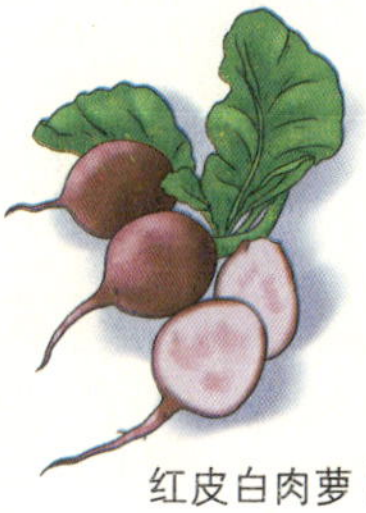

红皮白肉萝卜

常食南瓜治糖尿病

【配方及用法】南瓜。熟食，或当主食食用。

南瓜

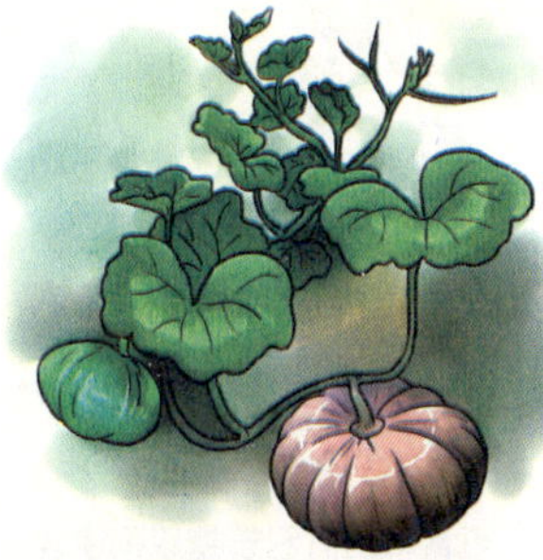

黑木耳扁豆治糖尿病

【配方及用法】黑木耳、扁豆各等份。晒干，共研成面。每次9克，白水送服。

【功效】益气，清热，祛湿。用治糖尿病。

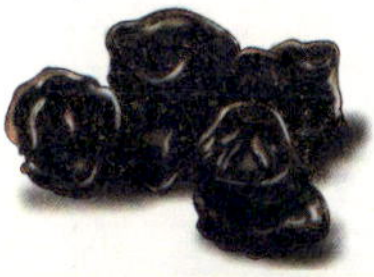

黑木耳

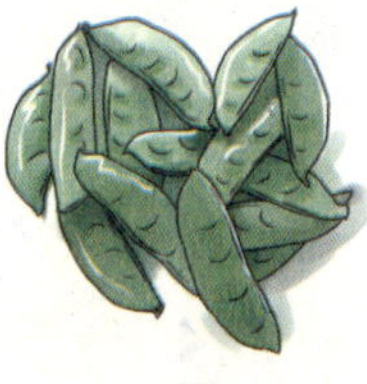

扁豆

核桃、木耳炖红皮鸡蛋可治糖尿病

【配方及用法】用核桃、木耳炖红皮鸡蛋，每次放2片大木耳，2个核桃仁，敲碎以后放在稍加水的2个鸡蛋液里调好炖熟。空腹吃，不放作料，2个月即可见效。

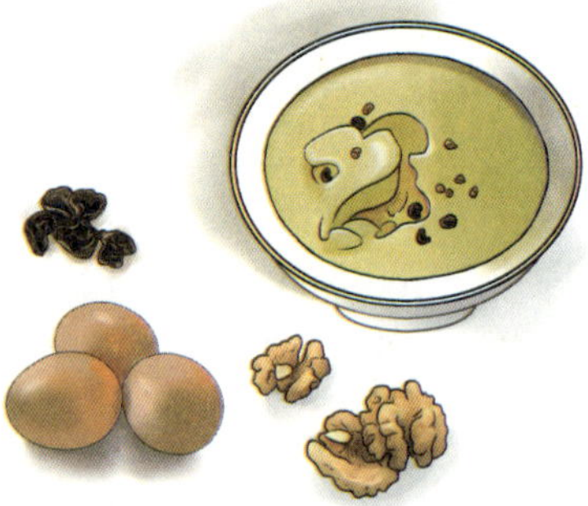

核桃、木耳炖红皮鸡蛋

玉米缨子煎水治糖尿病

【配方及用法】取玉米棒子尖部突出的红缨子100~200克，用煎药锅加水煎煮，日服3次，每次两小杯，不用忌口。连服效果较好。

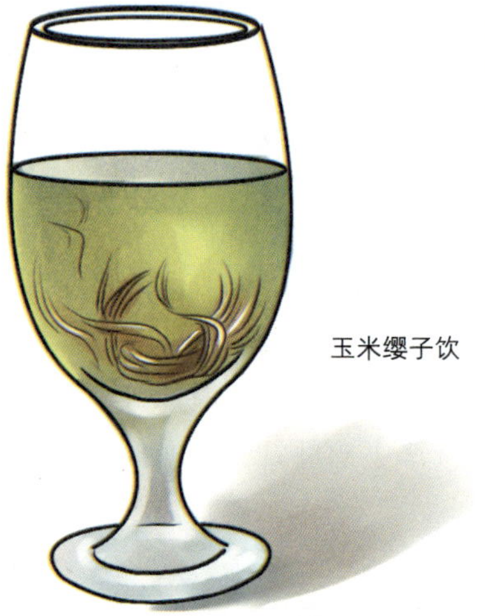

玉米缨子饮

煮玉米粒治糖尿病

【配方及用法】玉米粒1000克，加水煮至熟烂。分4次服食，连服1000克。

【功效】清热，利尿，降低血糖。

煮玉米粒

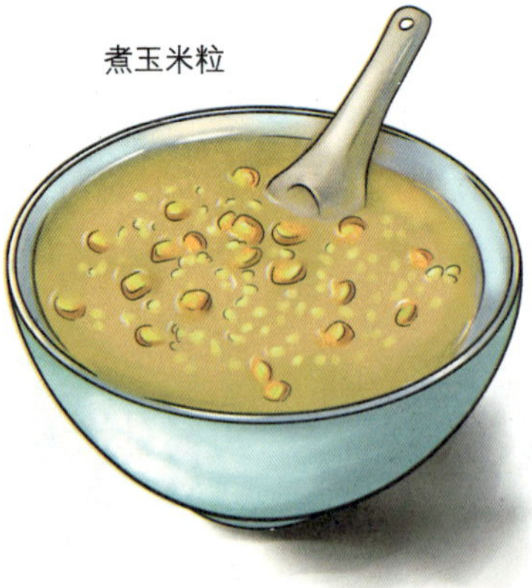

巧食山药有利于糖尿病康复

【配方及用法】将山药蒸熟，每次饭前先吃山药150~200克，有益于糖尿病的康复。

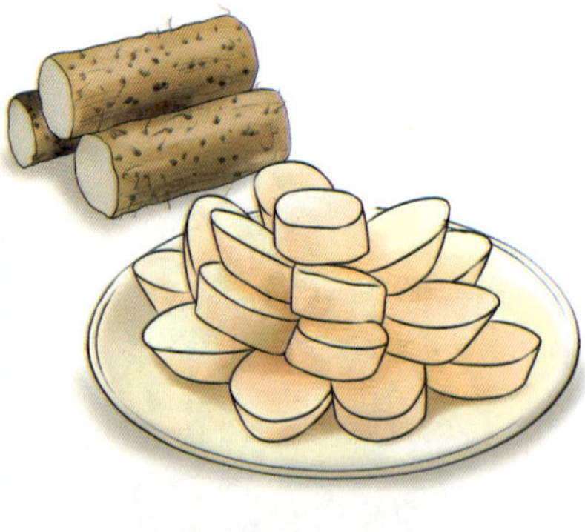

巧食山药有利于糖尿病康复

第七章

神经系统疾病

眩晕症

眩晕是一种运动性幻觉，患者无法控制自身平衡感和对空间位置的感知，感到外界环境或自身在旋转、移动或摇晃，是由前庭神经系统病变所引起的。眩晕按照病变的性质可分为假性和真性两类，按照病变的部位大致可分为周围性和中枢性两大类。中枢性眩晕的起因主要是脑组织、脑神经疾病，如听神经瘤、脑血管病变；周围性眩晕的起因主要是病毒感染、细菌感染、免疫反应等。

乌梅、菊花等可治眩晕症

【配方及用法】乌梅、菊花、山楂各15克，白糖50克。上药煎30分钟左右，取汁200毫升，然后将白糖放入煎好的药液中，每日服2次。

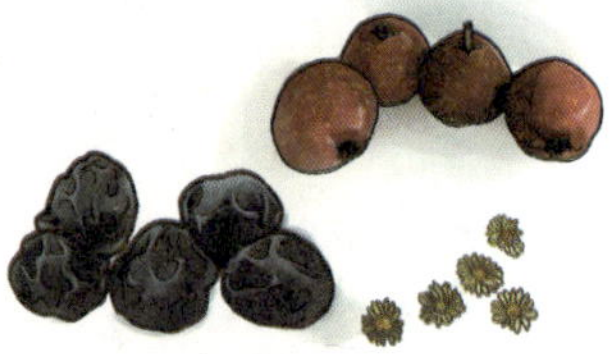

乌梅、菊花等可治眩晕

五味子、酸枣仁等治眩晕症

【配方及用法】五味子10克，酸枣仁10克，怀山药10克，当归6克，龙眼肉15克，水煎服。每日1剂，早、晚2次服用。

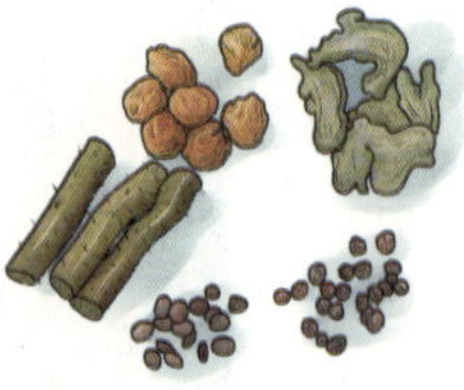

五味子、酸枣仁等治眩晕症

荆芥、半夏等可治眩晕症

【配方及用法】荆芥10克，半夏15克，大黄10克，钩藤20克。前两味用清水约400毫升，文火煎15分钟后放入大黄、钩藤，再煎十几分钟，去滓温服。

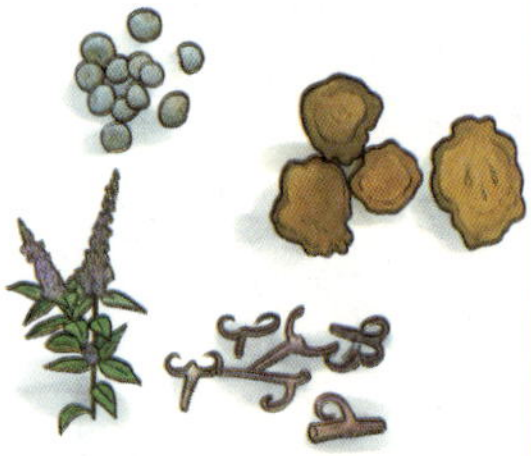

荆芥、半夏等可治眩晕症

柳枝粉可治眩晕症

【配方及用法】取柳树枝晒干，研末备用（最好在清明前后数日采取，阴干，存过冬）。用时，根据辨证选一两味中药煎汁冲服10克柳树枝粉。火证，取夏枯草15克；风证，取钩藤30克；痰证，取制半夏12克；气虚，取太子参30克；血虚，取当归12克；阴虚，取女贞子、旱莲草各15克；阳虚，取仙灵脾、仙茅各15克，每天1次。

天麻、熟地等可治眩晕症

【配方及用法】天麻、熟地、党参、黄芪各25克，童子母鸡（已成熟，未下过蛋的）1只，一起煮熟（注意不放任何调料），分早、晚2次空腹服完，最好发病时食用。

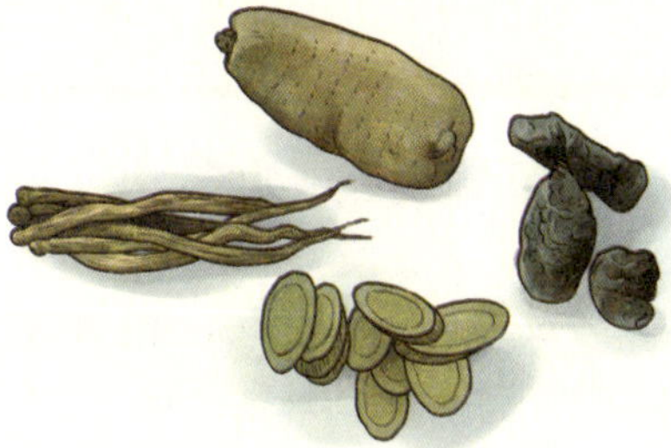

天麻、熟地等可治眩晕

独活鸡蛋可治眩晕症

【配方及用法】独活30克，鸡蛋6个，加水适量一起煮。待蛋熟后敲碎蛋壳再煮15分钟，使药液渗入蛋内，然后去汤除渣，单吃鸡蛋。每日1次，每次吃2个，3天为一疗程，连续服用2~3个疗程。

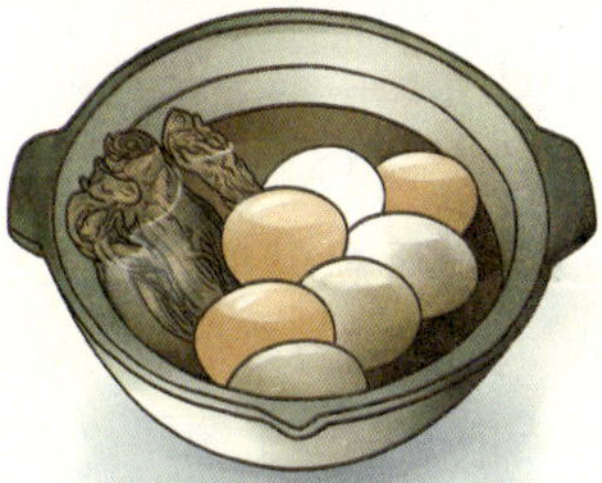

独活鸡蛋

人参、干姜等可治眩晕症

【配方及用法】人参、干姜、蜀椒、饴糖各适量，法半夏6克，白术9克，水煎服，每日1剂。

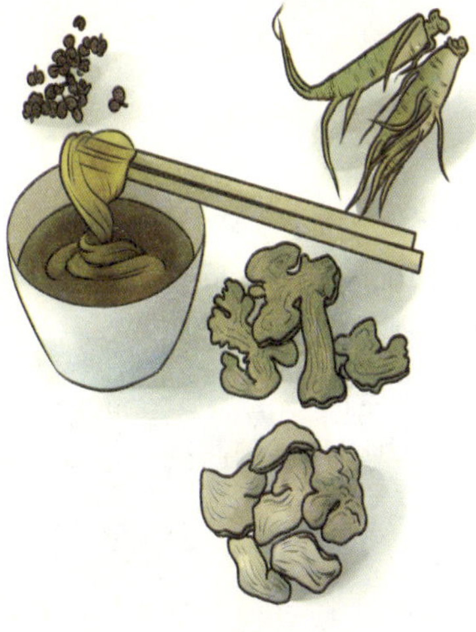

人参、干姜等可治眩晕症

仙鹤草可治眩晕症

【配方及用法】仙鹤草100~120克，加水500毫升，煎至400毫升，每日1剂，分2次口服。5天为一疗程，连服1~2个疗程。

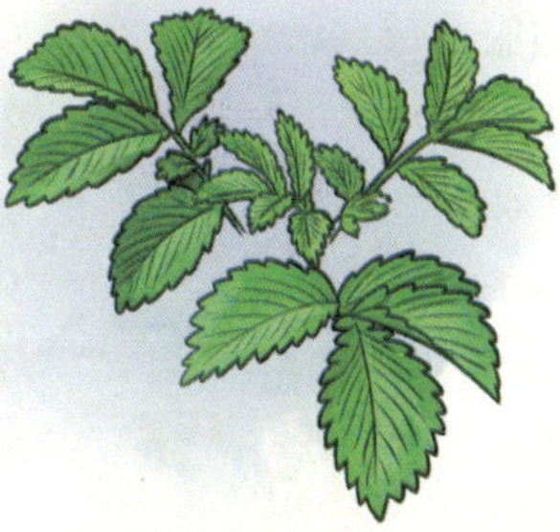

仙鹤草

头痛、头风

头痛是指头颅上半部，包括眉弓、耳轮上缘和枕外隆突连线以上部位的疼痛。起居失常、运动减少、缺乏睡眠等是其常见诱因。头风病是以慢性阵发性头痛为主要表现的一种疾病，与西医里的偏头痛和部分肌紧张性头痛相似。《医林绳墨》说："浅而近者，名曰头痛；深而远者，名曰头风。头痛卒然而至，易于解散也；头风作止不常，愈后触感复发也。"

松针叶等治头风

【配方及用法】松针叶（马尾松）、枫树叶、桃树叶各等量，捣烂后加适量葱头、食醋敷于额部。一般敷2~3次即可见效。冬天没有枫树叶和桃树叶，用其树皮也可以。

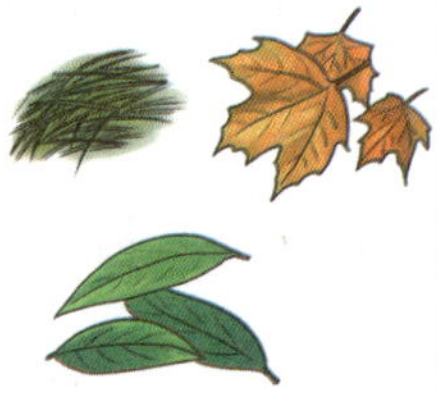

松针叶等治头风

白附子、全蝎等治头痛

【配方及用法】白附子、全蝎各6克，当归、柴胡各12克，僵蚕、川芎、白芷各10克，蜈蚣1条。水煎服，每日1剂。

【功效】搜逐血络，祛风止痉，通络止痛。

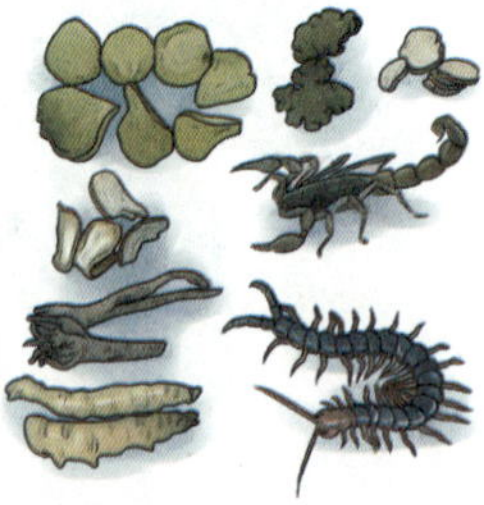

白附子、全蝎等治头痛

盘龙草、蝉蜕等治头痛

【配方及用法】盘龙草30克，蝉蜕7个，红枣5个，蜂蜜1匙，菊花1株。将上药用水适量煎煮10~15分钟，分2次温服。

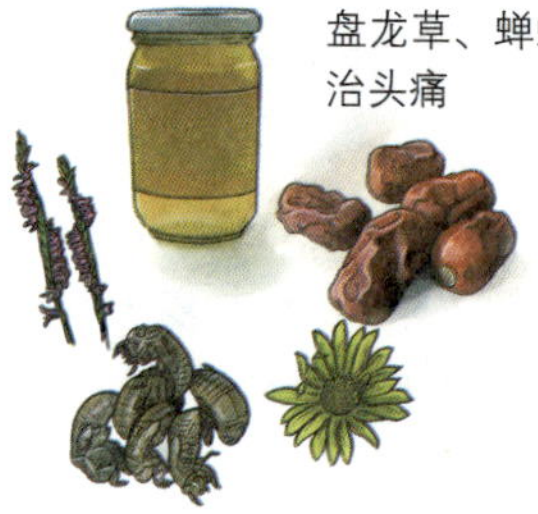

盘龙草、蝉蜕等治头痛

羊脑煮鸡蛋治头痛

【配方及用法】羊脑1个，鸡蛋2个，红糖100克。将以上三样放在碗里炖熟，加白酒或黄酒100毫升，1次吃完。一般连吃3剂即见效。

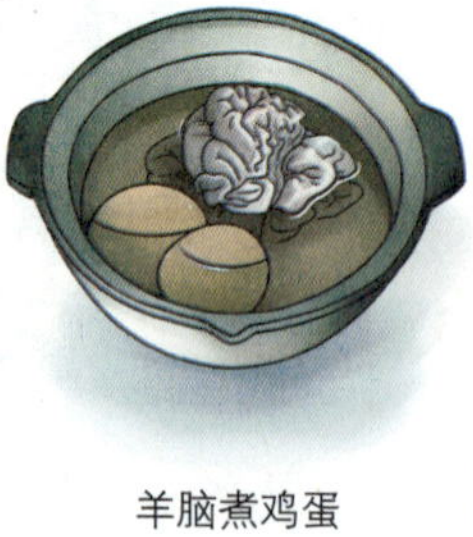

羊脑煮鸡蛋

川芎煮鸡蛋治头痛

【配方及用法】川芎 20 克，鸡蛋 7 个。先将鸡蛋放在水中煮至半熟捞出，用针刺上数个孔，再放入煎好的川芎药液内煮熟吃下，每日 1 剂。如一次吃不完，可分两次吃。

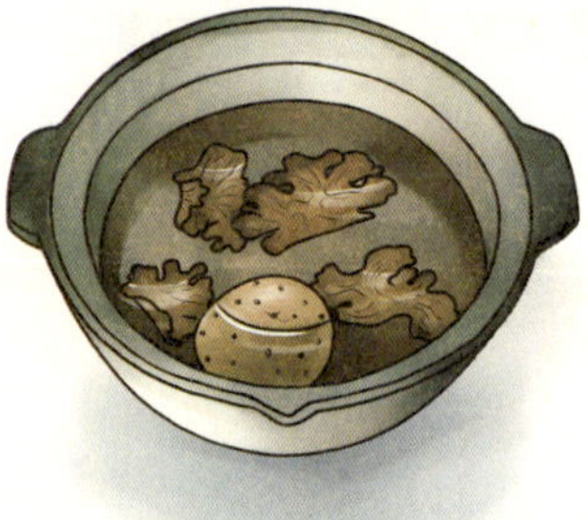
川芎煮鸡蛋

荞麦粉贴穴治偏头痛

【配方及用法】取苦荞麦粉 100 克，白醋适量，放在一起拌匀，做成小饼，放在锅内煮熟，贴在病人太阳穴上，凉了后再放到锅内煮热，反复多次。贴时用布隔，不能直接贴在皮肤上。贴上不到 15 分钟，疼痛即可缓解。

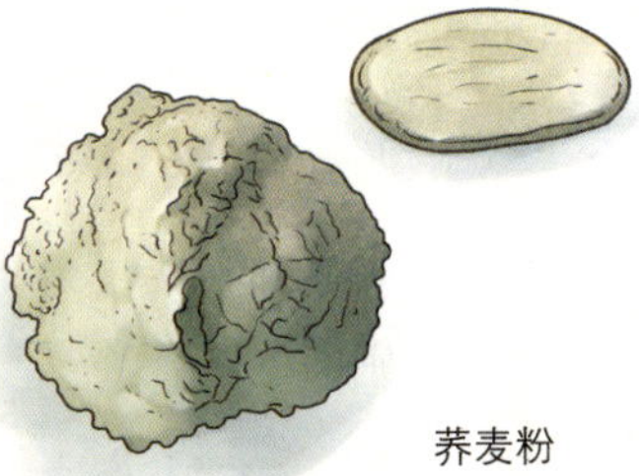
荞麦粉

鸡蛋、白菊花等治头痛

【配方及用法】鲜鸡蛋 2 个，白菊花、白芷、川芎各 30 克，防风 15 克。用针将鸡蛋扎数十个小孔，同白菊花、白芷、川芎、防风一起放入沸水中煎煮。待蛋熟后，去蛋壳和药渣，吃蛋喝汤，一般 2 天就可见效。

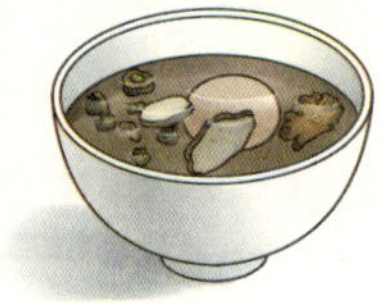
白菊花煮鸡蛋

白芷冰片治头痛

【配方及用法】白芷 30 克，冰片 0.6 克。共研细末，贮瓶内备用。鼻闻一次（约 2 分钟），不应，再闻一次，必效。

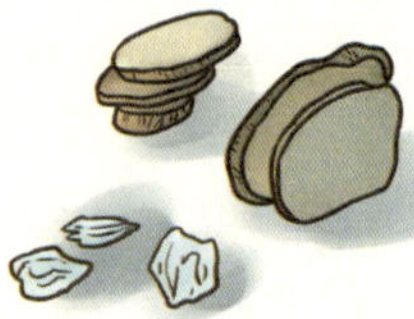
白芷冰片

鲤鱼头治头痛

【配方及用法】黑鲤鱼头、红糖各适量。取活黑鲤鱼切下头，待水沸后放入煮至极烂，加入红糖。头痛发作时尽量服用。

【功效】通经络，散风寒。用治头风。

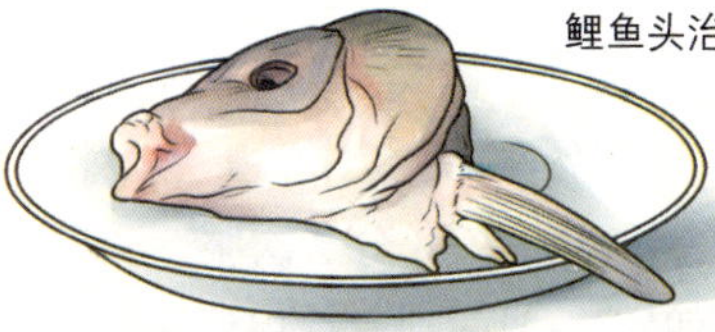
鲤鱼头治头痛

三叉神经痛

三叉神经痛是最常见的脑神经疾病，主要表现为一侧面部三叉神经分布区内反复阵发性剧烈疼痛。三叉神经痛患者在说话、洗脸、刷牙或微风拂面，甚至走路时都有可能出现疼痛，可持续数秒或数分钟，呈周期性。患者未发病时，与正常人没有什么区别。医学界对三叉神经痛的病因和发病机制尚无定论。

向日葵盘治三叉神经痛

【配方及用法】向日葵盘100~200克（去籽），白糖适量。将向日葵盘掰碎，分2次煎成500~600克的汤，加白糖。每天早晚饭后1小时服下。若病情较重，可日服3次，服量也可加大一些。可根据病情灵活掌握疗程。

【功效】清热解毒，逐邪外出。用治三叉神经痛。

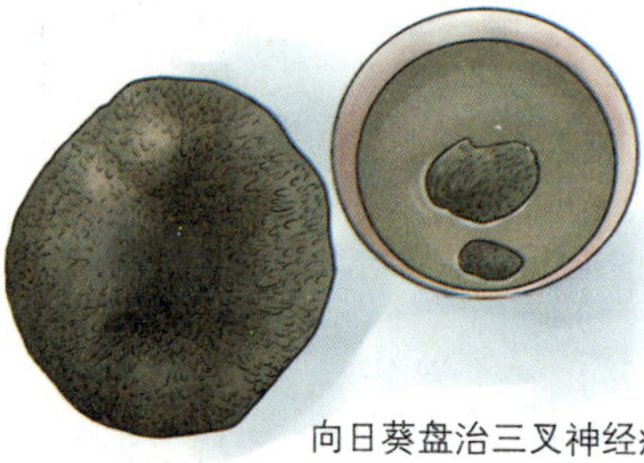

向日葵盘治三叉神经痛

川芎、白芷等治疗三叉神经痛

【配方及用法】川芎30克，白芷8克，白芥子、白芍、香附子、郁李仁、柴胡各10克，甘草5克。水煎2次，两汁混匀，分2次服。6天为一疗程，一般两到三疗程可愈。

麝香塞耳可治三叉神经痛

【配方及用法】麝香少许，用绵纸包裹，塞入耳孔内（哪边痛塞哪边）。

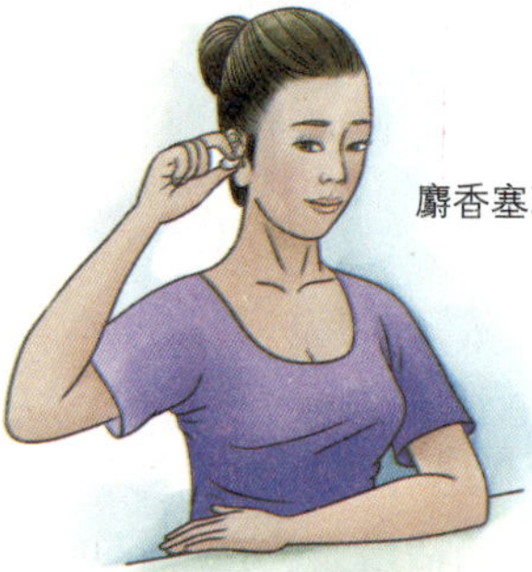

麝香塞耳朵

寻骨风泡酒可治三叉神经痛

【配方及用法】寻骨风500克，浸于2500毫升50度高粱白酒中，密封，1周后即可服用。每日早、晚各服20毫升，外用药棉蘸酒敷于下关穴，干则易之。

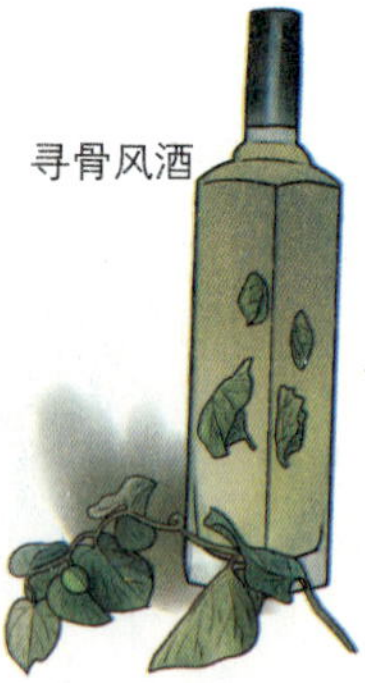

寻骨风酒

坐骨神经痛

坐骨神经痛是指坐骨神经循行路径及其分布区域，包括臀部大腿后侧、小腿后外侧和足外侧的疼痛，可分为原发性和继发性两类。坐骨神经痛长期反复发作，会造成患侧下肢肌肉萎缩，或走路一瘸一拐。体内感染、腰椎间盘脱出、椎管狭窄、肿瘤、结核、妊娠子宫压迫、蛛网膜炎等均可引起坐骨神经痛。

生姜蘸火酒可治疗坐骨神经痛

【配方及用法】用生姜蘸火酒按擦疼痛处，每天2次，5天左右疼痛就会开始逐渐减轻。连续按擦10多天，效果更好。

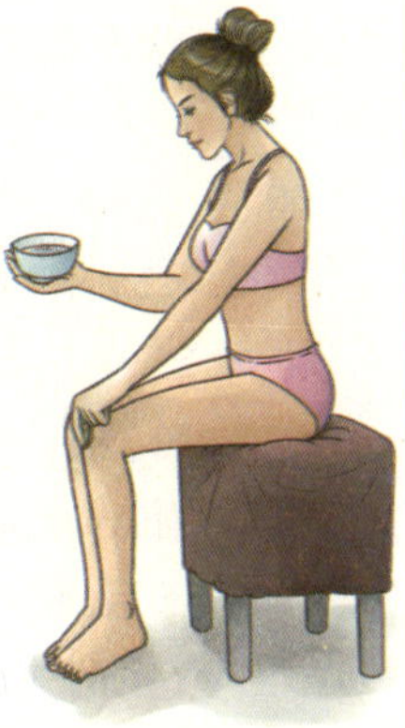

生姜蘸火酒治疗坐骨神经痛

三乌一草酒治坐骨神经痛

【配方及用法】制川乌、乌梢蛇、乌梅、紫草各12克，用白酒750毫升泡7天后，每天早晚各服15毫升。

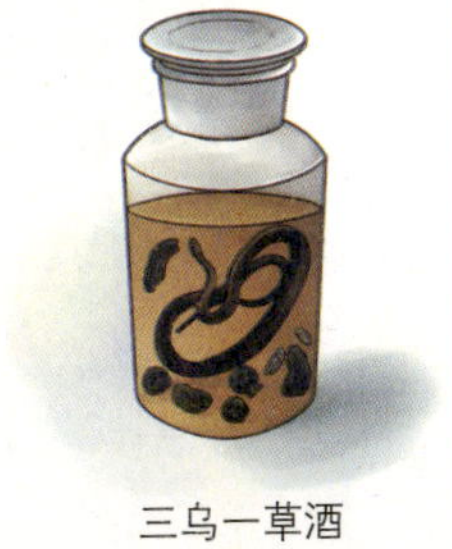

三乌一草酒

川牛膝、五加皮等治坐骨神经痛

【配方及用法】川牛膝、五加皮、当归各25克，食盐250克，用火炒热，装入准备好的布袋内，外敷患处，每日3~5次。不必换药，冷却再炒。

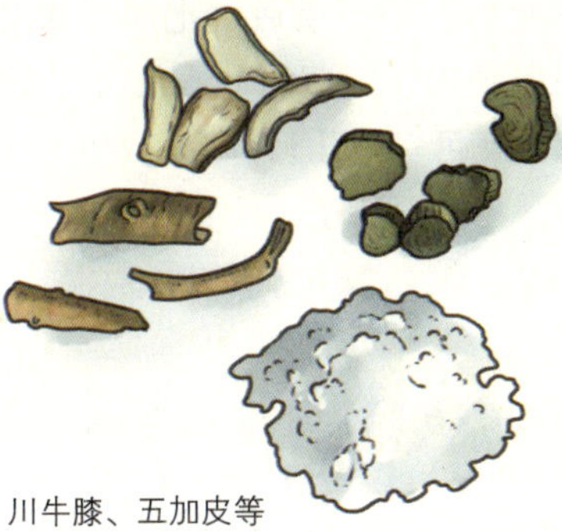

川牛膝、五加皮等

杜仲等治坐骨神经痛

【配方及用法】杜仲、川续断、怀牛膝、桑寄生各30克，没药、乳香、红花、桃仁、生甘草各10克，全蝎、蜈蚣各2克（共研末冲服），木瓜、威灵仙、独活、白芍各20克。将上药水煎，分早晚2次服，每日1剂。1周为一疗程。

半身不遂、面瘫

半身不遂又叫偏瘫，是指一侧上下肢、面肌和舌肌下部的运动障碍，在急性脑血管病中经常出现。轻者走路时上肢屈曲、下肢伸直，患病的下肢每走一步都要划半个圈，重者卧床不起，丧失生活能力。面瘫是指面神经麻痹，又称为面神经炎，患者面部表情肌群出现运动功能障碍，甚至不能抬眉、闭眼、鼓嘴。

广木瓜、麻黄、川牛膝治半身不遂

【配方及用法】广木瓜、麻黄、川牛膝各12克，用纱布包好，放入五脏挖空的鸡肚内煎煮（男性用大母鸡，女性用大公鸡，水没过鸡），吃鸡肉，喝汤，不吃药。最后，把鸡骨头炒黄，研成细末，用黄酒冲服发汗。吃后如有效，可多吃几只，治好为止。

川乌、草乌等可治半身不遂

【配方及用法】生川乌15克，生草乌15克，蜈蚣3条，全蝎5个，蜜炙双花30克，豨莶草30克，忍冬藤30克。上药装入瓷坛内，加入白酒1500毫升，放在锅内，加水至坛半腰深，盖上锅盖，武火烧开后，再用文火炖1小时即可。炖时酒坛不要加盖，不要使沸水进入酒坛，1小时后取出酒坛盖好待用（不要将药渣沥出，可长期泡在酒内）。每日服3次，每次服50毫升，饭后服为宜。如酒量小，可酌量少服。

桑枝等泡酒可治瘫痪

【配方及用法】炒桑枝100克，当归60克，菊花60克，五加皮60克，苍术30克，地龙30克，丝瓜络15克，炮附子10克，川牛膝25克，夜交藤30克，宣木瓜12克，木通10克。上药配黄酒2500毫升，密封于罐内10天后将黄酒分出，将药焙干，取药研末，装入胶囊，每粒0.3克。每日3次，每次服3粒，2个月为一疗程。每次用酒15~20毫升送服，以微醉为度。上半身瘫痪者饭后服，下半身瘫痪者饭前服。

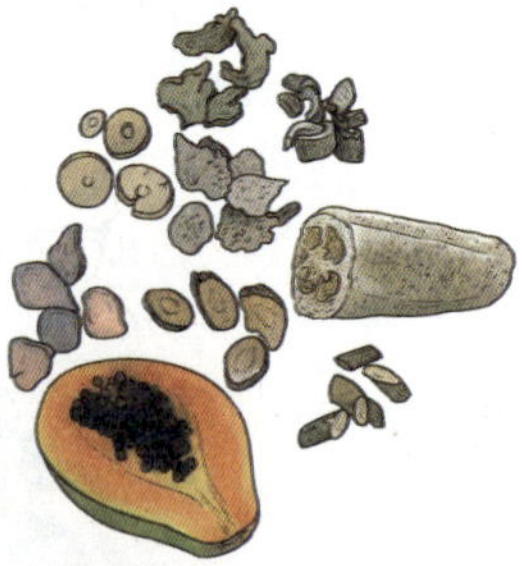

桑枝等泡酒可治瘫痪

含羞草煎服治面瘫

【配方及用法】药用新鲜含羞草30克，水煎，分3次温服。上方服1剂后，左面发生抽搐。继服之，抽搐持续36小时才止，上症明显好转。

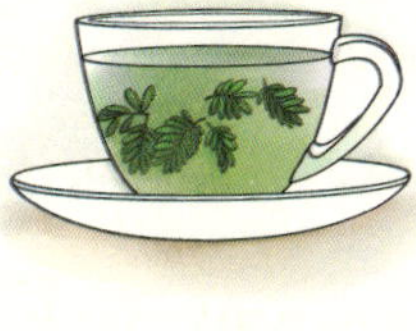

含羞草煎服治面瘫

肉桂末等可治面瘫

【配方及用法】肉桂末2~6克（冲服），附子、麻黄各4克，川芎6克，党参、白芍、杏仁、防风、黄芩、防己、白附子各10克，甘草5克，细辛3克，蜈蚣3条，地龙15克，陈巴豆（1~2年内药效最好）10~13克。上药水煎，药汁内服。药渣趁热用两层纱布包敷熨患处，凉后加热再熨，反复多次。

半夏、全栝楼等可治面瘫

【配方及用法】半夏、全栝楼、川贝母、白蔹、白及、川乌各10克，白附子9克，白芥子12克。上药共研成细末，加陈米醋湿炒热，装入用两层纱布做的袋内即可。取上药袋敷于面部健侧（左歪敷右侧，右歪敷左侧），用绷带包扎固定。待药凉后，再炒再敷。

马钱子可治复发性面神经麻痹

【配方及用法】马钱子适量，放入清水中浸泡24~36小时后捞出，沿纵轴切成厚约1厘米的薄片，同时，取一片医用橡皮膏或风湿膏盖住面颊部。将马钱子片间隔0.5厘米成片排列黏附于橡皮膏上，然后贴敷在患侧面颊部，5~7天更换1次。

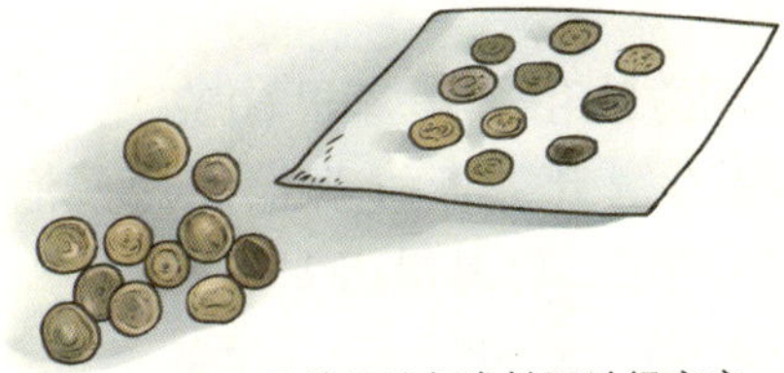

马钱子治复发性面神经麻痹

鹅不食草治面神经麻痹

【配方及用法】鹅不食草（干品）9克，研为细末，加凡士林调成软膏，涂在纱布上。再用鲜品15克捣烂如泥，铺在软膏上。患者左侧歪则贴右边，反之则贴在左面。2天换药1次，2~3次即可好转。

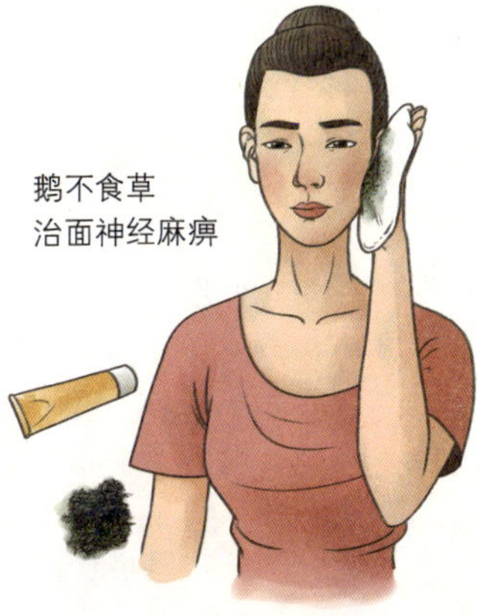

鹅不食草
治面神经麻痹

神经炎、脑萎缩

神经炎是指周围神经的炎症或变性损害。患者一般有疼痛、触痛、刺痛、病变神经有压痛、感觉减退或消失等症状。脑萎缩是神经精神性疾病，指脑组织因发生器质性病变而萎缩，多见于老年人。痴呆是脑萎缩患者的最主要症状。老年人脑萎缩易引起老年痴呆症。

茜草根泡酒饮治末梢神经炎

【配方及用法】茜草根60克，白酒1000毫升。将茜草根洗净，泡入酒中，密封浸泡1周，过滤去渣，每次30~50毫升，每日2次，早、晚分服，2周为一疗程。

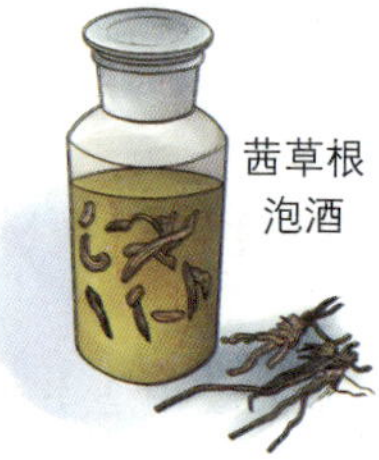

茜草根泡酒

天麻、升麻等可治面神经炎

【配方及用法】天麻、升麻各15克，当归28克，北细辛5克。上药共研细末，每天服3次，每次3克，分7天服完，为一个疗程。

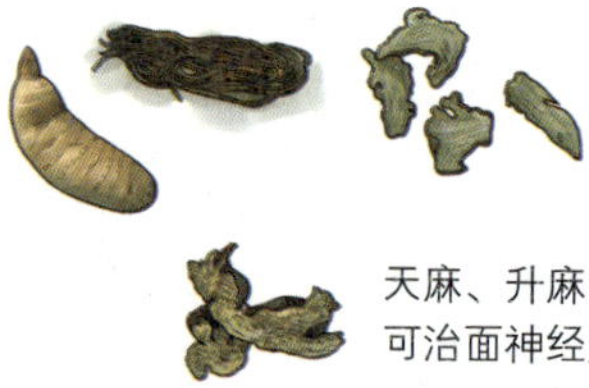

天麻、升麻等可治面神经炎

鲜生姜治面神经炎

【配方及用法】鲜生姜1块。将生姜剖开，取剖面反复向左、向右交替擦患侧上下齿龈（患侧指口角㖞斜侧的对侧），至齿龈部有烧灼感或有发热感为止，每天2~3次，7天为一疗程。

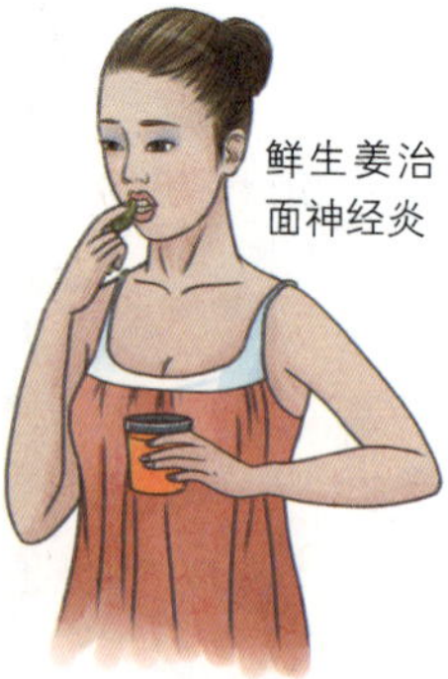

鲜生姜治面神经炎

桑槐水洗头治脑萎缩

【配方及用法】桑、槐树枝各150~200克（不用嫩枝条），加艾若干，熬水呈黄绿色即可用（采下树枝放干，早晚用都可）。用桑槐水洗头，每天洗2次，每次半小时为宜。洗2次换1次水，每次约2500毫升水。坚持连续洗两三个月就会见效，无任何副作用。

桑槐水洗头治脑萎缩

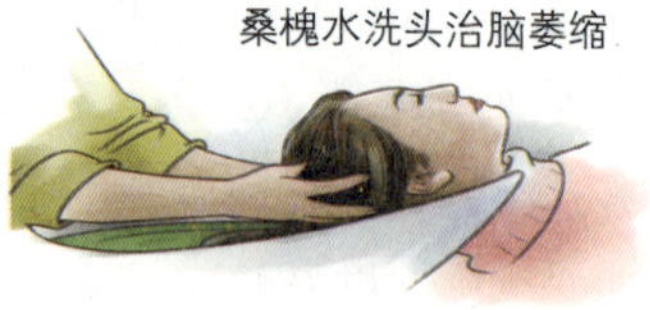

失眠、嗜睡

失眠又称入睡和维持睡眠障碍，指无法入睡或保持睡眠状态，导致睡眠不足。情志、饮食内伤、疾病初愈及年迈、禀赋不足、心虚胆怯均能引起心神失养或心神不安，造成失眠。嗜睡是指并没有睡眠不足，或者由酒精、药物、躯体疾病、精神障碍等导致的白天睡眠过多。嗜睡易引起情绪低落、生活能力和生活质量下降、近事记忆减退、思维能力下降等。

甘蓝籽粉可治顽固性嗜睡

【配方及用法】甘蓝籽 30~50 克，放砂锅中炒香，然后研为细末，装瓶备用。早上和中午吃饭时随饭菜各服 1 汤匙（2~3 克），午后及夜间忌服。

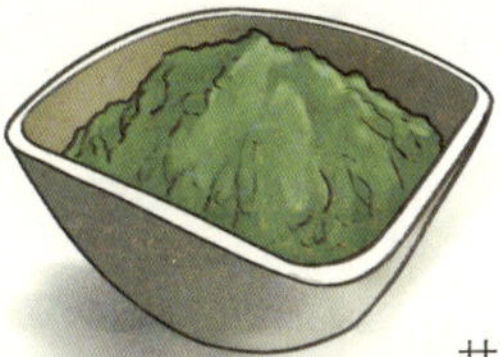

甘蓝籽粉

红枣葱白汤治失眠

【配方及用法】红枣 15 个，葱白 8 根，白糖 5 克。用水 2 碗熬成 1 碗。临睡前顿服。

【功效】补气安神。用治神经衰弱之失眠。

红枣葱白汤

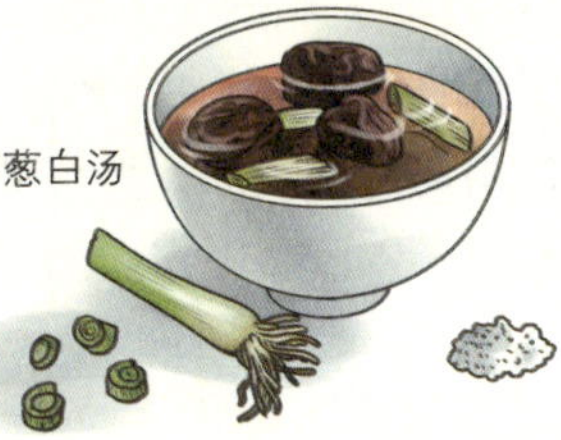

人参、党参等治神经衰弱之失眠

【配方及用法】人参 5 克，党参 20 克，五味子 10 克，煎水 2 遍，早晚当茶饮，7~10 日即愈。

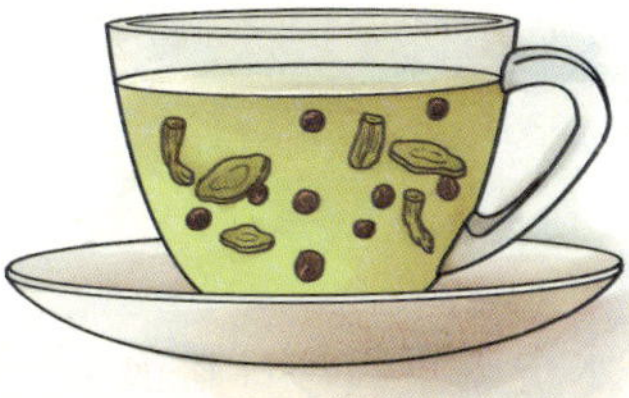

人参、党参饮

花生叶可治失眠

【配方及用法】花生叶（干、鲜均可）数量不拘多少，水煎服或开水浸泡当茶喝，早、晚各 1 次，每次喝 200 毫升。

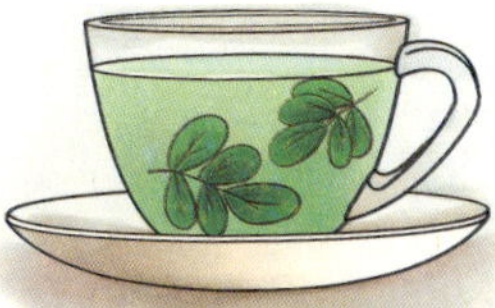

花生叶茶

橘皮枕芯治失眠

【配方及用法】将每天吃橘子扒下来的皮在暖气片上烘干，攒起来，最后砸碎成荞麦粒大小的颗粒，装在枕头里。枕此枕头入睡。

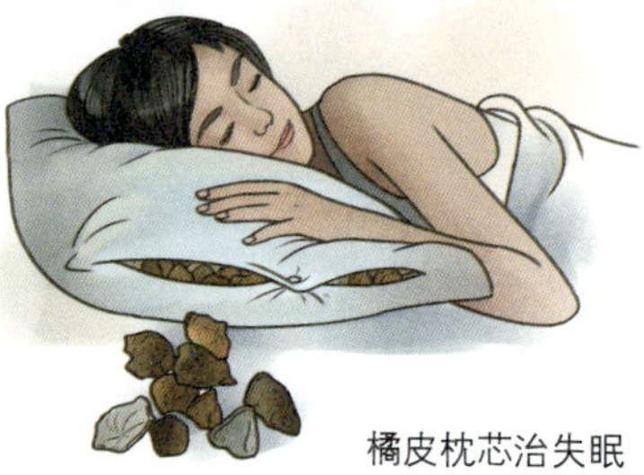
橘皮枕芯治失眠

朱砂敷涌泉穴治顽固性失眠

【配方及用法】朱砂3~5克，研细粉。用干净白布一块，涂糨糊少许，将朱砂均匀黏在上面，然后外敷双脚涌泉穴，以胶布固定。用前先用热水把脚洗净，睡时贴敷，每日1次。

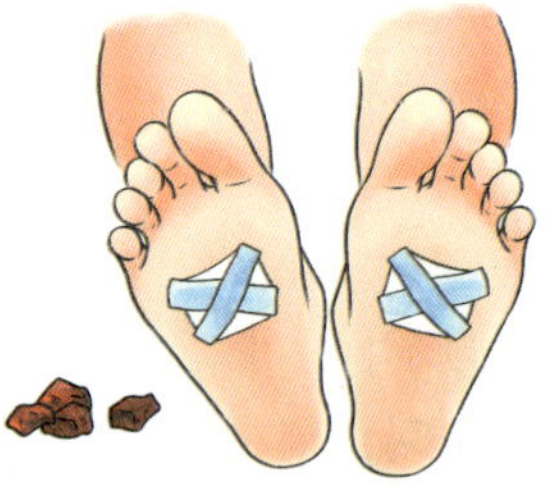
朱砂敷涌泉穴治顽固性失眠

酸枣仁粥治心悸失眠

【配方及用法】酸枣仁5克，粳米100克。酸枣仁炒黄研末，备用。将粳米洗净，加水煮粥，临熟时下酸枣仁末，再煮。空腹食之。

【功效】宁心安神。用治心悸、失眠、多梦。

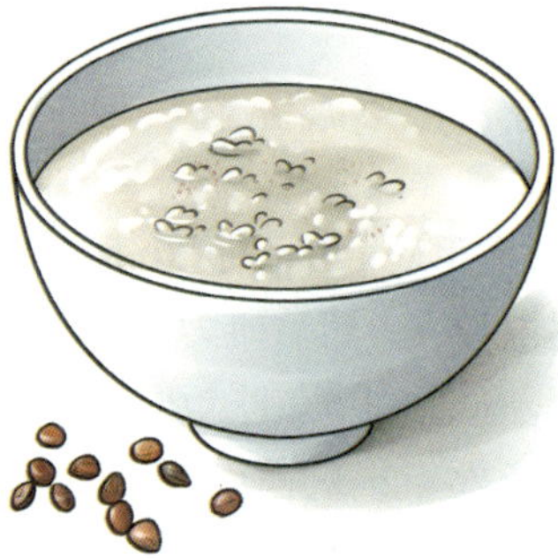
酸枣仁粥

生地、熟地等可治失眠

【配方及用法】生地、熟地、泽泻、当归、合欢皮、龙眼肉、炒柏子仁各9克，杭白芍、西洋参、炙远志各6克，枸杞10克，百合、菊花各12克，炒枣仁、黄精各15克，琥珀粉1克。上药共研末，选优质蜂蜜120毫升制成膏剂，装瓶冷藏备用。每次服30毫升，每天早、晚各服1次。

食醋镇静安神治失眠

【配方及用法】将10毫升食醋调在一杯温开水中喝下。每日睡前1小时饮用。

自汗、盗汗

没有身体劳累、服用发散药物或穿衣过多，也没有受热而出汗的现象，叫作自汗，多出于营卫不和、热炽阳明、暑伤气阴、气虚阳虚等，在外感六淫或内伤杂病中比较多见。盗汗是指人入睡后异常出汗，醒来之后即停止出汗的一种病症，常由肾阴虚或结核病引起。盗汗之称始于汉代张仲景的《金匮要略》,《黄帝内经》称其为“寝汗”。

桃奴、红枣治自汗、盗汗

【配方及用法】桃奴（晒干的桃子）15个，红枣10个，煎水，每晚1次服下，同时食用桃奴和红枣，3~6剂见效。

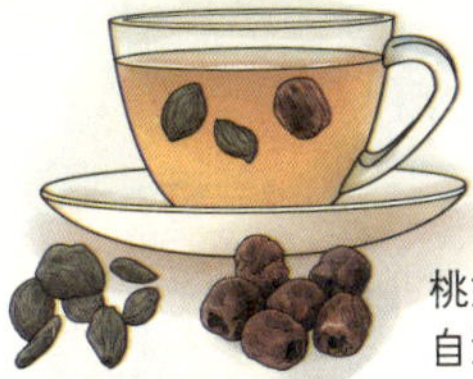

桃奴、红枣治自汗、盗汗

糯稻根治自汗、盗汗

【配方及用法】在农田中拾糯稻根，去土、晒干备用。使用时，取干糯稻根50克左右，洗净加冷水（用什么锅都可以，水的多少以盖住根为度）煮（也可加几个红枣），待水煮到还有一碗时，去掉稻根，把水倒在碗中，加些红糖，温热时喝下，上床休息一会儿（最好睡觉前喝）。每日1次，一般用3次。

五倍子、牡蛎等治自汗、盗汗

【配方及用法】五倍子15克，牡蛎9克，朱砂1.5克。共研细末，贮瓶备用。用时取本散适量，于临睡前用食醋调和敷脐中，外以消毒纱布覆盖，用胶布固定，第二天早晨起床时除去，每晚1次。

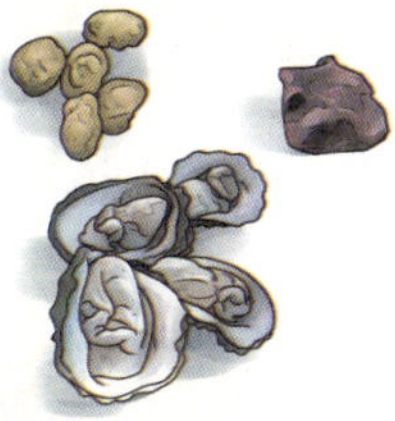

五倍子、牡蛎治自汗、盗汗

柴胡、黄芩等煎服可治半身汗出症

【配方及用法】柴胡6克，黄芩12克，半夏10克，桂枝3克，白芍12克，红糖30克，红枣5个。每日服1剂，每剂煎2次分服。

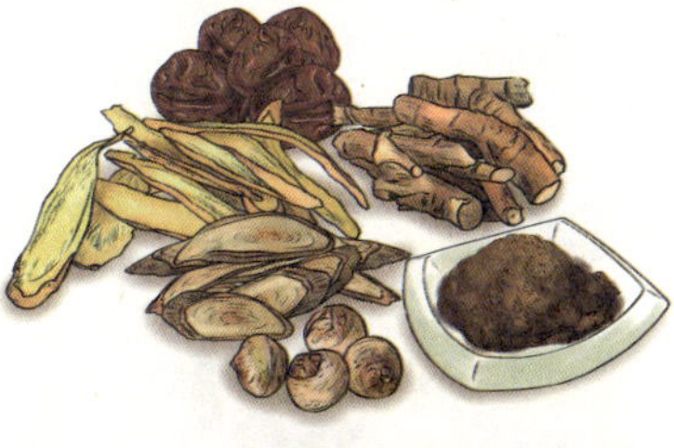

柴胡、黄芩等煎服可治半身汗出症

癫痫（羊角风）

癫痫是一种慢性反复发作的短暂脑功能失调综合征，俗称羊癫风、羊角风，多因脑部疾患或脑外伤引起脑部神经元群阵发性异常放电而发生。癫痫发作时，患者会突然昏倒，全身痉挛，有的口吐白沫。癫痫一般可分为三大类：特发性癫痫、症状性癫痫和隐源性癫痫。

茵陈可治癫痫

【配方及用法】正月茵陈（白蒿）采一小篮，用500克红糖拌蒸吃。

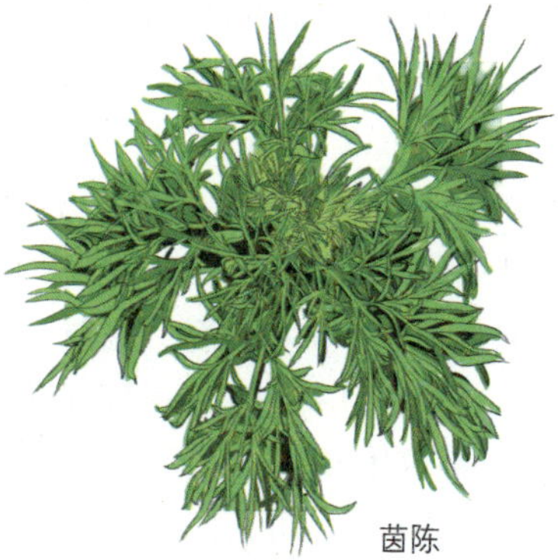

茵陈

黄芪、防风等可治癫痫

【配方及用法】黄芪10克，防风10克，赤芍10克，水煎服，每日1剂，日服3次。

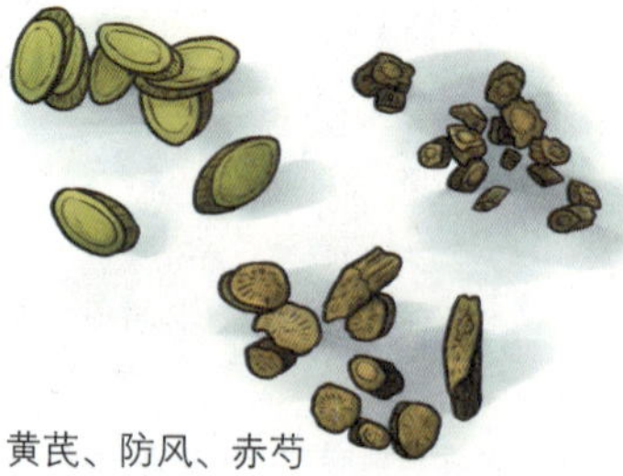

黄芪、防风、赤芍

白酒燃红枣黄米面治癫痫

【配方及用法】红枣7枚，黄米面少许，白酒250毫升。首先把枣核从一端取出，然后用清水把黄米面和好，将和好的面塞满枣内，放在碗里，并加入白酒将其点燃，至酒烧完为止。每天早晨取1枚服用，7天为一疗程。

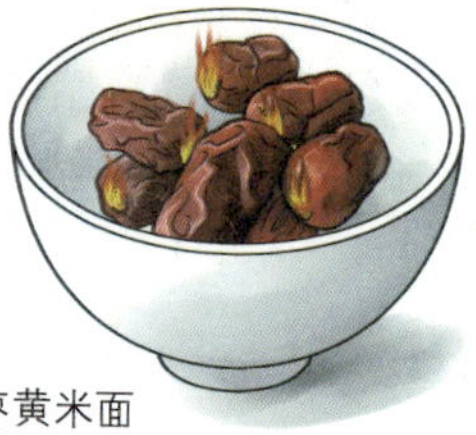

白酒燃红枣黄米面

炸蚕蛹可治癫痫

【配方及用法】炸蚕蛹6~7个，白冰糖50~100克，用水煎服后，连水带蛹一齐吃下。

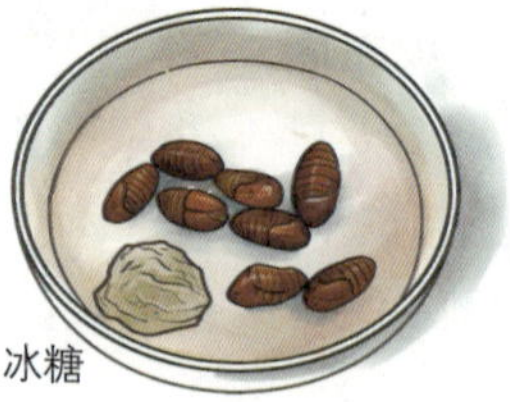

炸蚕蛹、冰糖

其他神经系统疾病

神经系统疾病又称神经病，指的是发生于神经系统，主要表现为感觉、运动、意识、自主神经功能障碍的一类疾病。凡是能够损伤和破坏神经系统的因素，如头部外伤，细菌、真菌和病毒感染等都会引起神经系统疾病。神经系统疾病可分为刺激症状和破坏症状两类。前者以疼痛、麻木为特征，后者表现为瘫痪。

桑叶可治手脚麻木症

【配方及用法】采秋后霜打过的桑叶，晾晒干后，加水用砂锅煮沸，然后捞出叶子，待水不烫时，用此水浸洗手脚。每天2次，数日内即可见效。

当归、桂枝等治双手麻木症

【配方及用法】当归12克，桂枝6克，白芍12克，细辛3克，甘草5克，红枣5枚，木通10克，黄芪30克，鸡血藤30克，老鹳草30克。每日1剂，水煎服。

木耳蜂蜜糖可治手足麻木症

【配方及用法】黑木耳50克，蜂蜜50克，红糖25克。上药均分为3份，每日用1份。用时将木耳洗净放在碗内，把蜂蜜、红糖拌于木耳内，放入锅内蒸熟食用。以上剂量，3日食完。

姜葱醋可治手脚麻木症

【配方及用法】取生姜、葱白根、陈醋各15克，倒入锅中，加约一中型锅的水，煮沸10分钟，捞出葱姜，将药汁倒入盆中，趁热先熏后洗麻木部位，连续洗几次即可见效。

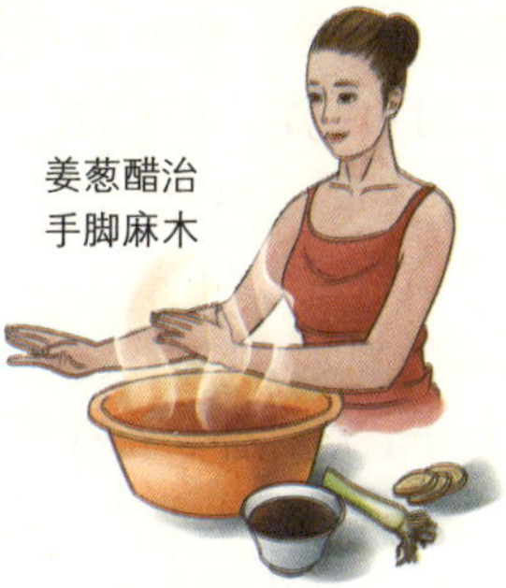

土牛七全草治全身麻木

【配方及用法】土牛七全草一把，榕须一把，均以鲜品（干品各用50克以上，疗效没有鲜品好）煎水服，一日3次，3~7天可见效，病重者可多服几日。此方对风湿骨痛也有很好的疗效。

木通治肌肉瘫痪

【配方及用法】木通75克，水煎50~100毫升，每次服用25~30毫升，日服2~3次。

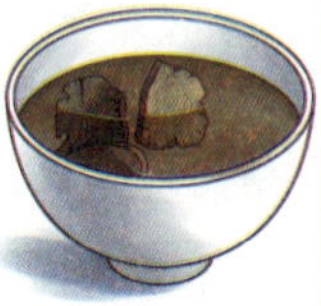
木通煮水

紫河车、龟板等可治疗肌肉萎缩

【配方及用法】紫河车1具，龟板500克，山药1000克。将紫河车、龟板焙黄，配合山药共研细末，每次服15克，每天3次。

黑附片、桂枝等治老年性痴呆

【配方及用法】黑附片（开水先煎2小时）12克，桂枝12克，干姜5克，炙黄芪30克，潞党参20克，白术15克，川芎12克，白芍12克，熟地20克，淫羊藿10克，菟丝子、炒杜仲、石菖蒲各15克，甘草6克。开水煎服，每天1剂，煎3次。其中黑附片剂量应从小量（5～10克）开始，用量宜小才能适应于久用，逐渐增加，最大量可用到30～60克。黄芪生用走表，炙用走里，量小则升压，量大（15克以上）则降压。口角流涎、小便清长者加益智仁、桑螵蛸，肠燥便秘者加生首乌、肉苁蓉，阴虚火旺者加知母、黄柏、地骨皮。具体剂量请遵医嘱。

蛋黄淫羊藿汤可治健忘症

【配方及用法】淫羊藿40克，加水300毫升，煮到100毫升后，与煮好的蛋黄调和，即成蛋黄淫羊藿汤。每次服100毫升，每日服3次，连服半个月。

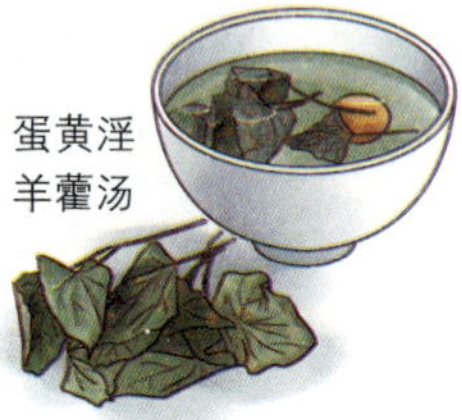
蛋黄淫羊藿汤

白芍、川芎等可治老年性痴呆

【配方及用法】炒白芍40克，川芎34克，泽泻34克，茯苓22克，白术22克，当归20克。将上药烘干磨成粉，混匀，每天早、晚各服1次，每次10克，温开水送下。

【功效】此方对单纯型痴呆疗效较好，这类病人表现为头昏、嗜睡、口齿不清、发音含糊、语言杂乱、记忆力减退、行为幼稚等。

黄芪、当归等可治老年性震颤麻痹

【配方及用法】黄芪30克，当归12克，鸡血藤30克，赤芍12克，丹参15克，川芎12克，地龙15克，僵蚕15克，白花蛇15克，钩藤（后下）12克，全蝎10克，蜈蚣2条。上药水煎服，每天1剂，分3次服。

第八章

皮肤科疾病

皮肤老化、老年斑

皮肤老化是指皮肤的衰老现象，表现为皮肤组织的衰退及其功能的退化。人体皮肤组织一般在四五十岁时开始出现明显老化。老年斑是“老年性色素斑”的简称，又叫脂溢性角化，是指老年人皮肤上出现的一种脂褐质色素斑块，是一种良性表皮增生性肿瘤，是内脏衰老的象征。

黑红糖牛奶治皮肤黑

【配方及用法】取20克黑红糖加热溶化，加入15毫升牛奶，充分搅拌均匀待用。将备好的黑红糖牛奶直接涂于脸上，经10~15分钟再以温水洗净。每天1次，连续30~50天，脸上的黑色素就会脱落一层，面色就会渐渐变白。

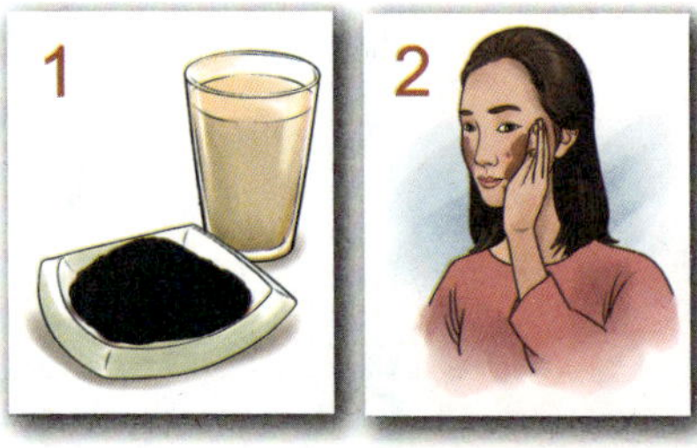

蛋黄膏治面部皱纹

【配方及用法】将一个鸡蛋黄打入容器内，加一匙蜂蜜和一匙半面粉，充分搅拌即成。如果皮肤干燥，就放入数滴橄榄油。将蛋黄膏直接敷在脸上，经过10~15分钟，以温水洗净，洗净脸后上冷霜，以双手向与小皱纹成直角的方向按摩5分钟，然后用纱布擦掉，3个月左右皱纹就会消失。

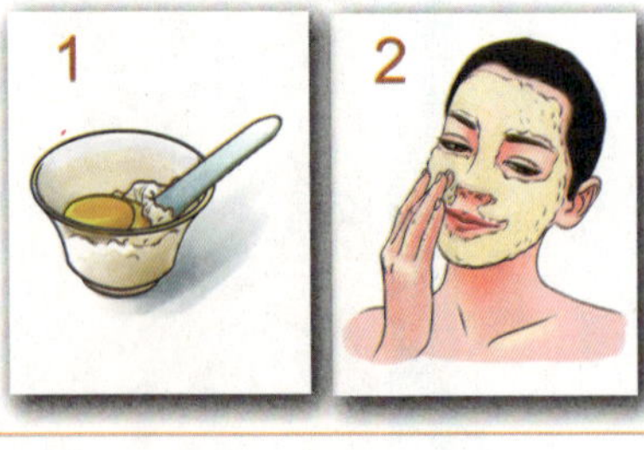

擦色拉油可除老年斑

【方法】早、晚饭后洗完脸，用食指蘸少量色拉油往脸上、手背上擦，有老年斑处要多擦点儿，对祛除老年斑有效。

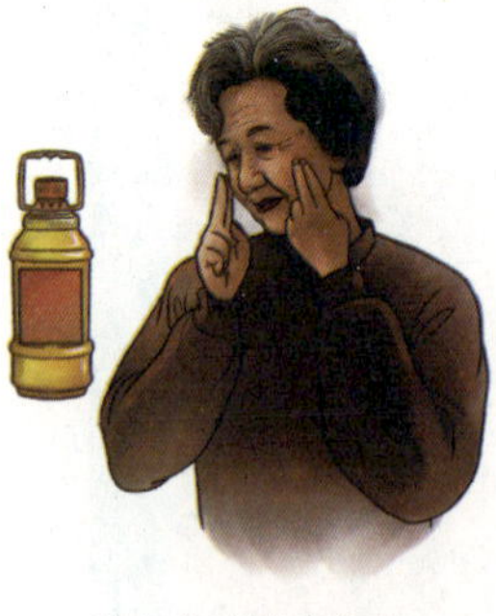
擦色拉油除老年斑

按摩可除老年斑

【方法】以拇指和食指捏紧患部（用力以不捏破表皮为适）往外拉至黑斑周围有充血状况或变成紫红色为止。之后每天用手指轻轻按摩多次（次数不限），使皮下微细血管因按摩得到复活疏通，黑斑得以逐渐减轻或消除。

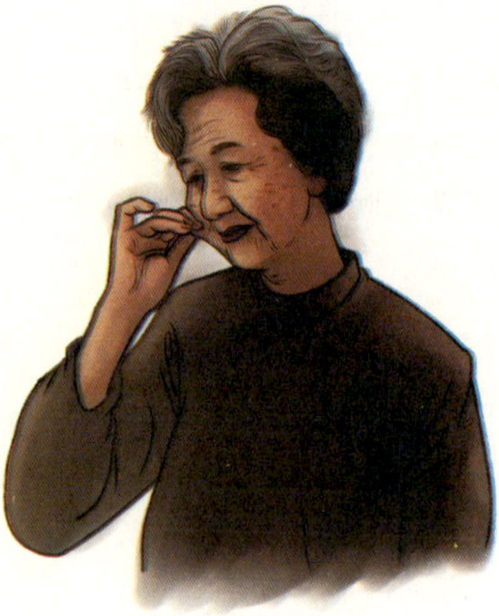

按摩除老年斑

薏苡仁（薏米）治老年斑

【配方及用法】取薏苡仁（薏米）50克，煮熟或蒸熟，再加入白糖适量，一次吃完。老年斑轻者两个月左右可减轻或消失，重者需继续服用，到有效为止。

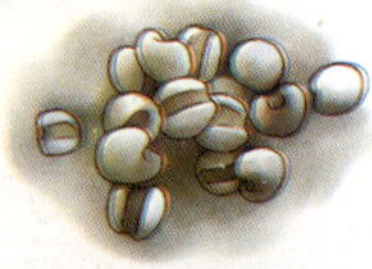

薏米

鸡蛋清可除老年寿斑

【方法】把鸡蛋壳中剩余蛋清涂在寿斑上，每天涂2次，四五天后斑痕即可消失。长过寿斑的地方与周围皮肤无异。

鸡蛋清除老年寿斑

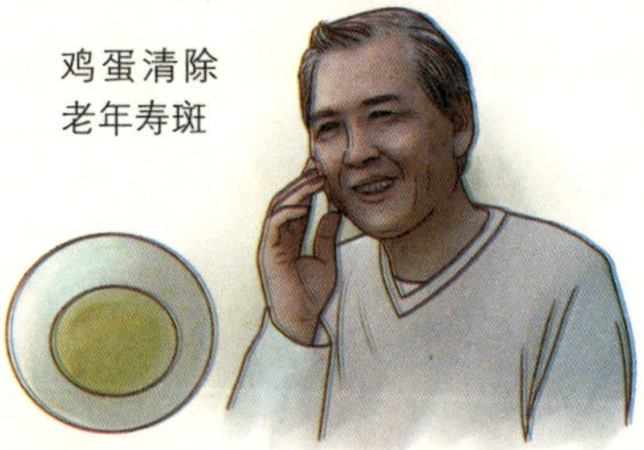

丝瓜水美容

【配方及用法】把正在生长着的高出地面60厘米处的丝瓜藤拦腰切断，弃上面的藤不用，把下面这段藤切口朝下置于一玻璃瓶口中（不要渗入雨水土石或放入虫子），瓶子在土里埋半截以免倾倒，即可采集其汁液。采得的丝瓜水要放置一夜，用纱布过滤，然后就可直接擦于生皱纹处。也可加适量的甘油硼酸和酒精，这样可增强面部的润滑感。

丝瓜水

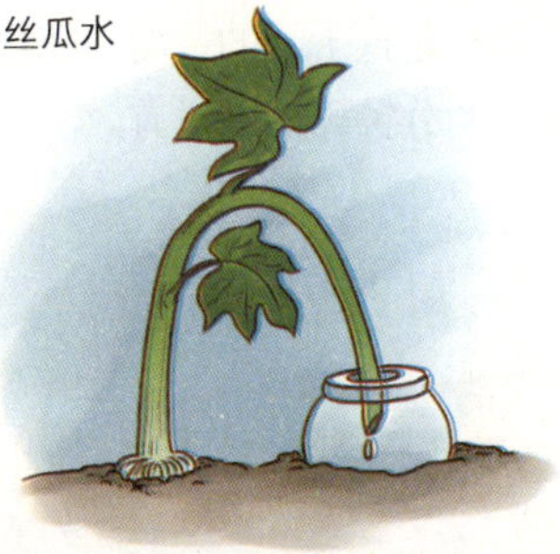

皮肤瘙痒

皮肤瘙痒是指没有原发皮疹，自觉皮肤瘙痒的一种神经精神性皮肤病，可分为普通型和过敏型。皮肤瘙痒全身皆可发病，尤以面、背和四肢为多，患者有剧烈瘙痒，常用手抓挠不止，因而出现抓痕、血痂，久之则会有湿疹化、苔藓样变及色素沉着。内分泌失调、干燥、肝肾疾病、恶性肿瘤以及精神性因素均能引起瘙痒，过度清洁皮肤也会因皮肤脱脂干燥而造成瘙痒。

硫黄香皂能治皮肤瘙痒

【方法】先把身上洗一下，然后涂上硫黄香皂。涂抹上之后，先不要冲掉，停一会儿再洗去。这样，一块硫黄香皂就可以治好皮肤瘙痒病了。

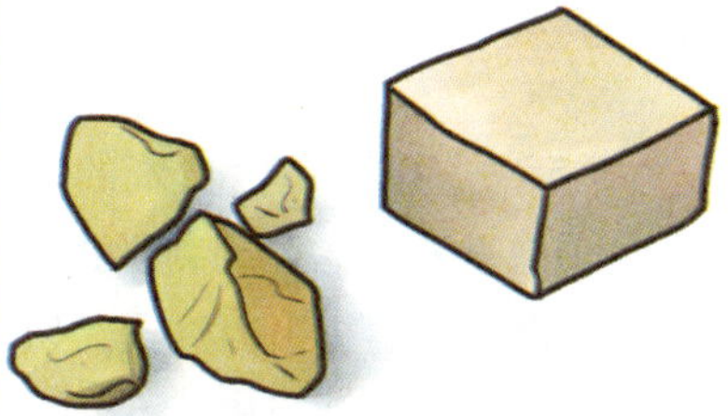

硫黄香皂能治皮肤瘙痒

吃天麻丸可治皮肤瘙痒

【配方及用法】天麻丸坚持早、晚各服1次，每服4丸。连服1个月后改为每晚服1次，每服2丸。

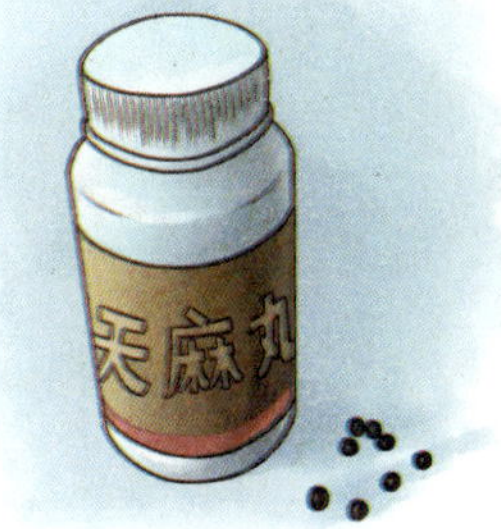

吃天麻丸可治皮肤瘙痒

黄蒿治疗皮肤瘙痒

【配方及用法】在荒草地里剪一些黄蒿，擦在痒处。黄蒿各地均有，主要生长在荒草地里。青黄蒿剪回后就能擦。若是霜打干了的黄蒿，在热水里浸泡一两分钟再擦同样有效。

黄蒿治疗皮肤瘙痒

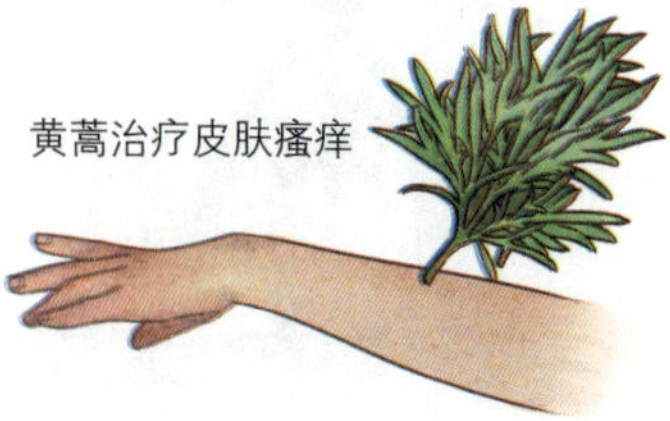

醋精治皮肤瘙痒

【配方及用法】每逢皮肤瘙痒，就用醋精涂之，可立即止痒，还可治脚气病。

醋精治皮肤瘙痒

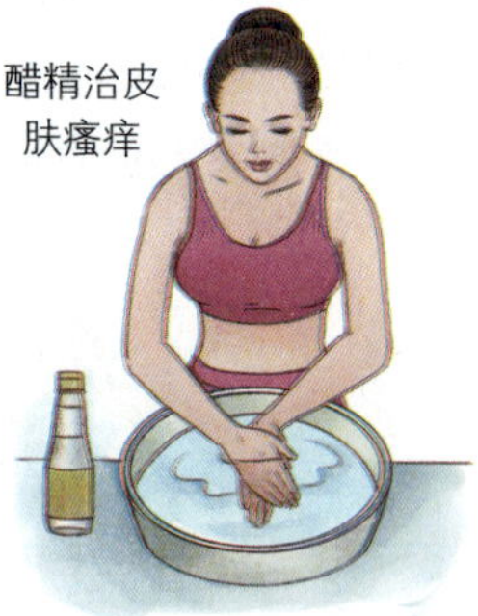

米醋泡大蒜擦治皮肤瘙痒

【配方及用法】米醋500毫升，大蒜4~5头。将大蒜捣烂，泡在醋中，装入玻璃瓶内，24小时后即可用。每日涂抹患处3~4次。

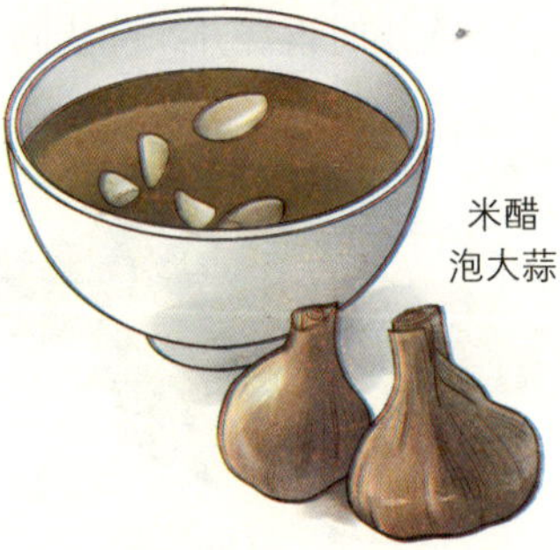

米醋
泡大蒜

甘油治皮肤瘙痒

【配方及用法】甘油（药房有售）适量，置小瓶内，加入等量洁净凉开水，摇匀即可使用。洗浴后，滴数滴甘油于掌心，均匀涂搽于瘙痒处（手臂、大小腿、臀、背等），一般每日1次，瘙痒严重的可日涂搽两三次。嘴唇、手足皲裂照此涂搽也很有效。最好在瘙痒和皲裂发生前，皮肤稍感干燥时即开始使用，更感舒适。

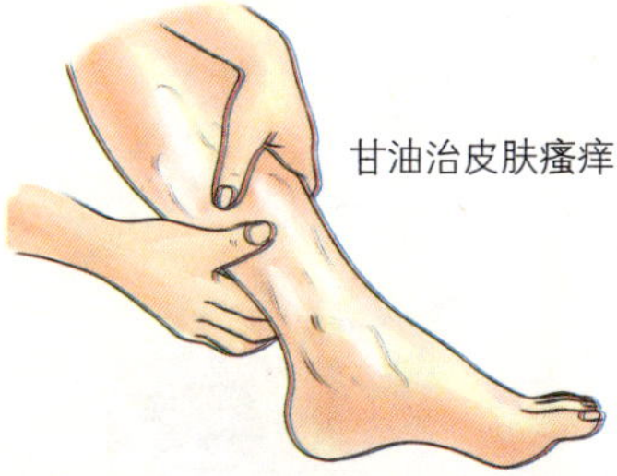

甘油治皮肤瘙痒

樟树叶治皮肤瘙痒

【配方及用法】樟树叶子放在锅内煮半小时，用水洗患处。

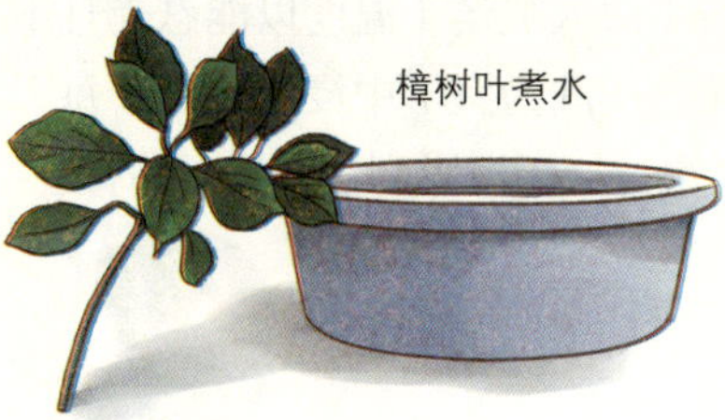

樟树叶煮水

鲜橘皮治皮肤瘙痒

【配方及用法】皮肤瘙痒时，取鲜橘皮揉擦痒处，瘙痒可立止。

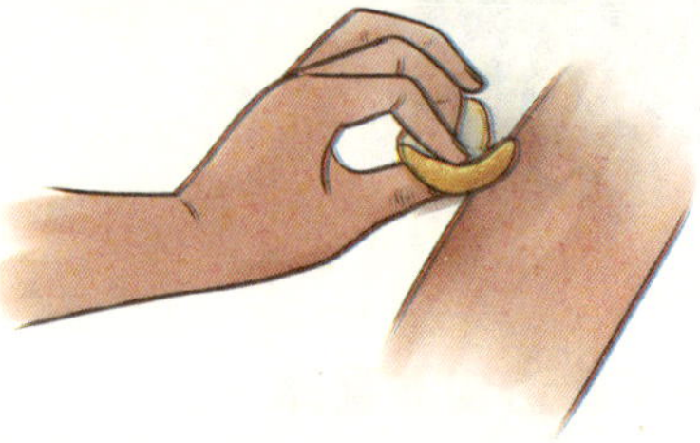

鲜橘皮治皮肤瘙痒

柳条煮水治各种皮肤病

【配方及用法】将柳条切成12厘米左右长的段，放入锅内用水煮。柳条水呈黑色时，即可用来烫洗患处，对各种皮肤病均有效。

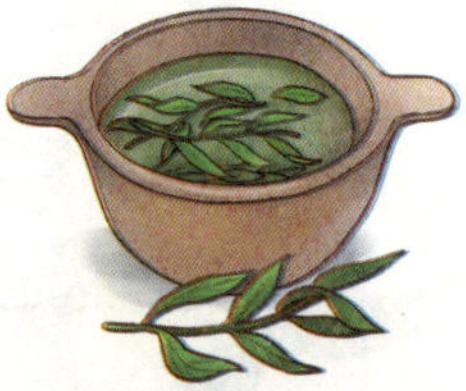

柳条煮水治各种皮肤病

鲜艾汤治掌痒

【配方及用法】鲜艾全草约200克切段，煎20分钟，取汁200毫升，将手放入热汤（温度以能忍受且不烫伤皮肤为宜）中浸泡至冷，每天2次。原汤可再利用，次日另做。

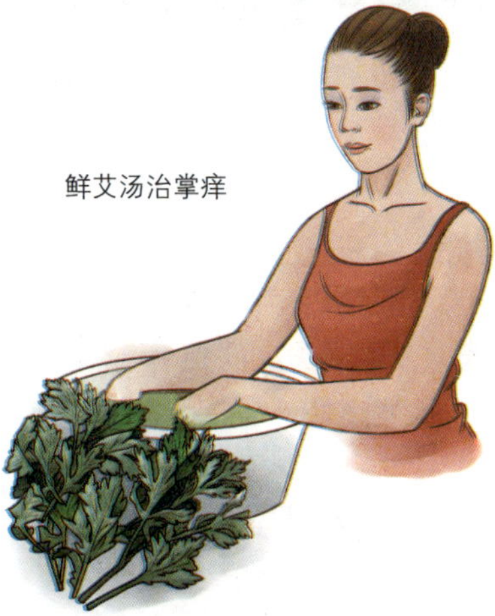

金银花藤治皮肤瘙痒

【配方及用法】金银花藤或根加少许食盐水煎，待凉后洗患处（全身痒可用其洗澡），每日3次。一般情况下，以此法洗患处2天，即可取得明显疗效。

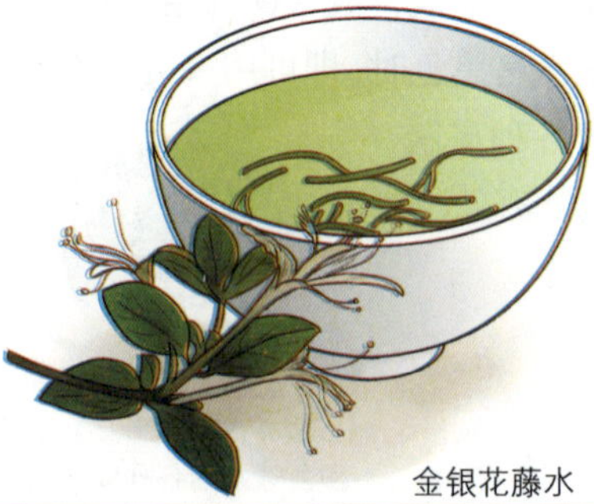

花椒、蒜秆、艾蒿水治皮肤瘙痒

【配方及用法】花椒一小把，大蒜秆（大蒜辫）一根剪成3~4截，与端午节时的艾蒿3~4棵同放在锅里熬水。用熬好的水擦洗患处，早、中、晚各洗1次。熬一次水可用1天，下次用时再烧开，洗法同上。

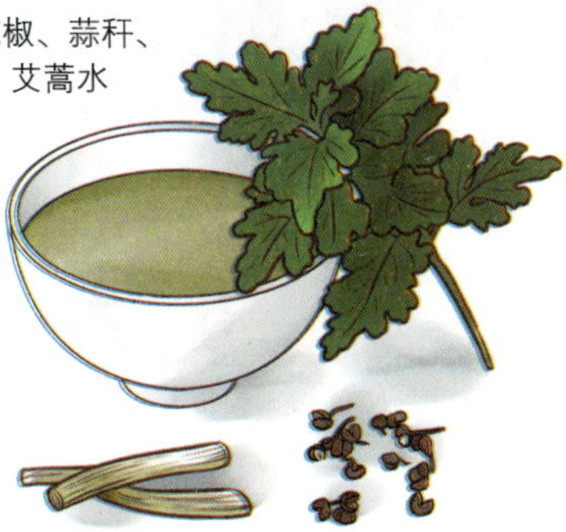

姜汁涂搽治瘢痕奇痒

【配方及用法】取鲜姜250克捣碎，用布包拧取全汁盛杯内，再用10%盐水1000毫升洗净患处，擦干，然后用棉棒蘸姜汁反复涂搽，到姜汁用完为止，每周1次。1周后痒痛消失，2周告愈，不复发。

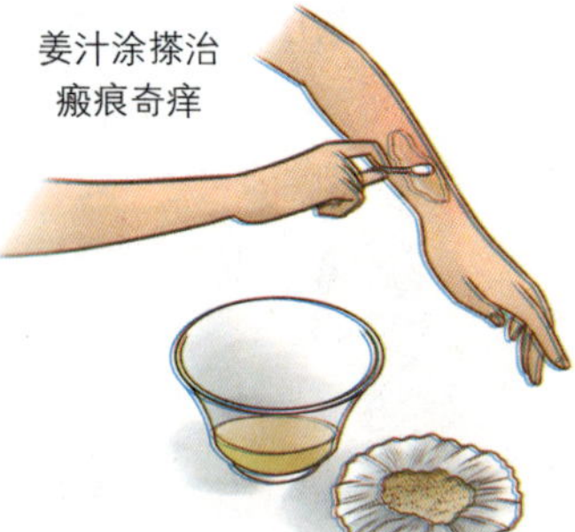

风疹、湿疹

风疹是风疹病毒感染引起的急性传染病。患者有上呼吸道轻度炎症，发热，全身红色斑丘疹，耳后、枕后及颈部淋巴结肿大等症状。怀孕早期患风疹，有可能造成胎儿先天性畸形。湿疹是一种表皮及真皮浅层的炎症性反应，患者自觉剧烈瘙痒，皮肤受损，有渗出倾向。湿疹治疗不及时会导致感染、皮肤破损等，重者会导致营养不良、抵抗力下降，甚至心脏病。

艾蒿熬水治风疹

【配方及用法】取艾蒿两三棵，切成10厘米左右长，放入锅或盆里加适量的水熬。熬到一定程度后，将艾蒿和水一起倒入脸盆里，凉到不烫手时，捞起一把艾蒿，蘸取盆中的艾蒿水反复搽洗风疹处（小孩子脱掉衣服站在盆里搽洗更好）。这样既能减轻刺痒又能消除风疹。如此这般，经过两三次搽洗，一两天内即可解除风疹病痛。

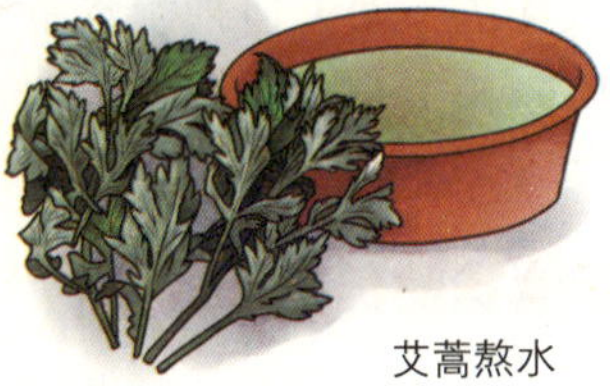
艾蒿熬水

酒精泡桃叶涂治风疹

【配方及用法】鲜桃叶150~200克，泡入适量的75%的酒精内，约3天后用酒精水涂抹患处，每日三四次。一般7天可治愈。

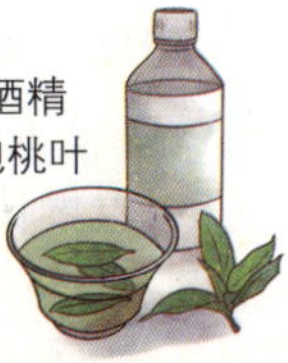
酒精泡桃叶

黑豆治腿部湿疹

【配方及用法】黑豆500~1500克(视容器大小而定),装入一瓷罐里（必须是小口），用软木塞封严罐口，然后取一笔管粗的竹管从软木中插入罐里，将罐倒置，用火在罐周围烧烤，待烧到一定程度，油即从竹管流出。这时将油接入瓶里备用。用时，先将患部用温开水洗净，将油涂上，再用桑木烧烤，烧时不痛不痒，非常舒适。如此，每天1次，5次即可痊愈。

青黛、蒲黄等可治湿疹

【配方及用法】青黛20克，蒲黄20克，滑石30克，共研细末备用。患处渗液者，干粉外扑；无渗液者，麻油调搽。

【备注】青黛外用可消炎、消肿、杀菌、止血、抗病毒，蒲黄可收涩止血，滑石清热止痒、吸收水湿。本方用药简单，诊治方便，药价低廉，外搽或内服均可收到很好的效果。

生军、黄连等可治湿疹

【配方及用法】生军、黄连、生地榆、儿茶各10克，冰片6克，硫黄15克。上药混合研极细末，用120目筛过下，密封备用。用时加上等蜂蜜调拌成稀糊状，用干净毛笔蘸涂于患面，或用香油、凡士林调拌涂抹。涂抹药物后用纱布覆盖。换药时用水清洗疮面，用镊子把自脱干痂清除后重新涂药即可。

蛇床子、苦参等可治湿疹

【配方及用法】蛇床子15克，苦参10克，地肤子10克。将上药加水适量，煎煮20分钟左右，撇药汁，候温洗患处。

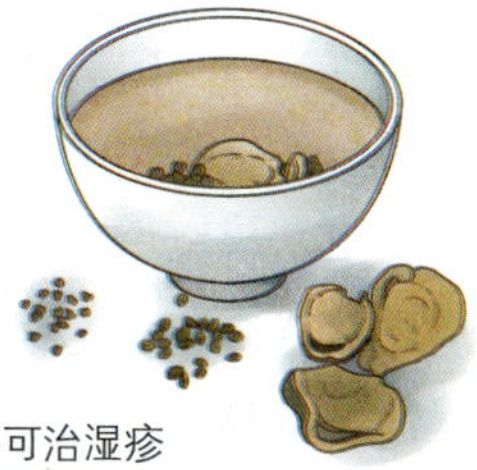

蛇床子、苦参等可治湿疹

青黛、枯矾等可治急慢性湿疹

【配方及用法】青黛、枯矾、花椒各30克，雄黄6克，轻粉10克，硫黄20克，黄连10克，黄柏18克。上药研末，即为青黛枯椒散。先用1%新洁尔灭或淡盐水清洗患部，用75%酒精消毒患部周围皮肤，再用青黛枯椒散与植物油调匀外涂患处，用消毒纱布块包扎，用胶布固定。若渗出较多，可先用花椒30克，黄连10克，黄柏18克，煎水500毫升，湿敷患处，每日2或3次；渗出减少后，用青黛枯椒散外涂患处，每日1次，至痊愈为止。

黄连、黄柏等可治顽固性湿疹

【配方及用法】黄连、黄柏、青黛、血竭、儿茶各10克，蛇床子20克，冰片20克，麝香1.5克。先将黄连、黄柏、蛇床子、儿茶、血竭共研极细末，再放入青黛同研，最后放入冰片、麝香再研匀，储瓶内密封备用。用时视湿毒疮疡面积大小，取适量，以鸡蛋油调成糊状，先用生理盐水清洗患处，将能去之痂尽量去掉，再用脱脂棉擦干，将药涂上，不必包扎，干燥后可再涂，每日3或4次。无论何种湿毒疮疡，一般用药5~7天即可见效。

核桃液涂抹阴部除湿疹

【配方及用法】取尚未成熟的青核桃数个，洗净，然后用干净的小刀将核桃的青皮削下一块。此时刀口处会流出许多汁液，可用棉球蘸取核桃液涂擦患处。边涂抹边摩擦，每日涂2或3次，2天后患处周围皮肤出现结痂，可以将其揭掉，继续涂擦患处。如此反复治疗3~5日即可痊愈。

荨麻疹

荨麻疹又称瘾疹、风疹块，是一种皮肤黏膜血管反应性疾病。患者患处有时隐时现的、边缘清楚的、呈红色或白色的瘙痒性风团，少数患者还有发热、关节肿痛、头痛、恶心、呕吐、腹痛、腹泻、胸闷、气憋、呼吸困难、心悸等症状。过敏、自身免疫、药物、饮食、吸入物、感染、物理刺激、昆虫叮咬等均可导致荨麻疹。

香菜根可治荨麻疹

【配方及用法】取十几棵香菜的根须洗净切段，加水煮5分钟，调入蜂蜜后，连吃带饮，对荨麻疹的红、肿、痒等症状有较好的治疗效果。

香菜根可治荨麻疹

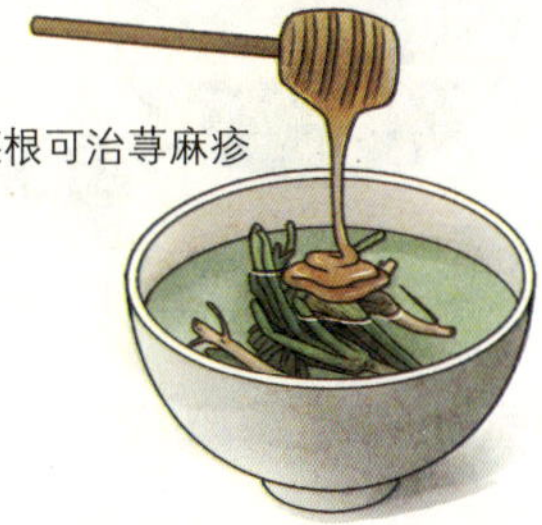

葱白汤治荨麻疹

【配方及用法】葱白35根。取15根水煎热服，取20根水煎局部温洗。

葱白汤

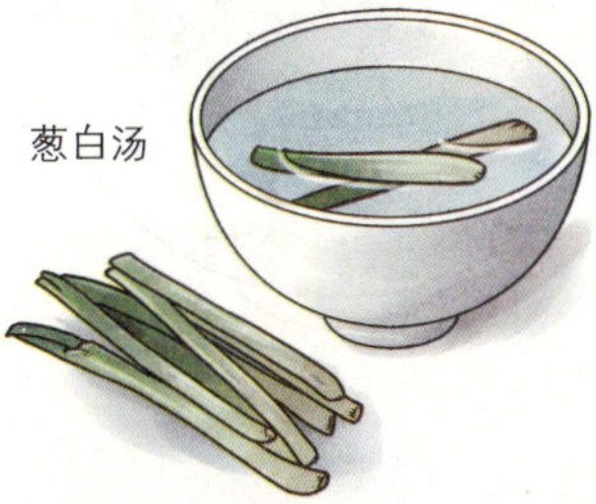

马齿苋草煎服加洗治荨麻疹

【配方及用法】马齿苋鲜草200~300克，加水约1500毫升，煎沸浓缩至1000毫升左右，即内服100毫升，余下药液加水适量煎沸后，捞弃药草，待汤液稍温，即可用其频频擦洗患处，每日2次。治疗2天即见效。

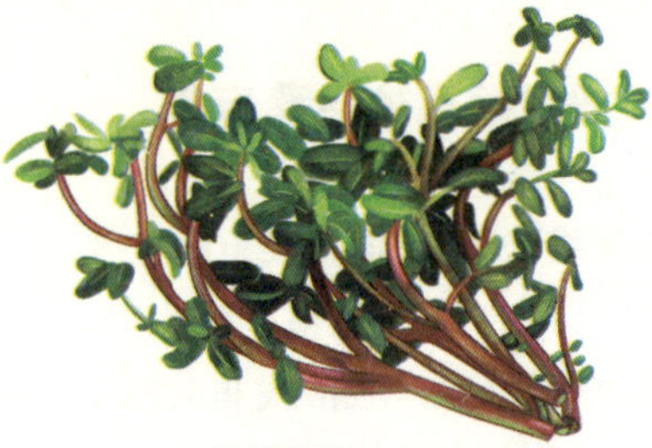

马齿苋草

活蝎泡酒喝治荨麻疹

【配方及用法】取七八只肥大的活蝎子，用清水洗净后，投入高粱酒中。过1周将这瓶酒再加酒兑成2瓶，每天喝1小盅。

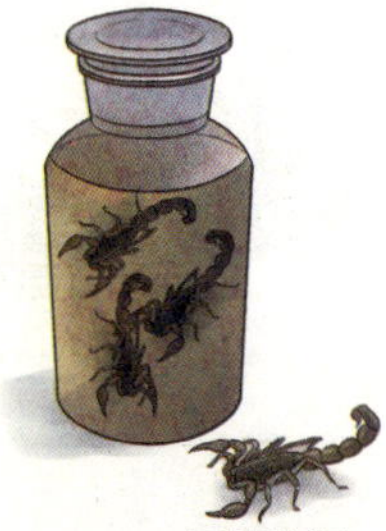

活蝎泡酒

地肤子煎服治荨麻疹

【配方及用法】地肤子30克，加水500毫升，煎至250毫升，加红糖50克热服，盖被发汗，每天早、晚各1次。

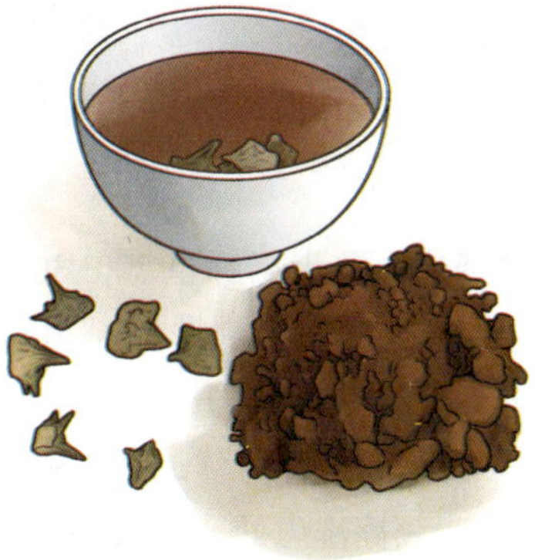

地肤子煎服治荨麻疹

韭菜根捣烂擦患处治荨麻疹

【配方及用法】将韭菜根100克洗净捣碎，用白纱布包裹，擦患处，疙瘩会自行消退。城市找韭菜根不便，可用韭菜梗代替。

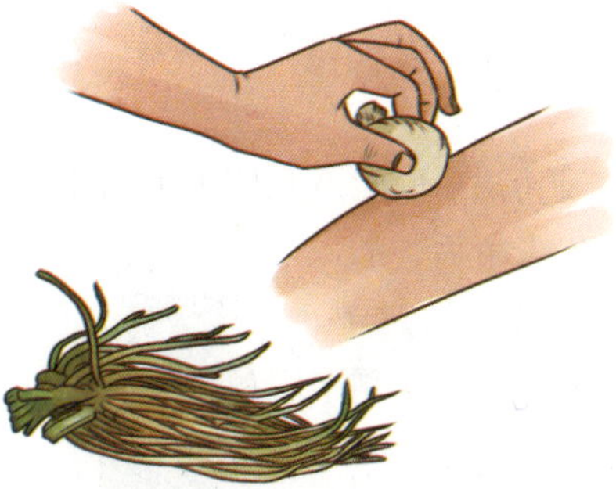

韭菜根捣烂擦患处治荨麻疹

吃蝎蛋可治荨麻疹

【配方及用法】用全蝎1只洗净，取鸡蛋1个，在顶部开一小孔，将全蝎塞入，破口向上，放容器内蒸熟，弃蝎食蛋。每天2次，5天为一疗程。一般服用1个疗程症状即能减轻，服用9天疹块即可消退。

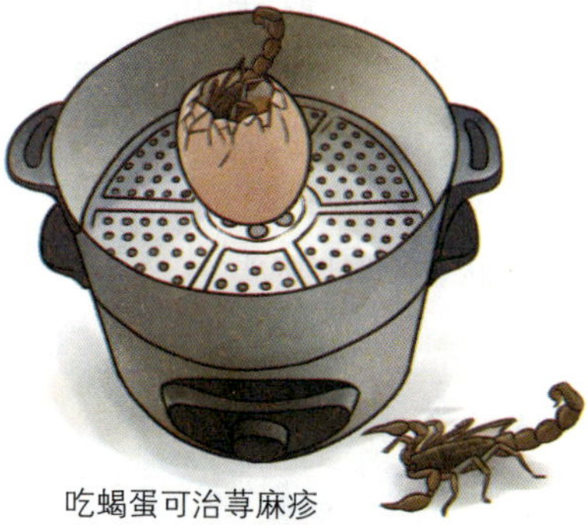

吃蝎蛋可治荨麻疹

芝麻根煮水可治荨麻疹

【配方及用法】芝麻根1把，洗净后加水煎。趁热烫洗。

【功效】清热，散风，止痒。用治荨麻疹。

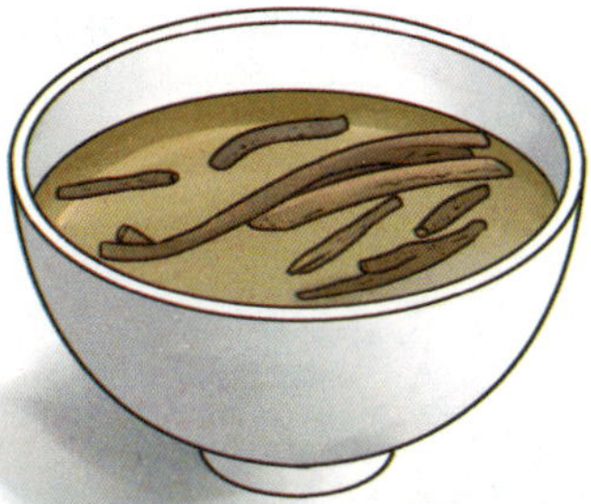

芝麻根煮水

带状疱疹

带状疱疹是一种急性感染性皮肤病，是因为水痘－带状疱疹病毒感染而产生的，多出现在成人身上，多发于春秋两季。带状疱疹患者身上会有簇集性水疱，呈带状沿身体一侧周围神经分布，还有明显的神经痛和局部淋巴结肿大。此病可能诱发角膜炎、角膜溃疡、结膜炎、病毒性脑炎、脑膜炎、破损部位细菌感染、内耳功能障碍等。

杉木炭等治带状疱疹

【配方及用法】杉木炭（或松毛灰）若干，冰片少许，麻油适量。将杉木炭研细，加冰片，用麻油调成糊状。以棉签或毛笔蘸涂患处。每隔2~3小时局部干燥即涂擦1次。

【功效】除痒止痛。

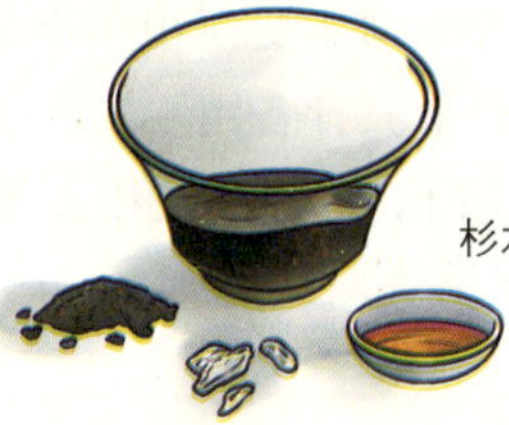
杉木炭糊

侧柏糊治带状疱疹

【配方及用法】取侧柏叶适量，捣成黏稠状，加鸡蛋清调成糊状，敷于患处，外用敷料固定。每日更换1次。一般只需2次，即能结痂。

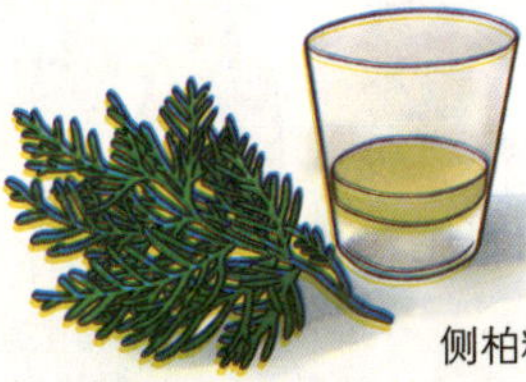
侧柏糊

王不留行治带状疱疹

【配方及用法】取王不留行适量（各药店有售），放在铁锅内炒至爆出白花，研成细粉，用鸡蛋清调成糊状，外敷患处，厚约0.5厘米，盖上纱布并固定，每日换药2次。

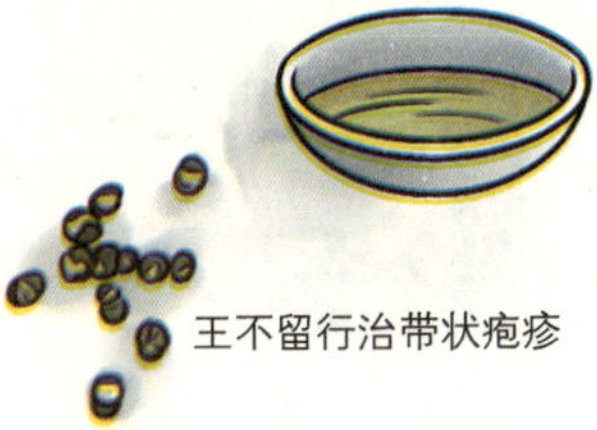
王不留行治带状疱疹

针刺大骨空穴治疗带状疱疹

【方法】取“大骨空穴”（拇指关节向手心方向弯曲，可见回弯处有两小骨棱突起，正中骨缝沟处即是此穴），用消过毒的针刺破双手此穴位处，出血即可，然后挤一挤。2天后水疱枯干，3天即可见效。

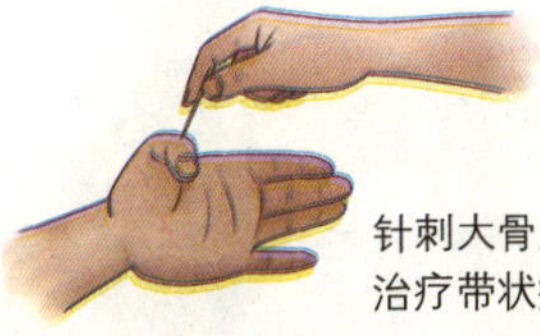
针刺大骨空穴治疗带状疱疹

蜂胶制剂治带状疱疹

【配方及用法】蜂胶15克，95%酒精100毫升。将蜂胶加入95%酒精内，浸泡7天，不时振摇，用定性滤纸过滤后即得蜂胶酊。使用时用棉签蘸蜂胶酊涂患处，每日1次。涂药期间注意保持局部皮肤干燥。

【功效】解毒，燥湿，止痛。主治带状疱疹。

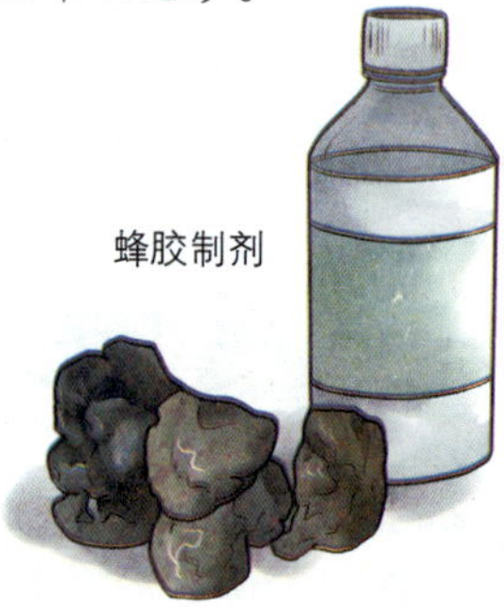

蜂胶制剂

鲜无花果叶治带状疱疹

【配方及用法】新鲜无花果叶数片，洗净擦干，切碎捣烂，置瓷碗中，加适量食醋调匀成稀泥状，敷于患处，待药干后更换。

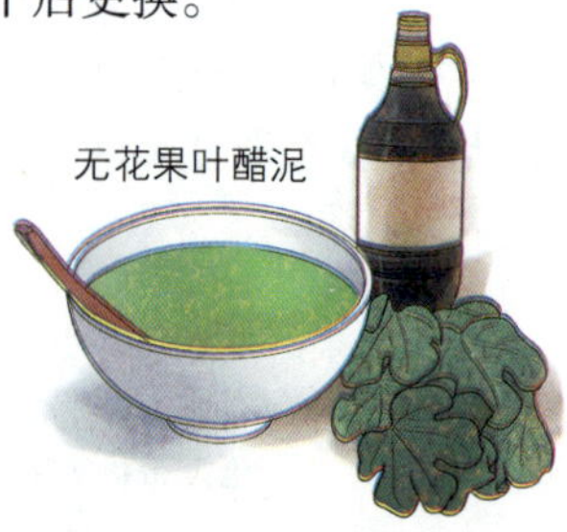

无花果叶醋泥

仙人掌、粳米粉治带状疱疹

【配方及用法】新鲜仙人掌、粳米粉、米泔水各适量。仙人掌去针及绒毛，切片，捣烂，再加入粳米粉和米泔水适量，捣和均匀使成黏胶状以备用。用时将已制好的胶状物敷于患处，外盖油纸，用绷带包扎固定。每隔3~4小时换药1次。

【功效】除痒止痛。

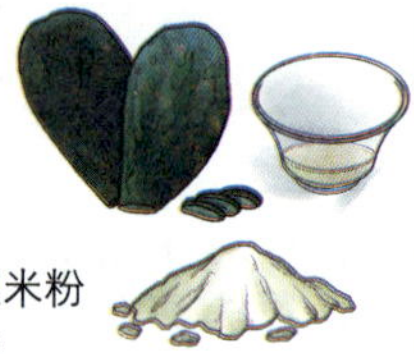

仙人掌、粳米粉治带状疱疹

韭菜汁搽洗治带状疱疹

【配方及用法】将刚刚割下的鲜韭菜（其量不限，可根据病变面积大小而定）用双手揉搓，取其汁备用。先用凉开水将患处洗净擦干，然后马上用韭菜汁反复搽洗，1次见效。

酒精浸布敷盖患处治带状疱疹

【配方及用法】备75%酒精。根据带状疱疹皮损大小，取纱布1块，用75%酒精浸湿（以不滴药液为度）敷盖在皮损上，外加塑料薄膜，用胶布固定，1日2次。一般3天见效。疼痛厉害者可适当服用去痛片。

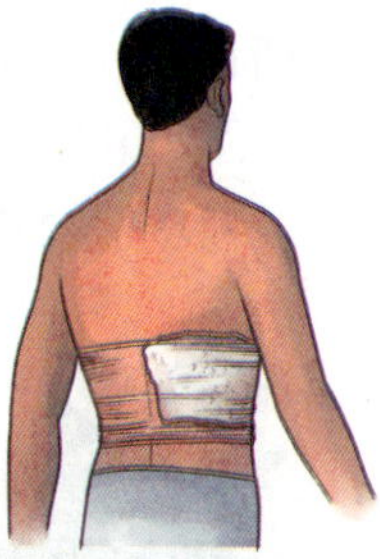

酒精浸布敷盖患处治带状疱疹

白癜风

白癜风是一种后天性局限性或泛发性色素脱失性皮肤病，患者皮肤的黑色素细胞功能消失，具体原因尚无定论。白癜风的症状主要是皮肤破损，变为乳白色或浅粉色，表面光滑的色素脱失斑，范围清晰，对称分布，少数患者患处会有瘙痒感。白癜风有诸多并发症，如糖尿病、恶性贫血、斑秃、异位性皮炎、甲状腺疾病、原发性肾上腺皮质功能不全、硬皮病、恶性肿瘤等。

白芷、白附子等治白癜风

【配方及用法】白芷、白附子各16克，密陀僧10克，雄黄3.5克。上药研细后筛去粗末，用切为平面的黄瓜尾（趁液汁未干）蘸药末用力擦患处，每天擦2次。

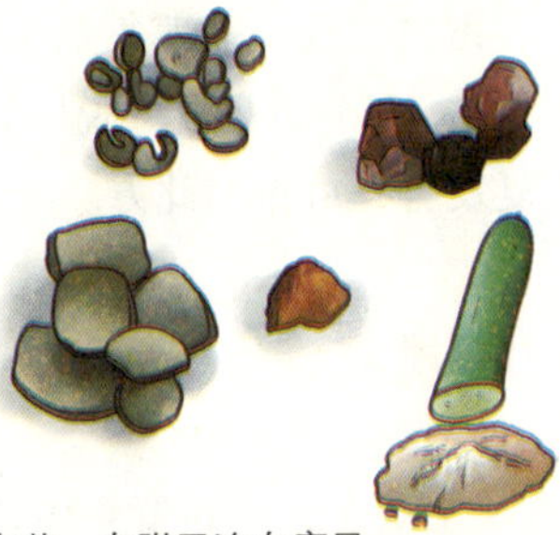

白芷、白附子治白癜风

黄瓜蒂、芝麻花治白癜风

【配方及用法】黄瓜蒂7个，芝麻花一把，盐卤150毫升。将前两味研成细面，放入盐卤内调成糊状，抹患处，每日2或3次。

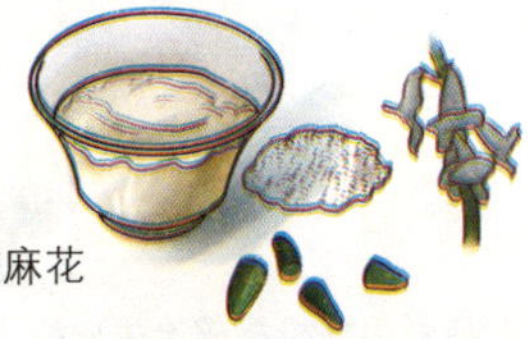

黄瓜蒂、芝麻花治白癜风

硫黄豆腐治白癜风

【配方及用法】取硫黄20克，豆腐250克，将硫黄研成极细末，掺入豆腐内搅匀，于每晚临睡前用温开水一次服下。

如意黑白散治白癜风

【配方及用法】旱莲草90克，白芷60克，何首乌60克，沙蒺藜60克，刺蒺藜60克，紫草45克，七叶一枝花30克，紫丹参30克，苦参30克，苍术24克。上述诸药共研细末，密封收藏。每日服3次，每次6克，开水送服。

猪肝、沙苑蒺藜治白癜风

【配方及用法】猪肝一具煮熟，炒沙苑蒺藜62克研面。熟猪肝切小片蘸药面吃，1日服完。轻者1~2料，重者2~4料，屡治屡验。

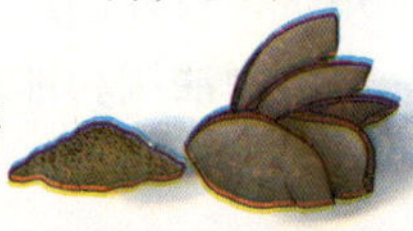

猪肝、沙苑蒺藜治白癜风

牛皮癣

牛皮癣又叫银屑病，中医称为松皮癣，是一种多基因遗传性的慢性炎症性皮肤病，多在头皮、四肢伸面及背部发病。创伤、感染、药物刺激等都可能诱发牛皮癣。患者患处皮肤有范围清晰的、有银白色鳞屑的斑块，轻者只有一些银币大小的斑块，重者全身皮肤都可发病。

醋可治牛皮癣

【方法】用棉球蘸5度食用醋，每天搽患处三四次，5~7天即可。或者用5度食用醋250毫升，加水250毫升，调成2.5度淡醋液，每天早晚冲洗患处5~10分钟后，用清水洗干净，一般需坚持5~7天。

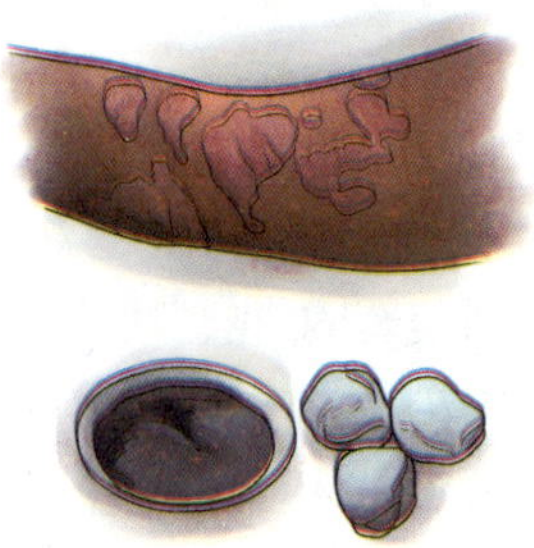
醋治牛皮癣

硫花蛋治牛皮癣

【配方及用法】硫黄10克，花椒10克，鸡蛋1个。将鸡蛋外壳一端打开，去蛋白液留蛋黄。把两味药装入鸡蛋内，用小棍搅拌混匀，温火焙干，再连同蛋壳一起研成细末。用植物油调和细末，敷在患处，1日数次。

斑蝥酊治牛皮癣

【配方及用法】斑蝥10克，加入75%酒精内，浸泡1周即成。用棉签或药刷蘸药液涂皮损处，一般涂药后24小时内起水疱，起疱后不要将其刺破，待3天内液体自行吸收，皮损结痂脱落。仍有苔藓样变者，可再次涂药，一般每隔1周可涂药1次，直至病变组织脱尽为止。若有复发者，可再用此方。

将青山核桃捣碎治牛皮癣

【配方及用法】采集新鲜青山核桃，将其捣碎，用核桃汁和匀，根据牛皮癣面积大小敷于患处，然后用纱布缠包好。待1小时左右，患处会起疱、出水，此时勿担心，10天左右即可脱皮痊愈。

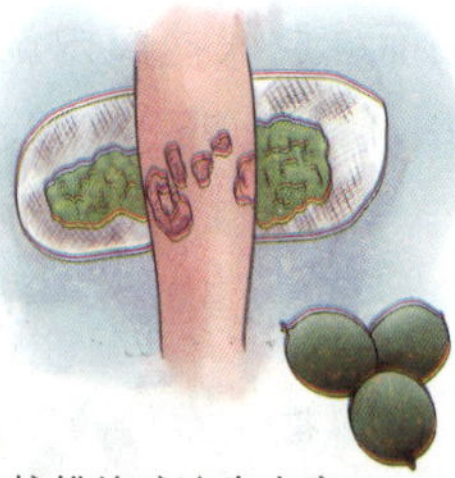
将青山核桃捣碎治牛皮癣

党参、苦参等可治牛皮癣

【配方及用法】党参、苦参、沙参、玄参、丹参、当归、川芎、荆芥、防风、白芷、桂枝、白鲜皮、犀角各 3 克，乌蛇 9 克。痒甚者加蝉蜕、川椒各 9 克；不痒者加三七 3 克，生地 9 克。犀角单独为末，余药共为细末，混匀分为 3 包。每天晚饭后用黄酒冲服 1 包，服药前先吃 3 个红皮鸡蛋。首次服药后要盖被发汗。服药期间应避风。治疗期及治疗后 1 年内要少吃辛辣等刺激性食物。

断肠草根泡酒治牛皮癣

【配方及用法】将断肠草根（鲜品）用清水洗净，去掉老皮，晾干，切片（带浆汁）放在玻璃瓶内，用 50 度白酒浸泡（酒没过药即可）1 周后，可直接用浸泡的药片涂抹患处（涂药前将患处洗净晾干），每日涂抹二三次。如发现患处红肿，可停用一段时间后再用。

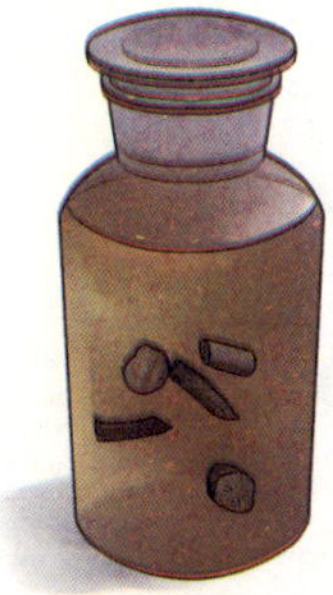

断肠草根泡酒

大枫子涂擦治牛皮癣

【配方及用法】大枫子适量，去壳备用。将患处用温开水清洗干净，再用去壳的大枫子反复涂擦，每日 1~3 次，连续 3~5 天即见效。

大枫子涂擦治牛皮癣

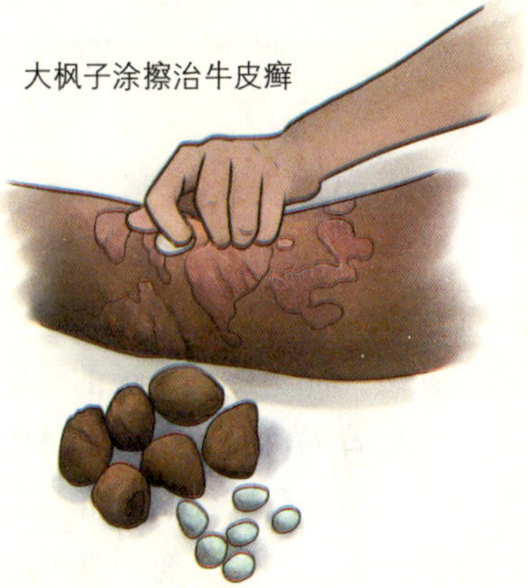

楮树浆治牛皮癣

【配方及用法】用刀在树枝上划一小口，楮树即冒出白浆，取浆每日早、晚 2 次擦患处。注意：楮树的浆水切勿滴入眼内。

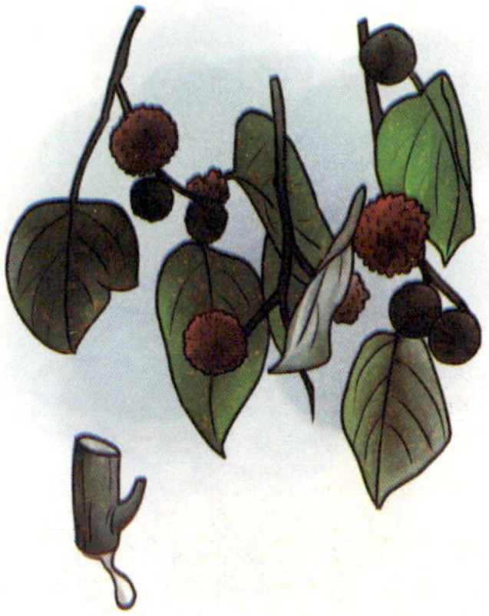

楮树枝叶

菊花、蝉蜕等治牛皮癣

【配方及用法】菊花、蝉蜕、苦参、桑叶各10克，赤芍、丹皮各15克，茯苓30克，防风19克，白鲜皮20克，牛蒡子11克，加水750毫升，然后慢火煮至250毫升，分早晚2次服下，一般服30~50剂即可。

全蝎治牛皮癣

【配方及用法】全蝎7个，用31~62克香油煎（炸）熟，于饭前或饭后食用，接着喝黄酒，量以身体能承受为度，然后卧床休息发汗。每隔7天吃1剂。服4~5剂周身患处脱掉一层皮时，即停止服药。

【备注】全蝎指的是头、尾、足、钩都完整的蝎子。不能用活的、鲜的蝎子。若是自己抓的活蝎子，应放入水中煮死晒干后再用。

柳条水烫洗治牛皮癣

【配方及用法】将柳条切成12厘米左右长，放入锅内用水煮，待水呈黑色时，烫洗患处。

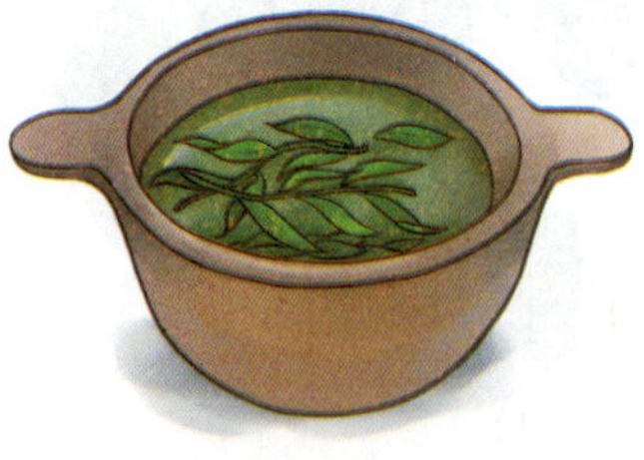

柳条水

棉籽油辣椒治牛皮癣

【配方及用法】取棉籽油250克放在锅内烧热，将事先用火烤焦的红辣椒6个研成粉，放进锅内炸2分钟左右停火，待油稍冷后与辣椒充分调匀成糊状，早晚涂在患处，一般坚持10余天牛皮癣就会结痂自行消退。

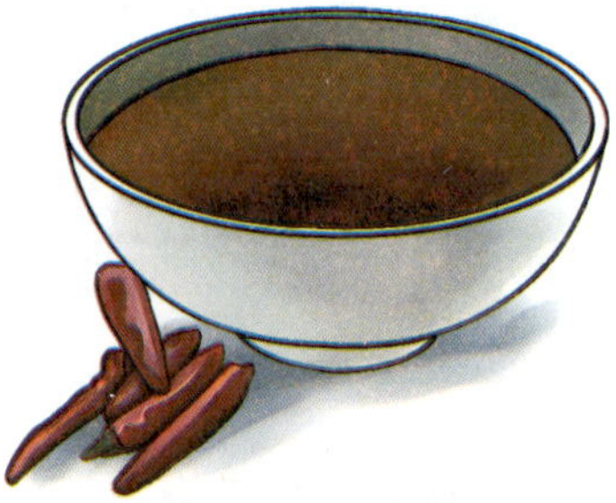

棉籽油辣椒治牛皮癣

蒜泥敷灸法治牛皮癣

【方法】艾条隔蒜泥温和灸，即取大蒜适量去皮，捣如泥膏状，敷于患处，厚0.2~0.3厘米，上置艾条按温和灸法操作。每次施灸15~30分钟，或灸至局部灼痛热痒为度。每日或隔日灸治1次，7~10天为一疗程。

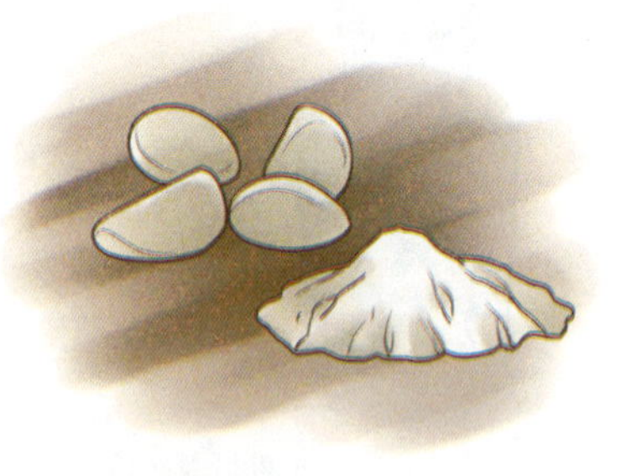

蒜泥敷灸法治牛皮癣

各部位癣症

癣，即发生在表皮、毛发、指（趾）甲的浅部真菌皮肤病。按发病部位分为头癣、足癣、手癣、甲癣（俗称灰指甲）、体癣、股癣等。这类疾病有一定的传染性，接触患病的人或动物，或者经常使用癣病患者用过的东西，如毛巾、鞋子、枕巾等，都有可能患上癣症。癣并不是什么大病，但患者往往瘙痒难忍，对生活、学习、工作都会造成不利影响。

酒精浸泡鲜榆钱治癣

【配方及用法】新鲜榆钱100克，75%酒精500毫升。将鲜榆钱浸泡于酒精中，密封64小时，压榨去渣备用。用前洗净患处，涂擦该药液，每天3~5次。若是干品，先用开水泡胀，再浸泡于酒精中。

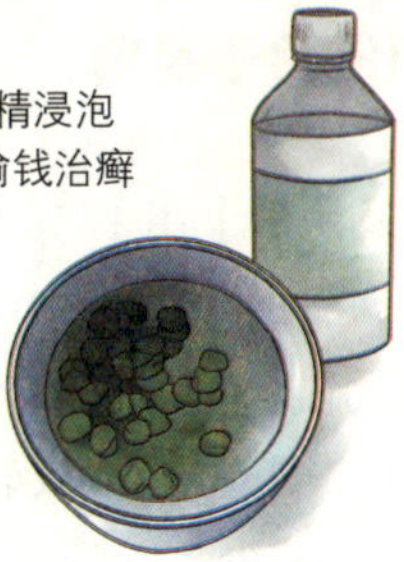

黄瓜硼砂可治汗斑

【配方及用法】新鲜黄瓜200克，硼砂100克。先将黄瓜洗净切成片装入容器，再将硼砂放入容器内，稍搅拌后，放置3~4小时，过滤出黄瓜液装入瓶内，放到冰箱里或阴凉处备用。清洗皮肤后，用消毒纱布块浸黄瓜液涂擦患处，每日3或4次。一般7~10天痒感及鳞屑斑消失，皮肤恢复正常。

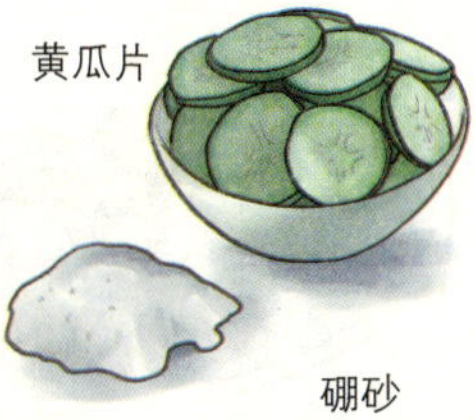

柚皮硫黄治花斑癣

【配方及用法】将普通食用的柚皮（或尚未成熟的小柚）切开，取其切开面沾硫黄涂擦患部。

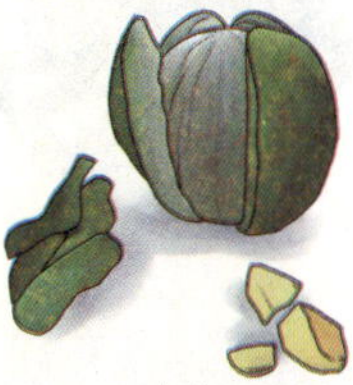

山西陈醋浸泡可治甲癣

【方法】取一个拇指能放进去的小瓶，装入醋液，然后把患甲癣部位放入瓶内浸泡，每次半小时以上，一天浸泡3次，3~5日即可见效。治甲癣以山西陈醋为好。

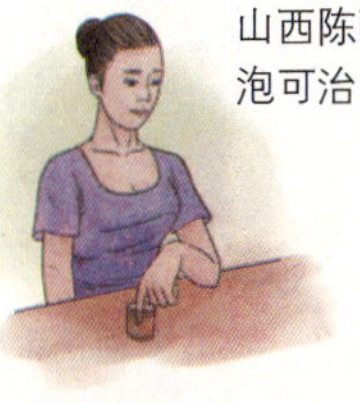

川楝子膏包敷可治甲癣

【配方及用法】将川楝子10枚去皮，加水浸泡至软，用手捏成糨糊状，浸泡局部1小时以上，每天1次。亦可用川楝子加水捣膏，加适量凡士林调匀，厚涂患指（趾），外用纱布、胶布固定，2天后更换，直至痊愈。

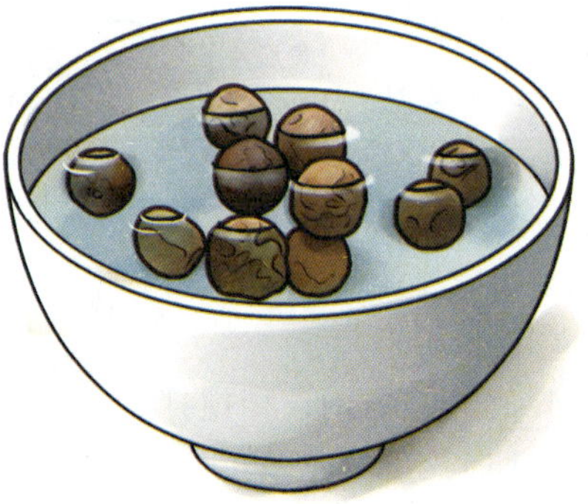

川楝子去皮加水浸泡

荞麦面捣大蒜治手癣

【配方及用法】荞麦面124克，大蒜4枚。把大蒜捣烂，和荞麦面掺在一起，涂糊患处，用布包好。

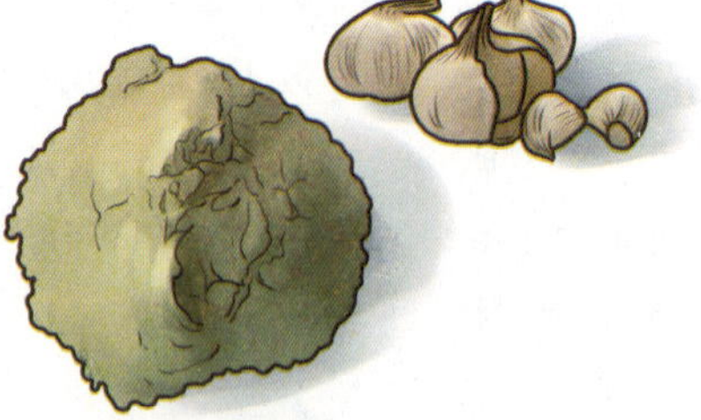

荞麦面捣大蒜治手癣

艾条悬灸法治手癣

【方法】用药艾条在皮损处进行悬灸，每次15~30分钟，每日灸1或2次，7~10次为一疗程。

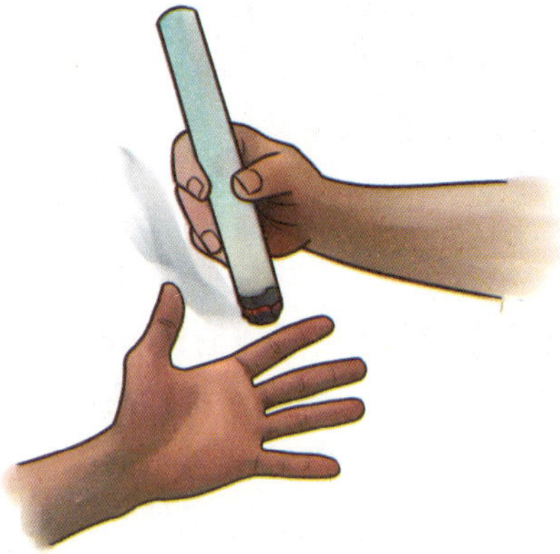

艾条悬灸法治手癣

丁香煎液治手足癣

【配方及用法】用1∶10的丁香煎液外涂患处，每天1~3次，对治疗皮肤霉菌引起的癣症有效。通常在涂药后3~7日瘙痒感减轻，炎症消退，落屑减少，以后局部症状逐渐好转。

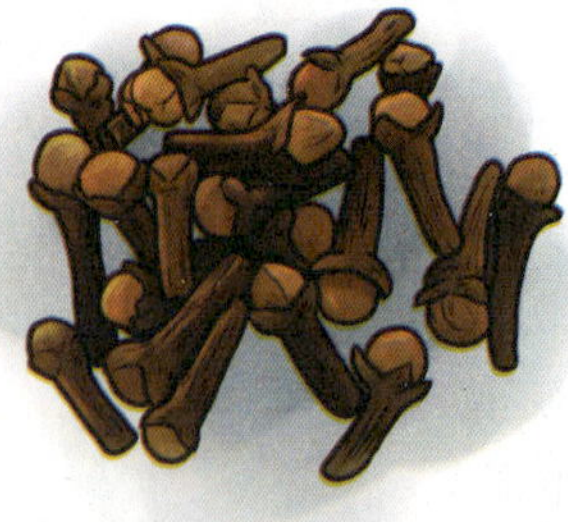

丁香

樟脑豆腐可治足癣

【配方及用法】樟脑3克，豆腐2块，捣烂外敷，每日1次。2天后见渗液已除，糜烂面干燥，两脚背肿势消退，予华佗膏外搽。3天后痒痛全消，行走自便。

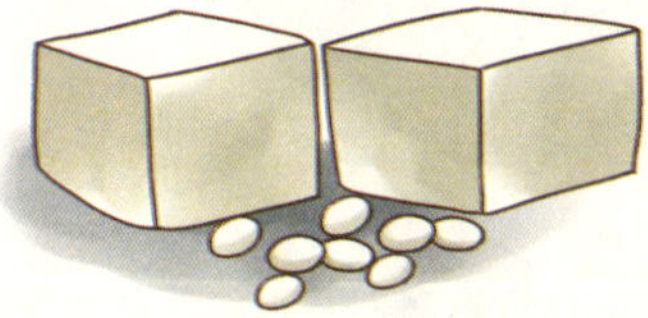
樟脑豆腐治足癣

公丁香、花椒等治手足癣

【配方及用法】公丁香、花椒、防风、防已、土槿皮各15克，加水2500毫升，煮沸30分钟，过滤，待药液凉至微温后，浸泡患足。每次浸泡45分钟左右，每日1次。药渣不要倒掉，次日加水再煮，如法再浸泡1次。此法亦可用于手癣的治疗。

公丁香、花椒等治手足癣

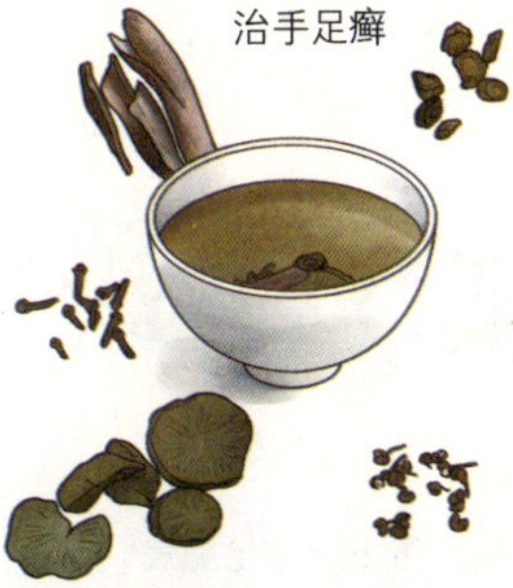

酒精浸泡黄精治手足癣

【配方及用法】黄精100克，75%酒精250毫升。将黄精切薄片置于容器内，加入酒精，密封浸泡15天。用4层纱布过滤，挤尽药汁后再加普通米醋150毫升和匀即可。将患处用水洗净擦干，用棉签蘸药液涂抹患处，每天3次。

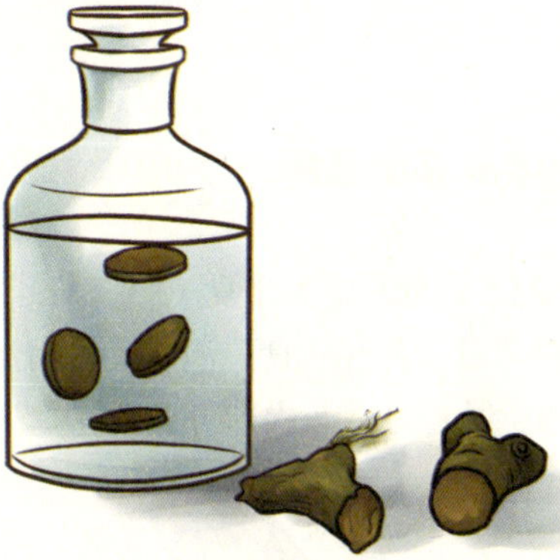
酒精浸泡黄精治手足癣

姜盐煮水洗泡可治足癣

【配方及用法】生姜100克，食盐50克，清水两大碗。三者放入锅内煮沸10分钟左右，然后倒入脚盆泡患脚。每次泡30分钟，一般泡3~7次即可。

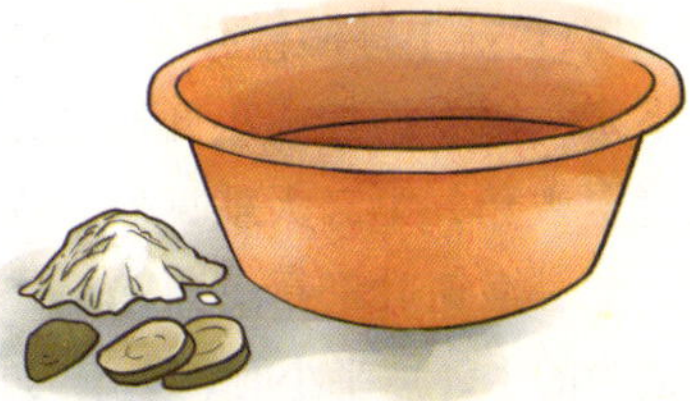
姜盐煮水洗泡治足癣

木瓜治足癣

【配方及用法】木瓜100克，加水4000毫升，煎取大半，待温热时泡洗患处，每日洗两三次，每剂药可连用2日。

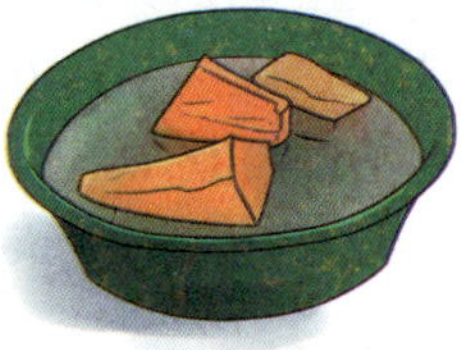

木瓜水

生半夏等治足癣

【配方及用法】生半夏 10 克，研碎，以适量大蒜汁或食醋泡一天，用汁液涂抹患处，数次即可见效。

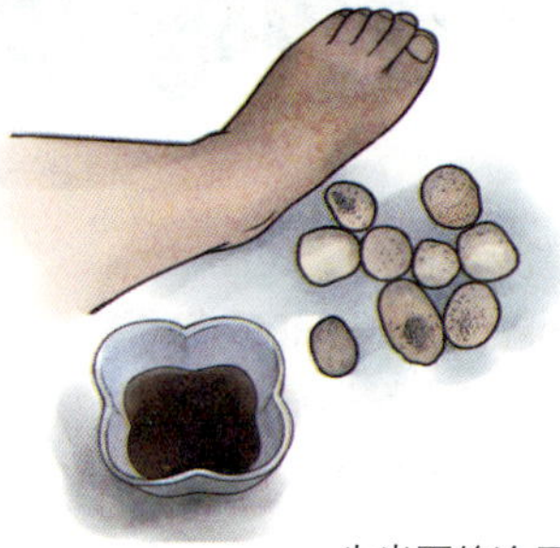

生半夏等治足癣

番茄敷可治足癣

【配方及用法】番茄 1 个。将番茄挤破连汁带瓤贴敷患处，当天即觉症状减轻；洗净脚，擦干，再贴 1 次，即可痊愈。患有足癣者不妨一试。

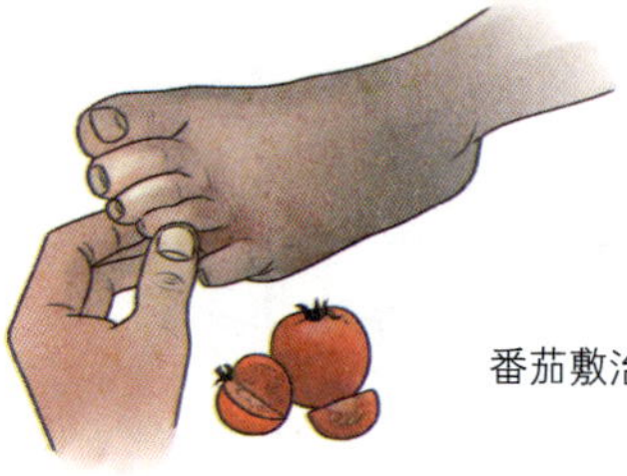

番茄敷治足癣

冷酸灵牙膏可治足癣

【配方及用法】洗脚后将冷酸灵牙膏涂在患处。

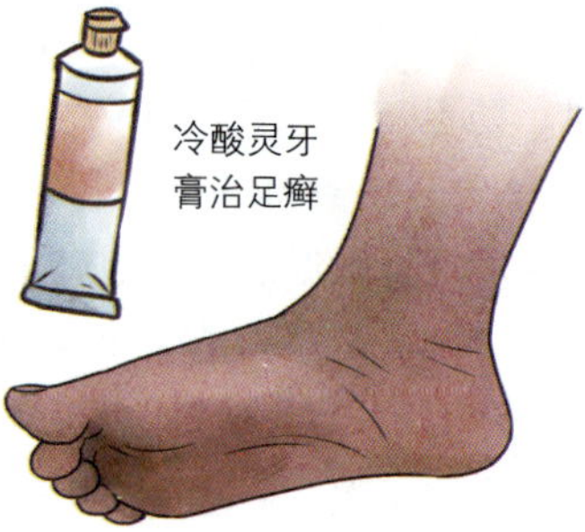

冷酸灵牙膏治足癣

柳树叶可治脚气

【配方及用法】将柳树叶子（越嫩越好）摘下来，用手指拧成小丸塞进趾缝，头天晚上敷药，第二天就见效。或用柳树叶（老、嫩树叶都行）煎水（一把柳叶加适当的水，煎半小时，水浓为宜），温水洗脚。

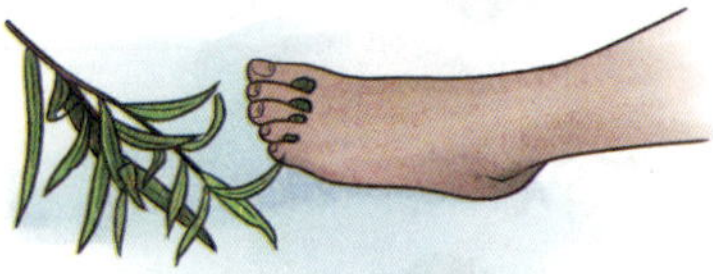

柳树叶可治脚气

醋精治灰指甲

【方法】修好指甲，将醋精涂抹在灰指甲表面和蜂窝孔内，每日数次，直到长出新甲。

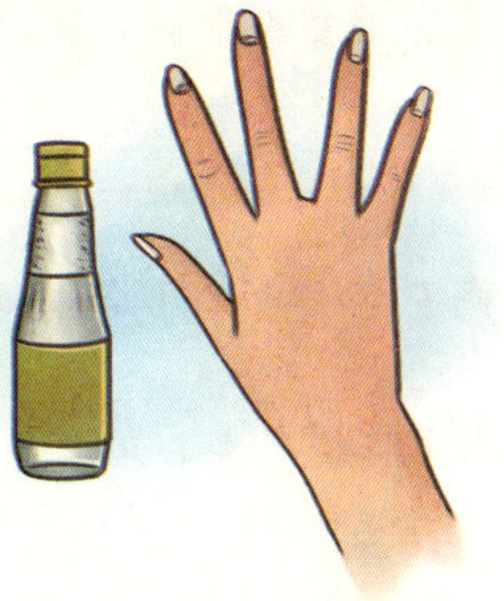

醋精治灰指甲

紫皮蒜治灰指甲

【配方及用法】将紫皮大蒜切片，贴在指甲上，几日后如稍有疼痛感，指甲可长出，病可除。

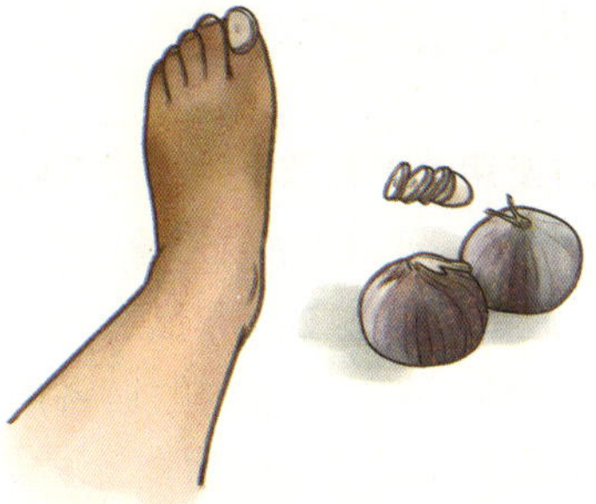

紫皮蒜治灰指甲

阿司匹林可治足癣

【配方及用法】阿司匹林、复方新诺明各等份研末，撒于患处。

艾灸治疗灰指甲

【方法】先用刀片刮除病甲表层，然后点燃艾条在病甲上熏灸，调节艾火与病甲的距离，使温度适宜，以患者能耐受为度，要防止烫伤周围皮肤。每次灸 15~20 分钟，每天灸 3 或 4 次。一般连续灸 15~20 天。灸后病甲无须包裹，可照常进行日常活动。

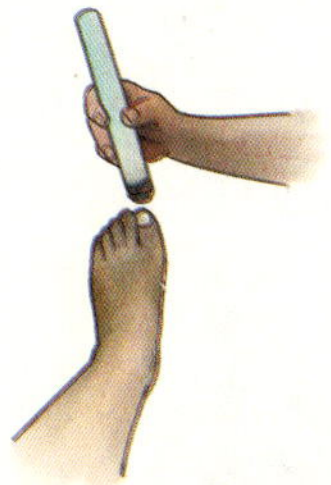

艾灸治疗灰指甲

苦参干姜治足癣

【配方及用法】苦参 20 克，干姜 4 ~ 6 片。用水煎熬 30 分钟后，将煎好的药汁去渣倒入盆内，加适量的开水，以水没过脚背为宜。每晚浸泡双脚 15 分钟左右，坚持治疗可有良好效果。

洋铁叶根泡醋治足癣

【配方及用法】将洋铁叶根挖出，洗净切碎，用白醋精泡一两周，当醋液变黄红色时，即可搓用。每天搓 1 ~ 2 次，1 周可见效，坚持一段时间，可有良好效果。

手足干裂（皲裂）

皲裂，俗称裂口子，是由于皮肤表面的油膜损坏，皮肤干燥，或慢性炎症引起弹性减低或消失而出现的皮肤组织断裂。皲裂多发于寒冷干燥季节，以手、足部位为甚，重者裂口处会有轻度出血。从事露天作业以及接触脂溶性和吸水性物质也是出现皲裂的原因。

塑料袋包脚治足跟皲裂

【方法】将薄塑料袋（食品袋最好）套在脚上，再穿上袜子。

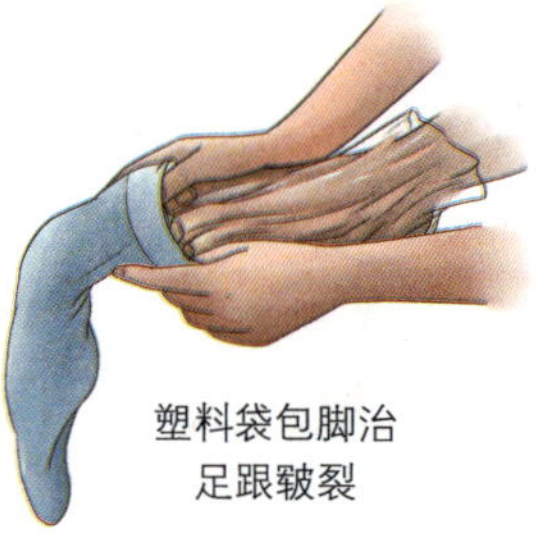

塑料袋包脚治足跟皲裂

维生素E涂患处可治手脚裂口

【方法】将维生素E丸用针扎破，把油挤在患处涂抹（一个丸可用多次）。每次洗手后涂抹，愈合后也要常抹，防止复发。

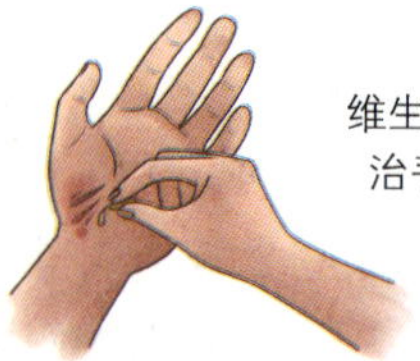

维生素E涂患处治手脚裂口症

涂醋蛋液治手皲裂

【配方及用法】每次在洗手、洗碗或洗衣服之后，用醋蛋涂在手上，然后揉一揉，一天洗几次手就涂几次醋蛋液。

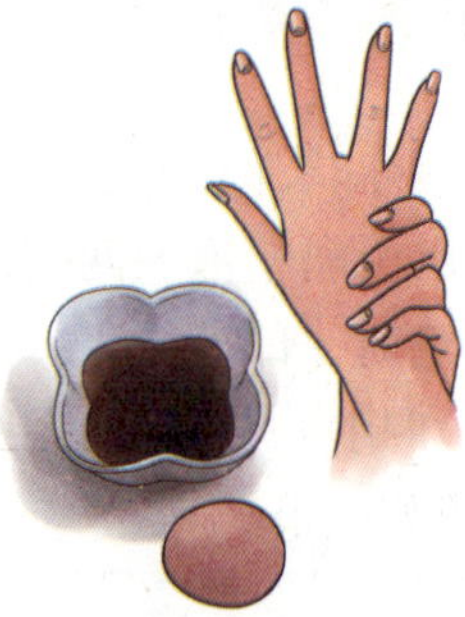

甘草甘油可治手掌皲裂

【配方及用法】甘草75克，75%酒精、甘油、蒸馏水各250毫升。将甘草泡于酒精内24小时后，取浸液与甘油、蒸馏水混匀贮瓶备用。用时将患部洗净后，用药涂抹患处，然后搓数下。每日洗3或4次，一般3天见效，10天痊愈。

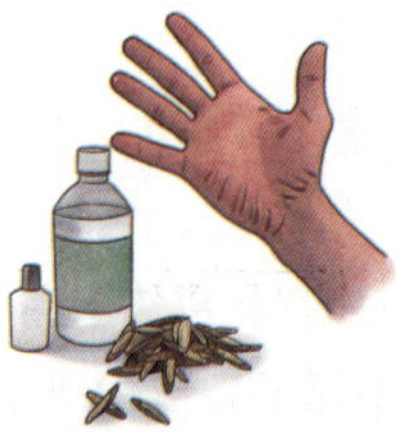

甘草甘油治手掌皲裂症

白发、脱发、头皮屑

白发是指头发全部或部分变白，除遗传因素外，主要缘于健康水平及营养平衡方面的问题。正常的头发脱落为生理性脱发。头发异常或过度脱落即病理性脱发，患者头发油腻，或焦枯发蓬，有淡黄色或灰白色鳞屑，自觉瘙痒。头皮屑又叫头皮糠疹，是头皮角质层细胞过度增生，异常脱落的一种皮肤病。

凤仙花治白发

【配方及用法】立秋后将凤仙花（即指甲花）全棵切碎晾干，每日 50 克，代茶泡水饮服，10 天为一疗程，3 个月可见效。

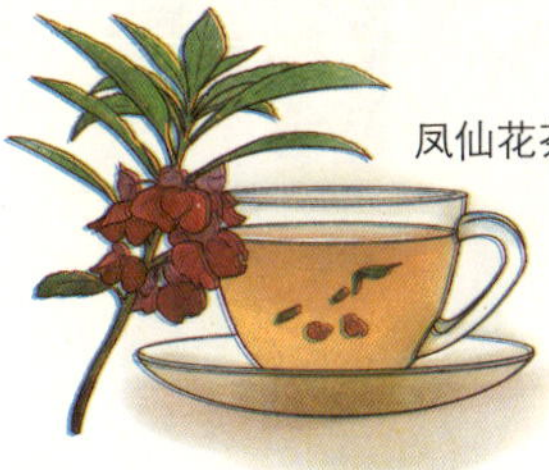

鲜柏叶等可治脱发

【配方及用法】鲜柏叶 50 克，红辣椒 10 个，75％酒精 500 毫升，一并装入瓶内，盖紧盖子，泡半月可涂抹患处。每天搽 5~7 次，10 天后可见效。

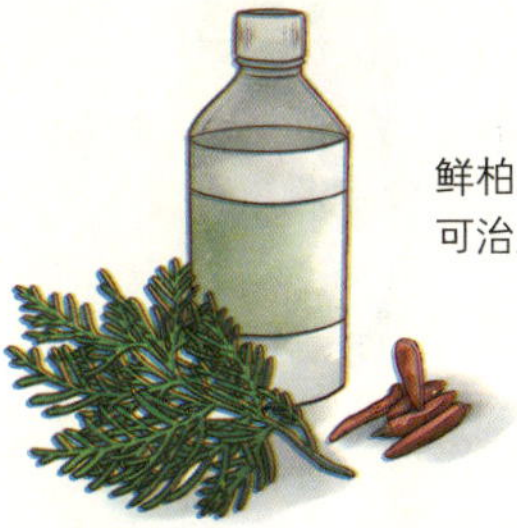

淘米水洗头可治头皮痒

【配方及用法】每天用淘米水洗头，连洗几次，可有效治疗头皮痒。

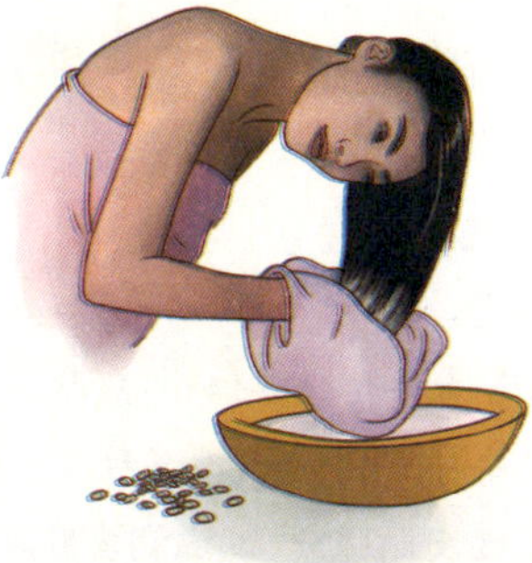
淘米水洗头治头皮痒

蛋清去头皮屑

【配方及用法】鸡蛋清涂抹在头皮上可去头屑。

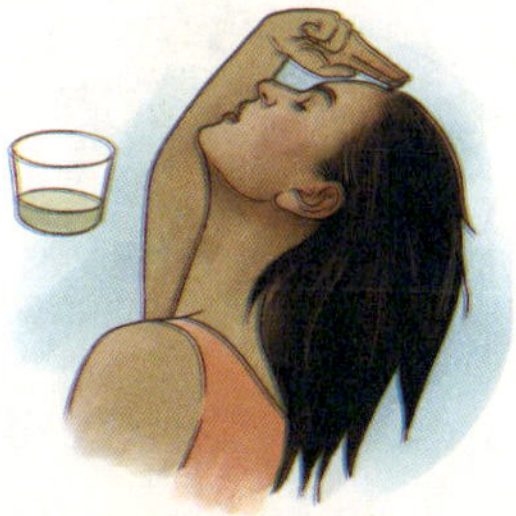
蛋清去头皮屑

各种斑

斑,《丹溪心法》中称“有色点而无头粒者是也”,指发生在体表皮肤的斑点,有红、紫红、淡红、黑、棕褐等颜色,摸上去没有凹凸感,可见于斑疹伤寒、流行性脑脊髓膜炎及其他多种传染性热病之菌血症。人体外感热邪,热郁阳明,邪入营血,则往往在皮肤上出现斑点,常有发热、口渴、烦躁,甚至神志昏蒙、谵语等并发症。

生姜酊可治雀斑

【配方及用法】鲜姜50克,去掉杂质,洗净,待晾干后装入瓶中,然后加入白酒或50%酒精500毫升,加盖密封浸泡15天即可,外涂治疗。

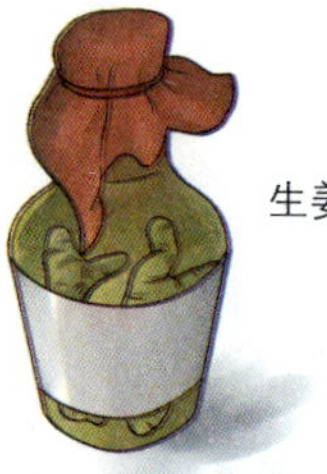

枸杞子预防黄斑变性

【配方及用法】枸杞子10克,排骨、红枣各少许,一起煮汤食用。

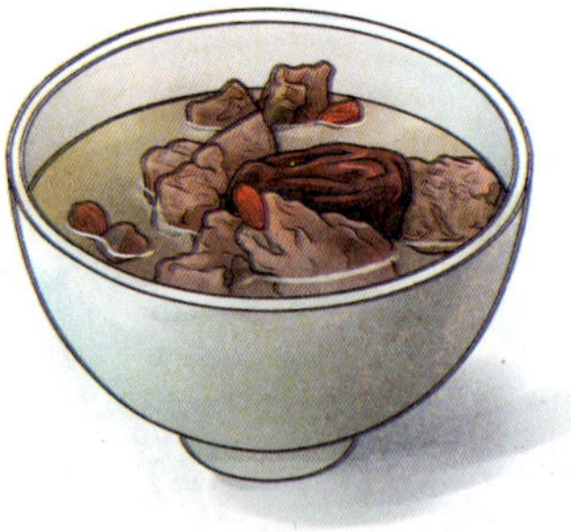

枸杞子排骨红枣煮汤

桃花蜜可治面部黑斑

【配方及用法】桃花、冬瓜仁、蜂蜜各适量,一同捣烂,涂患处即效。

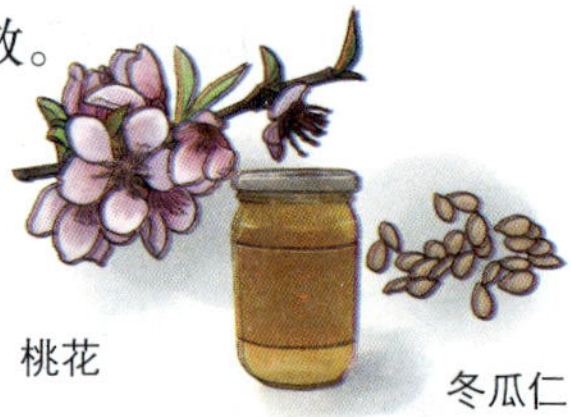

杏仁蛋清可润肤消斑

【配方及用法】杏仁、鸡蛋清、白酒各适量。杏仁浸泡后去皮,捣烂如泥,加入蛋清调匀。每晚睡前涂抹,次晨用白酒洗去,直至斑退。

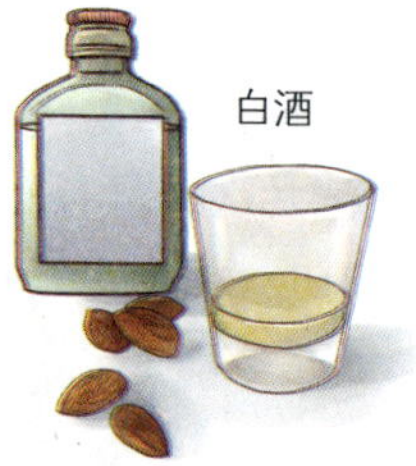

【功效】杏仁含杏仁苷、脂肪油、杏仁油及葡萄糖等,蛋清含多种维生素,都有促进皮脂腺分泌、滋润皮肤之作用。用于治疗面部黑褐斑及面暗无光泽。

腋臭（狐臭）

腋臭俗称狐臭，患者腋窝等褶皱部位有一股难闻的气味，对其生活带来很大影响，甚至会造成心理障碍。大多数腋臭患者都有家族遗传史。穿紧身衣导致皮肤紧贴衣服，妨碍分泌液的挥发，使局部温度、湿度增高，也会造成细菌大量滋生、分解，产生臭味。另外，不良的生活卫生习惯也会导致腋臭。

鲜姜汁涂腋下消炎祛臭

【配方及用法】将鲜姜洗净，捣碎，用纱布绞压取汁液。涂汁于腋下，每日数次。

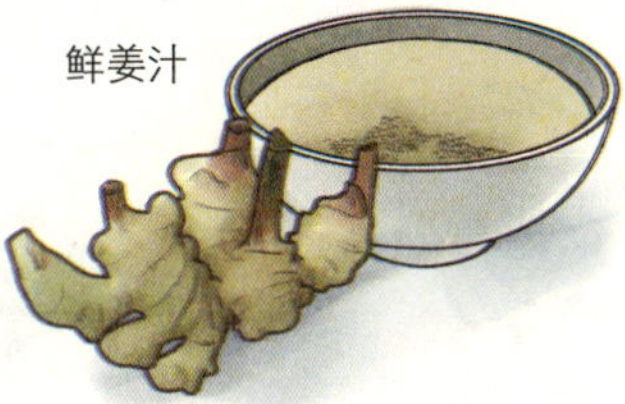

鲜橘皮治腋臭

【配方及用法】用鲜橘子皮（橘子汁也可）每天多次擦洗患处，2~3 天就见好转，5~7 天效果更好。

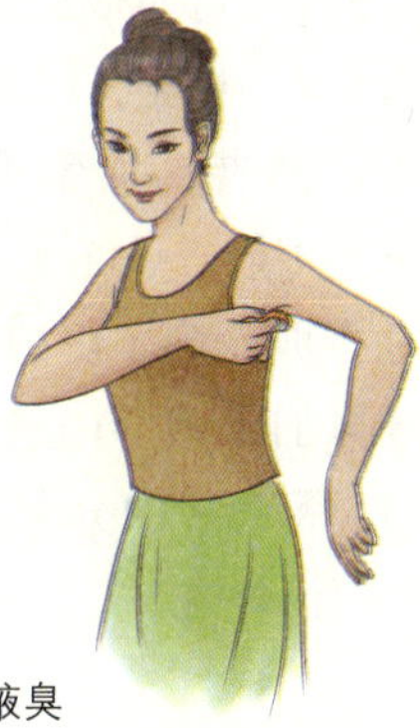

鲜橘皮治腋臭

密陀僧饼治腋臭

【配方及用法】密陀僧 6 克。先将面粉做成蒸饼（约 1 厘米厚），趁热将饼劈为两片，中间放入密陀僧 6 克，就热急夹于腋下，略卧片刻。药冷了温热，用数次后弃去，隔日再用上法治疗 1 次。

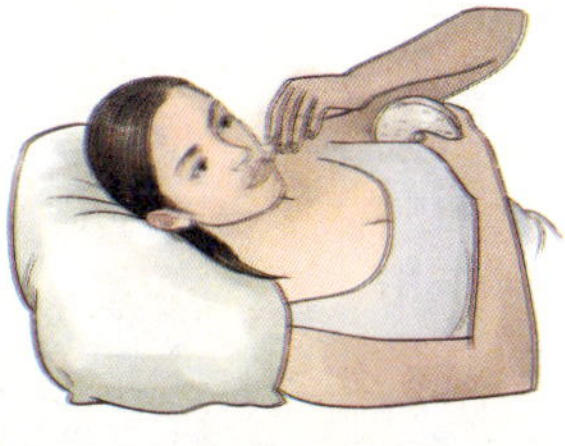

密陀僧饼治腋臭

石灰调醋治腋臭

【配方及用法】选用优质食醋，调入石灰粉，洗净患处拭干后涂抹，1 日 3 次，约 1 周即可见效。

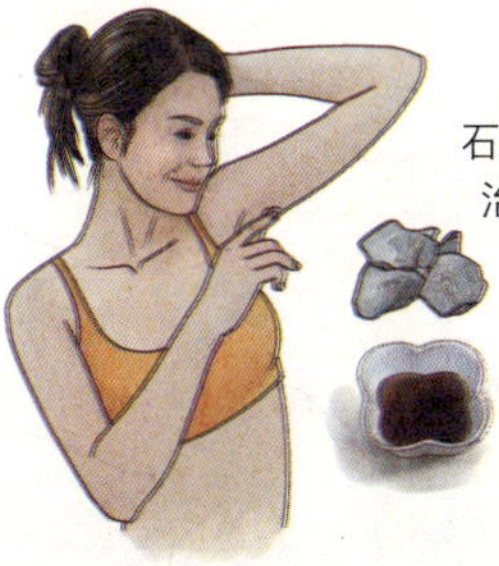

石灰调醋治腋臭

扁平疣

扁平疣在青少年身上比较常见，是由人类乳头状瘤病毒引起的病毒感染性疾病，可通过直接或间接的接触传染。患者面部、手背、手臂等部位会出现皮色或粉红色的扁平光滑丘疹，微微隆起，呈圆形、椭圆形或多角形，一般没有明显的自觉症状。部分扁平疣患者病情会自行好转。

板蓝根、紫草等可消疣

【配方及用法】板蓝根 30 克，紫草 15 克，马齿苋 30 克，生薏苡仁 50 克（另煮熟食之或研细和服）。如患处发痒，加蝉衣 10 克，以祛风止痒；药后恶心或便溏者，加藿香 10 克，以健脾胃。每天 1 剂，煎 2 遍，先用水浸泡 1~2 小时再煎。第 1 次煎 30 分钟后滤净，药渣再加水煎 30 分钟，滤净后与头煎和匀，每日 3 次分服。扁平疣患者可用此方煎汤外洗。

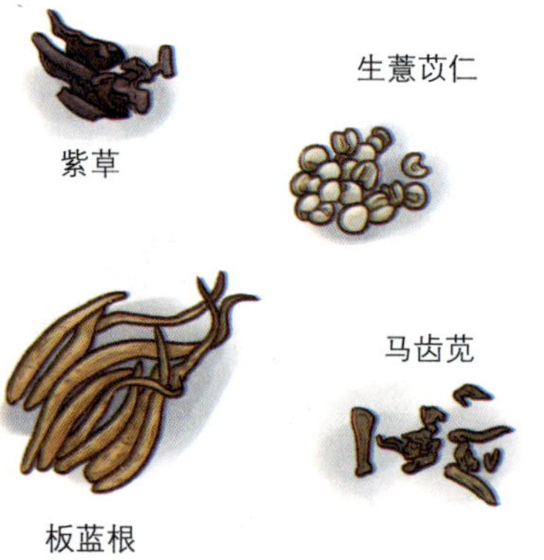

墨鱼骨治扁平疣

【配方及用法】先用酒精或开水将患处洗净，然后用小刀或剪子把扁平疣刮出血，用墨鱼骨在患处来回摩擦 1 分钟左右，连续摩擦几天。

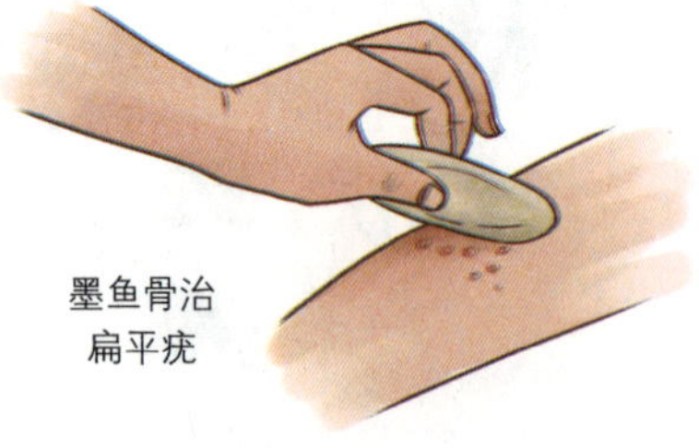
墨鱼骨治扁平疣

鲜芝麻花根白水可治扁平疣

【配方及用法】取新鲜芝麻花根部的白水，直接涂在扁平疣上，每日 1 或 2 次，连用 2~3 天即可愈。如果把最早出现且最大的扁平疣用针刺破涂抹，效果更好，有的 1 次即可愈。没有发现副作用及感染。

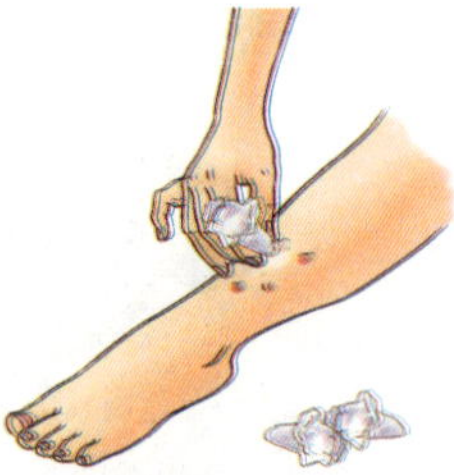
鲜芝麻花根白水

寻常疣（瘊子）

寻常疣即中医所谓千日疮，俗称瘊子、刺瘊，指人体皮肤浅表处所生的赘疣，是民间对丝状疣、跖疣、指状疣、扁平疣、尖锐湿疣的统称，是人类乳头状瘤病毒所引起的皮肤病。寻常疣通常为直接接触传染所致（亦有自身接触导致的），外伤和细胞免疫功能低下或缺陷也能导致寻常疣感染。

狗尾巴草茎根可治瘊子

【方法】找一根狗尾巴草（像麦穗样的毛毛草）的茎，冬季干枯的茎也可以，用手捻动草茎慢慢扎向瘊子的基部，然后再十字形交叉扎进一根草茎，把露出的两端剪短，这样就切断了瘊子的血液供应。不论多大的瘊子都能逐渐枯萎，大约 1 个月后瘊子即可自行脱落，皮肤不留一点儿痕迹。用这种方法治疗瘊子不仅有效，而且治疗过程中不会感到疼痛。

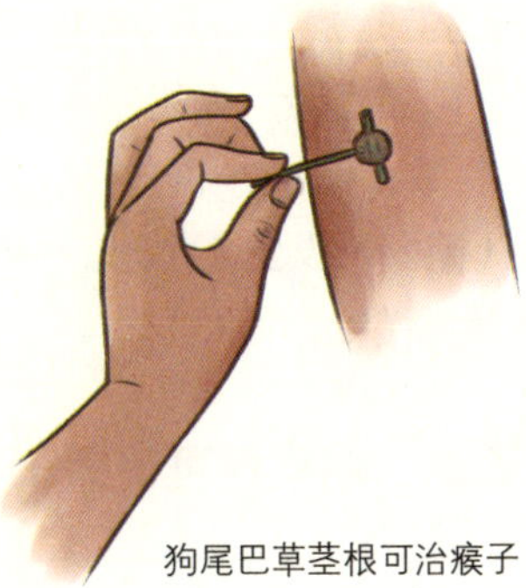
狗尾巴草茎根可治瘊子

香墨消除瘊子

【方法】优质香墨一锭。用墨锭蘸水涂患处，1 日数次，2~3 天瘊子即可自然消失。

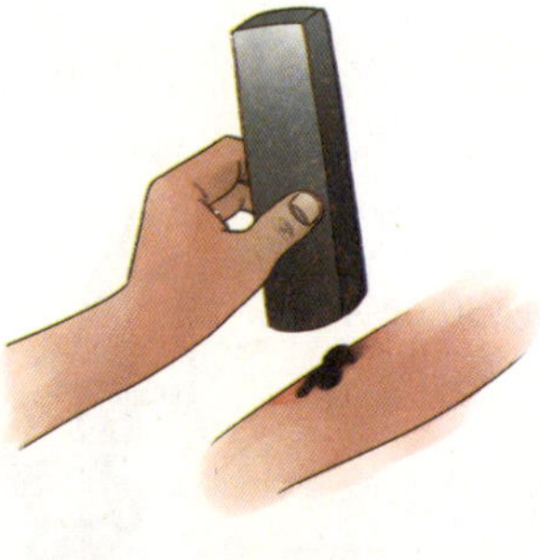
香墨消除瘊子

茄皮消除瘊子

【配方及用法】2 个茄子，每天撕下茄子皮在患处擦数次，现撕现擦。

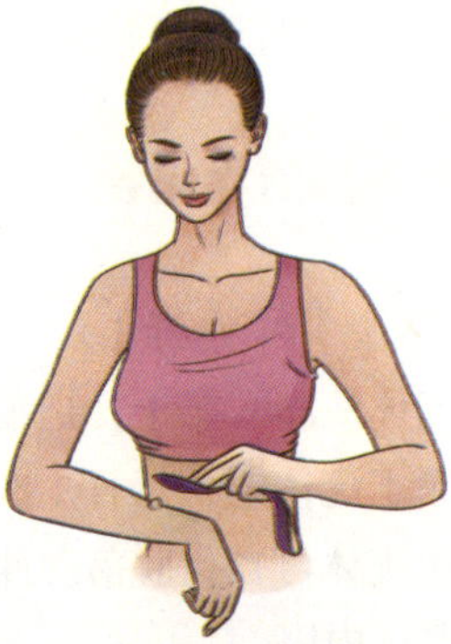
茄皮消除瘊子

肥猪肉可治瘊子

【方法】将患瘊子部位洗净，用刀削平瘊子突出面（勿见血），再用硬币大小的一片肥猪肉贴于瘊子上面，用无毒塑料薄膜盖住肥肉，防止透油，再用医用胶布固定，1周左右即可治愈。治疗期间无不良反应，愈后不留疤痕。

陈醋鸡蛋治瘊子

【配方及用法】鸡蛋（鸭蛋亦可）5~10个，陈醋适量。先用针在蛋的小头端刺数个小孔，再放入陈醋内浸泡（醋要浸没蛋）。浸泡7~10天后，取蛋煮熟吃，每天1个。

生石灰、明矾等可治瘊子

【配方及用法】生石灰、明矾、食盐、食碱各等份，共研细粉装瓶备用。取药粉3克，用冷水搅拌成稠糊状，用针将瘊子挑破见血，用药棉擦净，敷药如玉米粒大于患处，不宜用纱布覆盖，2~3小时后将干燥药粉去掉，脸、手部12小时、脚部5天内勿洗患处。

鲜狼毒汁外搽治寻常疣

【配方及用法】鲜狼毒1块。先用清水将疣体洗净、擦干，把狼毒折断取汁涂于疣体上，每日1次，一般2~4次疣体可自行脱落。此药有大毒，严禁内服。

冰片烧灼治寻常疣

【配方及用法】取一胶布，中间剪一小孔，孔大小与疣体相适应，将胶布贴于皮肤，保护疣体周围皮肤，疣体从小孔中露出。取一粒半米大小的冰片放于疣顶，点燃冰片至冰片燃尽。如疣体较大，可用2~3粒冰片重复烧尽，至疣体变白为止。2~3天疣体可自然脱落。创面涂以紫药水或用创可贴敷贴，1周左右结痂愈合。

鲜半夏搽剂治寻常疣

【配方及用法】鲜半夏。将疣局部用温水泡洗10~20分钟，用消毒刀片轻轻刮去表面角化层。再将7~9月采挖的鲜半夏洗净去皮，在寻常疣局部涂擦1~2分钟，每天3或4次。一般只涂擦初发疣（母瘊）即可，若继发疣较大较多，逐个进行涂擦，效果更好。

芝麻花治寻常疣

【配方及用法】取新鲜芝麻花适量，涂擦患处，每天3次，7~10天可见效。如为干品芝麻花，可用水浸泡30分钟，煎沸，冷却后涂擦患处。

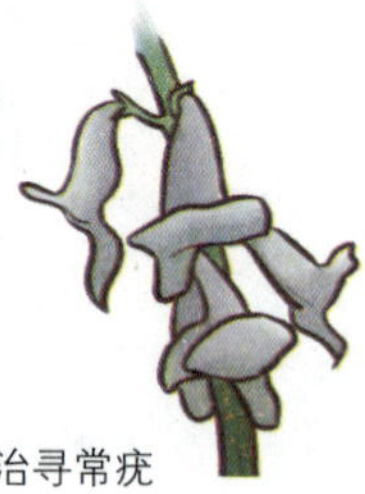

芝麻花治寻常疣

鸡眼

鸡眼是足部反复的机械性创伤导致角化过度引起的皮肤局限性增厚。骨性隆起、足部的生物力学功能异常、鞋不合脚、体育活动导致的反复创伤等都可能造成鸡眼的产生。鸡眼通常呈圆锥形，其基底部在表面上，尖顶朝内，对邻近结构造成压迫。病期长的鸡眼下方往往有骨刺或外生骨疣。

豆腐片治鸡眼

【方法】晚上洗脚后，将一块厚1厘米的豆腐片贴于鸡眼处，再用塑料布包好，次日早晨拿掉豆腐，清洗患处，连续几天便可治好。

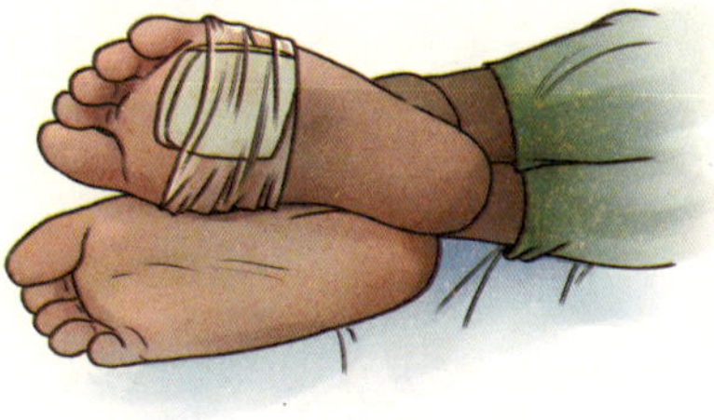

豆腐片治鸡眼

用鸦胆子糊治鸡眼

【方法】先将鸡眼患处用温水浸泡十几分钟，擦干后，用利刀（刮脸刀片）轻轻削去鸡眼硬皮部位，然后用药。取一粒鸦胆子剥去外壳，取出仁，研成糊状，将其涂在鸡眼患处并用胶布固定。3日后揭掉胶布，再以上述方法施治2或3次，直至鸡眼脱落。

【备注】削鸡眼时不要削出血，一旦出血，待痊愈后方可施治；用药时，不要涂到好皮肤上。

活蝼蛄加艾条治鸡眼

【配方及用法】活蝼蛄（俗称“土狗”）、青艾条或香烟。患处做常规消毒，用手术刀割除鸡眼表面粗糙的角质层，以不出血或稍见血为宜，接着取活蝼蛄剪去其嘴，以其吐的涎汁浸润鸡眼，然后用点燃的艾条或香烟熏鸡眼，待烘干后包扎，1日1次，3次见效。

用蜈蚣粉外涂治鸡眼

【方法】洗脚后刮去鸡眼老皮，把蜈蚣1条放在瓦片上焙干，研末涂患处，用胶布固定，3日后鸡眼便可脱落。

黄豆芽可使鸡眼自然脱落

【配方及用法】每餐用黄豆芽250克，不吃其他食物，一连吃5天不间断，鸡眼可自然脱落。

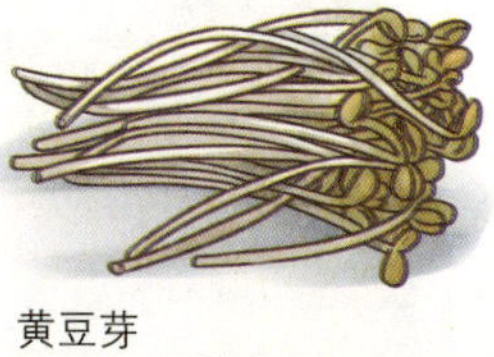

黄豆芽

蓖麻子火烧法治鸡眼

【方法】先用热水将鸡眼周围角质层浸软，用小刀刮去，然后用铁丝将蓖麻子穿起置火上烧，待去外壳出油时，趁热按在鸡眼上。一般2~3次即愈，且无毒副作用。

蜂蜡骨碎补膏可治鸡眼

【配方及用法】蜂蜡60克，骨碎补（研细末）30克。将蜂蜡放盛器内熬化，加入骨碎补细末拌匀成膏状即成。用药前先将患部以温水浸洗干净，用刀片将病变部位削去，然后取一块比病变部位稍大的软膏捏成饼，紧贴患部后以胶布固定。用药后避免水洗或浸湿，1周后洗净患部。

葱蜜糊治鸡眼

【配方及用法】连须葱白1根，蜂蜜少许。将患处以温水洗净，消毒后用手术刀削去鸡眼老皮，削至稍出血为度，然后把葱白洗净、捣泥，加少许蜂蜜调匀涂患处，外用纱布包扎固定，3天换药1次。

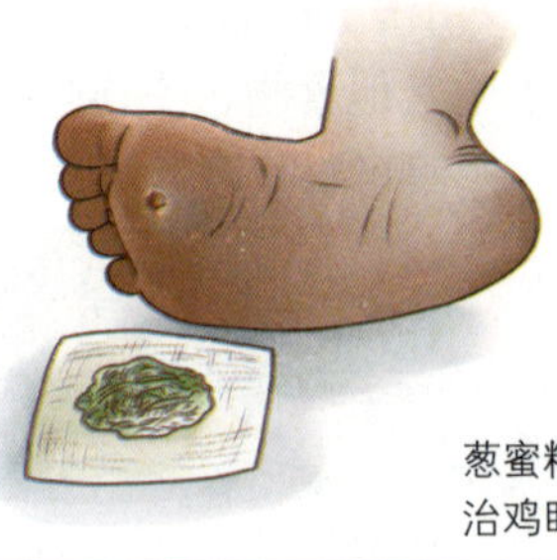

葱蜜糊治鸡眼

紫皮大蒜、葱头治鸡眼

【配方及用法】紫皮大蒜1头，葱头1个。把大蒜和生葱捣碎如泥，再加入酸醋调匀（必须在临用时配制）。用药前先在患处做常规消毒，用利刀刮除鸡眼表面粗糙角质层，以不出血或刚出血为度。接着用盐水（温开水200毫升加生盐5克）浸泡20分钟，使真皮软化，以发挥药物的更大作用。然后用布擦干，取蒜葱泥塞满切口，用消毒纱布、绷带和胶布包好即可。每天或隔天换药1次，一般5~7天即愈。

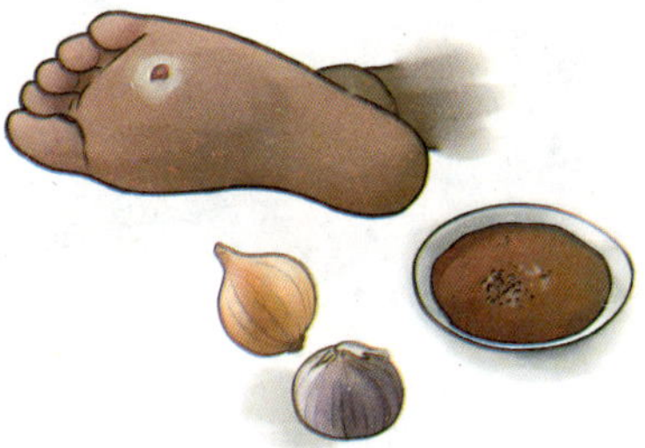

紫皮大蒜、葱头治鸡眼

五倍子、生石灰等可治鸡眼

【配方及用法】五倍子、生石灰、石龙芮、樟脑、轻粉、血竭各等份，共研极细末，用凡士林油膏调匀（可加温）成软膏即可。先用热水泡洗患部，待患部外皮变软后，用刀片仔细刮去鸡眼角质层，贴上剪有中心孔的胶布（露出鸡眼），涂上此药，再用另一块胶布贴在上面。每天换药1次，一般7~10次即愈。

冻疮

冻疮是一种常见于手指、足趾、足跟、大腿、鼻子和耳朵的局限性、红斑性炎症损害，在组织学上属于一种淋巴细胞性血管炎。冻疮主要发生于秋冬季节，是因暴露于寒冷、潮湿的环境中引起的，在空气潮湿且急剧降温的情况下最易出现。儿童发生冻疮可能与冷球蛋白或冷凝集素有关。患者患处有单个或多个肿胀性鲜红或暗红色斑疹、丘疹或结节，重者还会有水疱和溃疡。

独头蒜治冻疮

【配方及用法】在伏天将独头蒜捣成蒜泥，浸半天。将患处洗净，将蒜泥涂于患处，1小时后洗去，涂10次左右。每日1次，也可隔日1次。

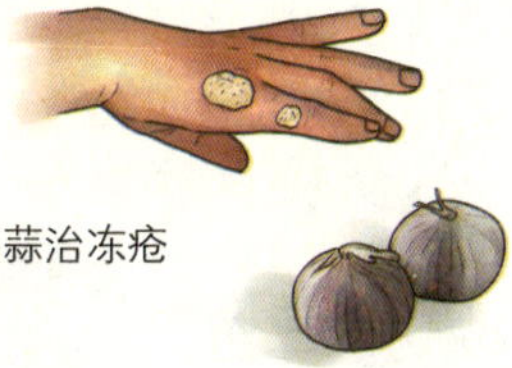
独头蒜治冻疮

冬瓜皮治冻疮

【配方及用法】冬瓜皮250克，熬水洗患处。若加上茄子根煎汤洗冻疮，效果会更好。

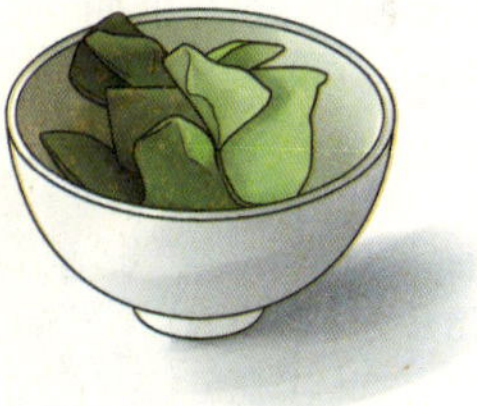
冬瓜皮熬水

卤水治冻疮

【配方及用法】取60~70克卤水，盛入茶缸里，用火炉加热至70~80℃，并保持这一温度，然后用棉球蘸取反复涂抹患处，至用尽卤水为止。每天2次，坚持2~3天，冻伤处一般均可恢复，且不易再被冻坏。皮肤冻溃破者禁用。

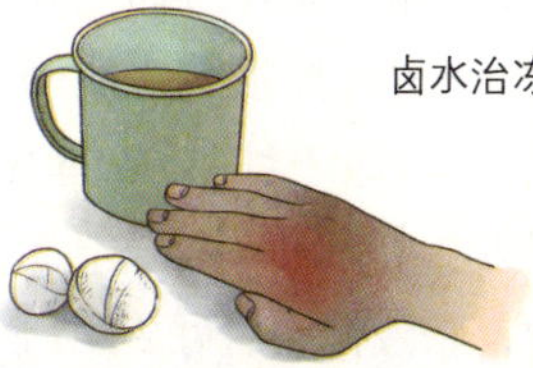
卤水治冻疮

萝卜片烤热治冻疮

【配方及用法】将萝卜片烤热后，贴敷患处，每天4或5次，能消肿止痒。

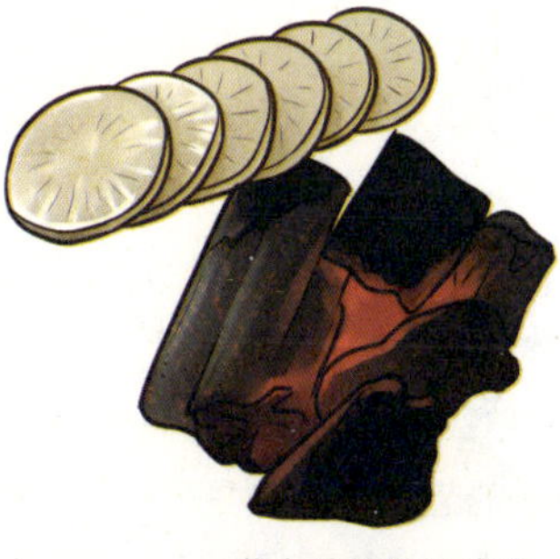
萝卜片烤热治冻疮

各类肿毒

体表局部突然发生的红肿，称为肿毒，又名肿疡、虚疡，中医称为痈疽疮疡。患者发生红肿的部位有疼痛或瘙痒感，重者灼热发硬，患部附近的淋巴结常有肿大症状。肿毒多发于内有郁热或外受风邪。《辨证录》卷十三称：“无名肿毒生于思想不到之处，而其势凶恶，有生死之关。”

山羊油可治丹毒

【配方及用法】新鲜山羊油适量。将新鲜山羊油洗净，煎炸出油，去渣待冷成膏，贮瓶消毒备用。常规消毒患处，将油膏均匀摊于消毒棉垫上（视患处大小而定），外敷患处，日敷晚弃。7日一换，坚持2年。

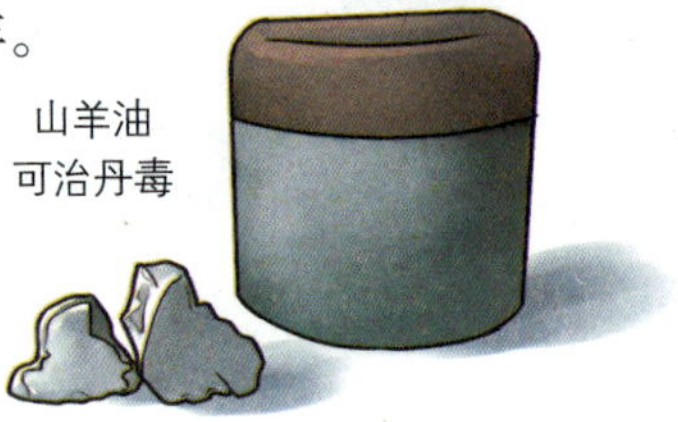
山羊油
可治丹毒

二石散治丹毒

【配方及用法】石膏50~150克，寒水石30克。上药研末，加适量桐油调匀，涂抹患处，每天1或2次。按患面大小，适当增减药量。

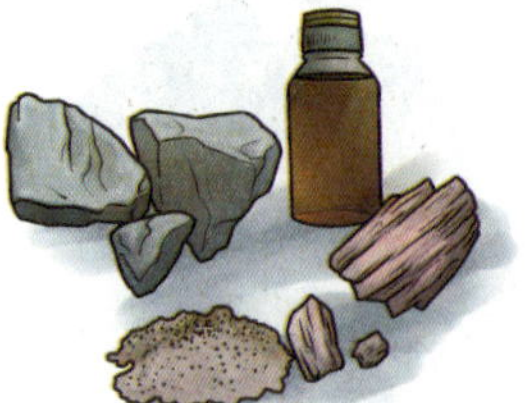
二石散
治丹毒

干木芙蓉花可治丹毒

【配方及用法】干木芙蓉花或叶适量，研极细末，过120目筛，在粉中加入凡士林，按1:4比例配制，调匀贮瓶备用。用其涂敷患处，涂敷面宜超过患处边缘1~2厘米。涂后即觉清凉，疼痛减轻，患处明显变软。每天涂敷三四次。

干木芙蓉花可治丹毒

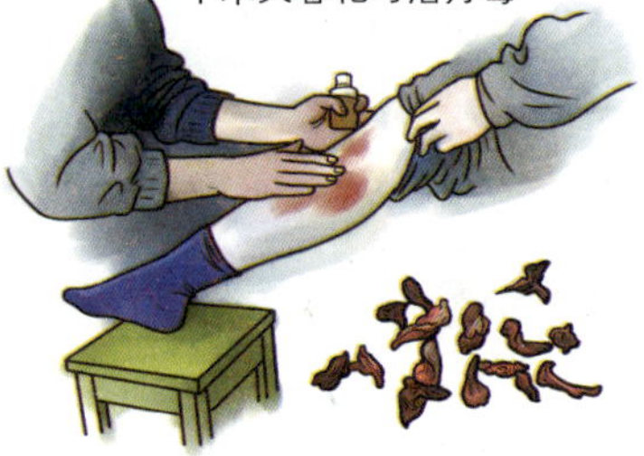

露蜂房治痈疽

【配方及用法】露蜂房50克，大黄6克，轻粉3克，冰片0.5克，蜂蜜适量。将蜂房炒焦过罗，放入乳钵少许，加轻粉、冰片研面，再继续加大黄、蜂房过罗混匀，加蜂蜜调成膏。将此膏涂于纱布0.2厘米厚，敷盖患处。初用1天2次，2天后1日1次，脓液排完后可2日1次。

芝麻猪油治痈疽

【配方及用法】芝麻（生）、猪板油各适量。将芝麻洗净晒干，炒黄，生熟各半研细末，用猪板油调成膏，外敷患处。每日换药。

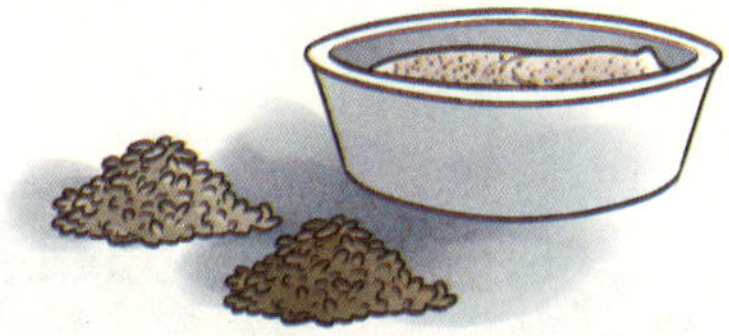

芝麻猪油治痈疽

赤小豆粉治疗热毒肿

【配方及用法】赤小豆适量，研成粉末，用蜜糖或冷开水调敷患处。对于已溃烂的疮疡，要将赤小豆粉敷在疮口周围，暴露疮口以便排脓，每日2次。

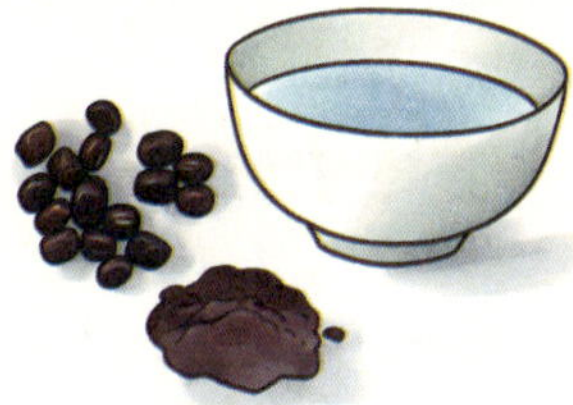

赤小豆粉治疗热毒肿

枸杞子外敷治脑疽红肿

【配方及用法】枸杞子适量。将枸杞子放瓦片上焙焦研末，装瓶备用。临用时视脑疽红肿大小，取10~20克药粉，用菜油调成糊状，敷于患处（范围比红肿面略大，厚约0.2厘米）。每日一换，连敷3~5次。

酒精棉球治疖肿

【配方及用法】75%酒精棉球。将酒精棉球1~4个（视疖肿大小而定，不要挤干酒精）放在疖肿上面，然后用胶布或纱布条固定。8小时后取下，过8小时后再敷上酒精棉球。疗程3~7天，超过7天者为无效。

食醋泡六神丸治无名肿痛

【配方及用法】六神丸6~7粒，放入盛有醋的小容器里（用小酒杯或小瓶盖均可），浸泡15分钟后即可溶解，然后用食指蘸六神丸醋液涂搽患处，一般一两次即可见效。

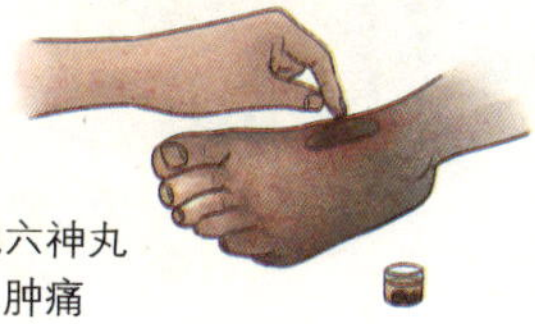

食醋泡六神丸治无名肿痛

大黄醋外敷治无名肿毒

【配方及用法】大黄、醋各适量。将大黄研为粉，和醋为糊，敷患处。

狗头骨、龙骨等可治无名肿毒

【配方及用法】狗头骨100克，龙骨50克，冰片10克，硇砂30克，儿茶50克。将上药共研细末，根据疮面大小，用香油或凡士林调膏敷患处即可。

郁李根皮治无名肿毒

【配方及用法】郁李根皮（干品）1000克，香油1000克。将郁李根皮、香油煎熬，到滴水成珠时加入黄丹300克，用桃枝或柳枝充分搅拌，凉凉后成膏，以笋叶卷之备用。用时将药膏摊于布上外贴，5天换1次。

蜜糖葱可治痈疽疖毒

【配方及用法】蜜糖和葱各适量，捣烂。用时将药敷于患处，用纱布固定，数日一换，效果较好。

【备注】此药不可入口，恐中毒。

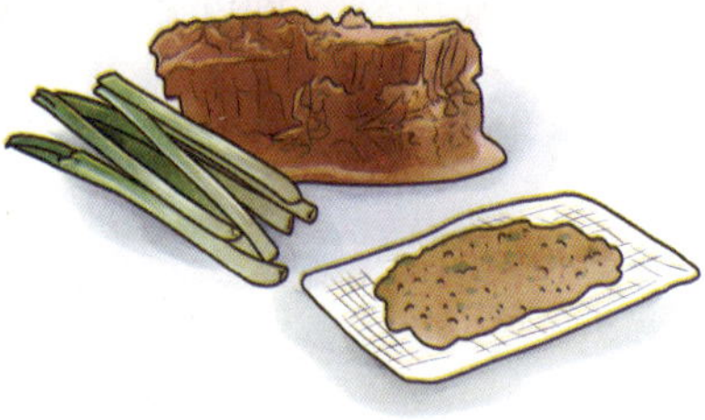

蜜糖葱可治痈疽疖毒

蜈蚣油治痈疮疖毒

【配方及用法】取一容量约200毫升的瓶，注入生桐油（不必装满），从野外捕3~5条大蜈蚣投入油中，盖盖密封。10日后，蜈蚣自化，用小棒搅匀，即可长期用于痈疮疖肿、无名肿毒的治疗。以鸡毛掸药涂患部，每日1~3次。一般3~5天即可愈。

【备注】此药有大毒，忌入口眼及接触健康皮肤。

大葱、蒲公英等可治毒疮

【配方及用法】大葱、鲜蒲公英、蜂蜜各等份，大葱、蒲公英切碎捣烂，加蜂蜜调和贴患处，3日可愈。

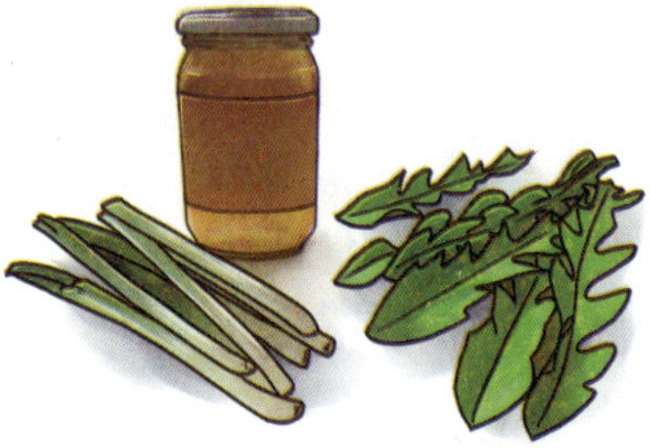

大葱、蒲公英可治毒疮

向日葵花蜜蜂等可治大头瘟毒症

【配方及用法】向日葵花1块，蜜蜂7只，生姜3片，水煎服，服后出微汗。轻者1剂愈，重者2剂愈。

南星、半夏等可治奇毒杂症

【配方及用法】生南星、生半夏、生川乌、生草乌各9克，天仙子12克。共研细末，调沸水敷患处。

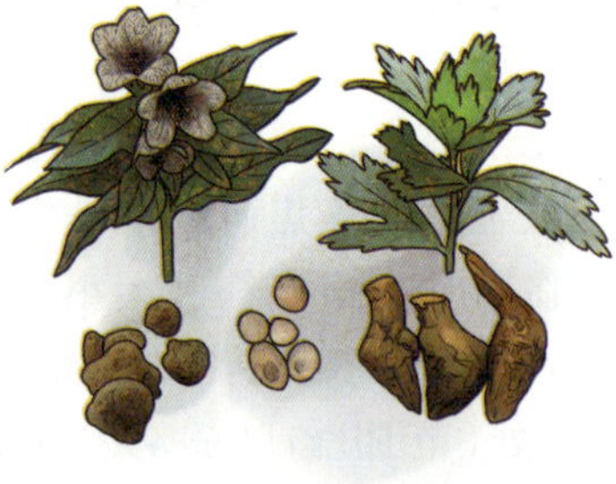

南星、半夏可治奇毒杂症

各类咬伤

咬伤是指人或动物的上下颌牙齿咬合所致的损伤，属于外伤。常见的咬伤有猫、狗、蛇类咬伤，也有虫类咬伤。咬伤作为外伤，有时并不是很严重，但是咬人的动物口中有些带有对人体有害的细菌、病毒甚至毒液，会造成感染、中毒，甚至有生命危险，所以应该在防止伤口感染、防止传染病、防止中毒等方面多加注意。

辣椒粉治狗咬伤

【配方及用法】成熟辣椒若干。将辣椒晒干，研成细粉。撒于患处并包扎固定，每日换1次。

【功效】杀菌，消肿，止痛。用治狗咬伤。

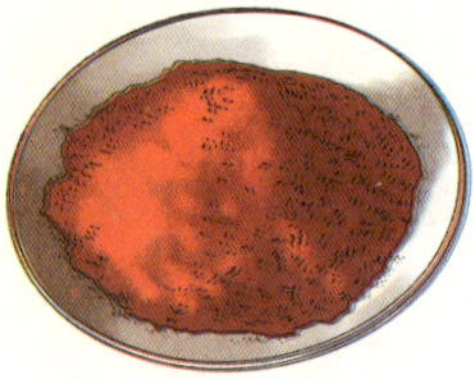

辣椒粉

杏仁雄黄治狗咬伤

【配方及用法】杏仁、雄黄各等份。将鲜杏仁捣烂如泥，调入雄黄和匀。将伤口洗净，敷上药泥，包扎固定。

【功效】解毒，生肌。用治狗咬伤。

疥蛤蟆治狂犬咬伤

【配方及用法】疥蛤蟆（癞蛤蟆、蟾蜍）2或3只。煮熟食肉。

【功效】清热行湿，解毒消炎。用治狂犬咬伤。

白胡椒治蜈蚣咬伤

【配方及用法】将四五粒白胡椒（一定要白的）研成细末，干撒在咬伤处，即可药到病除。

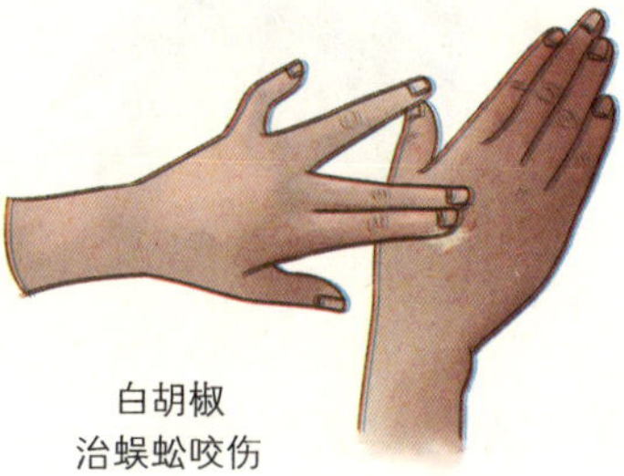

白胡椒
治蜈蚣咬伤

红薯叶治蜈蚣咬伤

【配方及用法】将红薯叶洗净，以沸水烫软叶片。敷盖伤处，数次可愈。

【功效】解毒，利尿，医疮。用治蜈蚣咬伤。

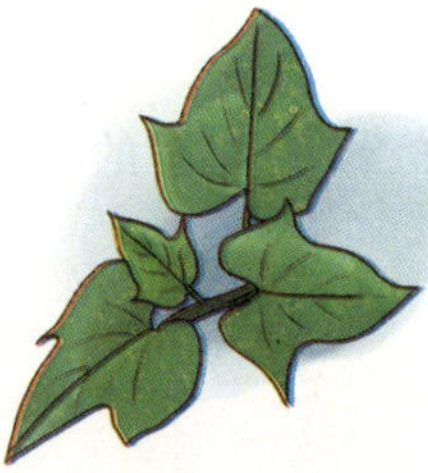

红薯叶

佩兰叶治各种蛇咬伤

【配方及用法】鲜佩兰叶100克。先按常规冲洗，扩创排毒，将洗净捣烂的佩兰叶摊平敷在伤口上，盖敷料后固定，每日换药2或3次，每次换药前均需冲洗伤口。肿消康复即停用本药。伤口未完全愈合者可按外科常规换药，中毒重者辅以输液及对症治疗。

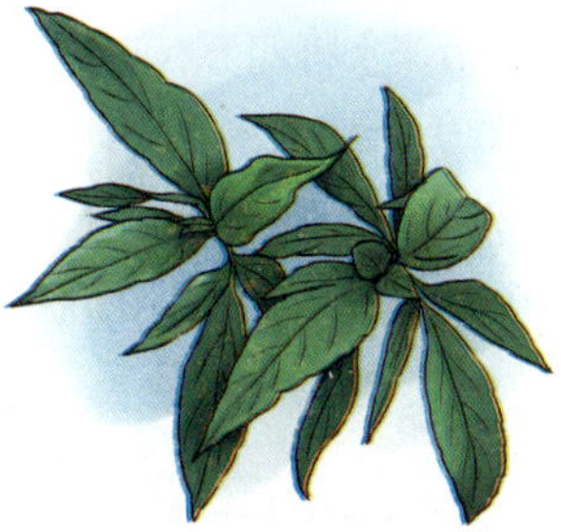
佩兰叶

用苍耳草治地皮蛇咬伤

【配方及用法】苍耳草1~2棵，去籽，清水洗净，用铁锤捶烂，敷于患处，以纱布（青布、白布亦可）包扎好，顷刻止痛。

用鲜黄瓜叶片治刺蛾蜇伤

【配方及用法】当被刺蛾蜇伤后，立即摘取鲜黄瓜叶片，反复在被蜇处揉搓3~5分钟，痛痒的感觉会立即消失。

夏枯草治蜂蜇伤

【配方及用法】夏枯草适量，捣烂，敷患处，外用纱布包扎。

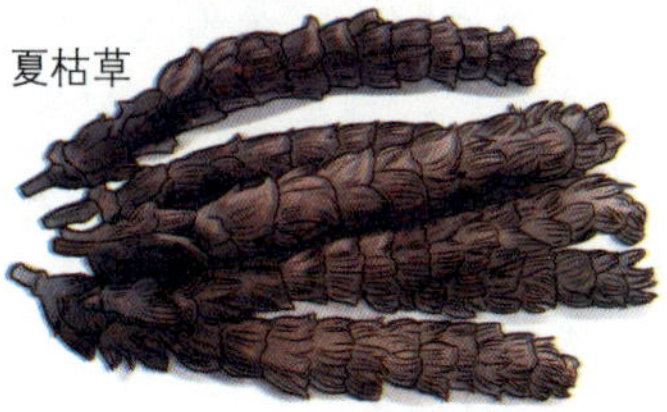
夏枯草

羊奶治蜘蛛咬伤

【配方及用法】鲜羊奶适量，煮沸，尽量饮用。

【功效】解毒，利尿，消肿。用治蜘蛛咬伤。

天麻、半夏等治蝎蜇伤

【配方及用法】天麻、乌梅、菖蒲、半夏、白芷各等份，共研为细末。用唾液调敷患处。

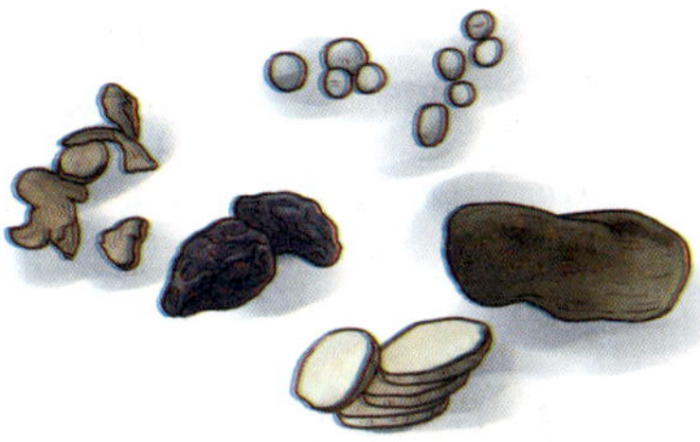
天麻、半夏等药治蝎蜇伤

烧烫伤

烧烫伤是指沸水、滚粥、热油、热蒸汽等高温物体烧烫造成的伤害。根据烧烫伤的部位、面积大小和烧烫伤的深浅度，烧烫伤有不同程度之分，轻者并无大碍，但一些重的烧烫伤如果不加以及时有效的处理，则会造成不良的后果。

蛋黄油治烫伤

【配方及用法】鸡蛋10个，洗净煮熟，取蛋黄，将其放入干净铁锅内捣碎，文火慢熬，待溢出油液后冷却去渣，把油盛入消毒器皿中备用。以生理盐水洗净创面，用消毒棉签将油均匀涂于创面上，敷盖消毒纱布，每日3次。此法适用于小面积Ⅰ~Ⅱ度烫伤，且全身症状较轻者。气温高时可暴露创面，涂油时不需洗净原有油迹。

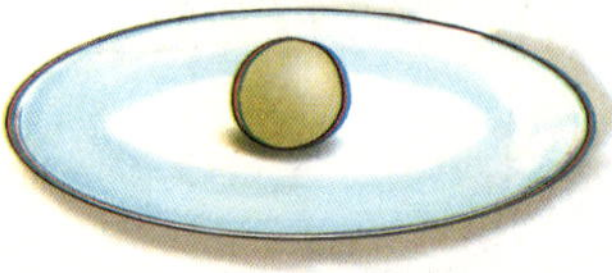

蛋黄

龙眼核治烫伤

【配方及用法】龙眼核研细末，以茶籽油调涂患处，或龙眼壳烧炭存性，研为末，用桐油调涂患处。

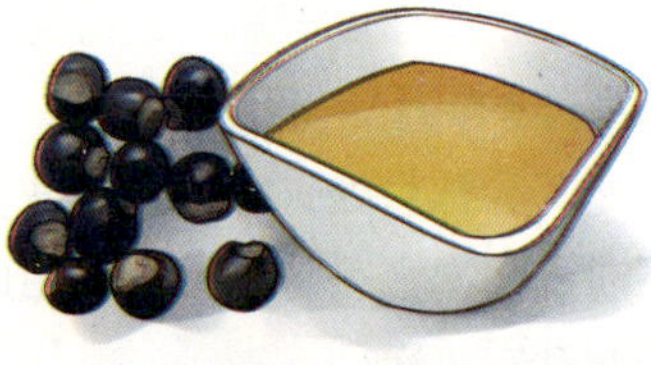

桂圆核治烫伤

新鲜葡萄治烫伤

【配方及用法】将鲜葡萄洗净去籽，捣浆，直接敷于患处，药干即换，通常敷药后即刻止痛，一般数日即可痊愈。

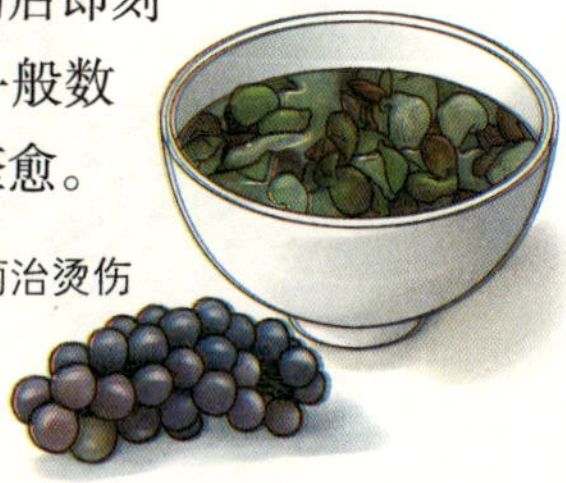

新鲜葡萄治烫伤

石灰水搅香油治烫伤

【方法】用石灰一块，放入大碗中加水搅之，沉淀后取上层清水，另放一碗中，与香油急速搅成膏，涂在患处可马上止痛。有疱可挑破。重者1周即愈，不留疤痕。倘若火毒攻心，可取白糖水两碗服之，即解之。

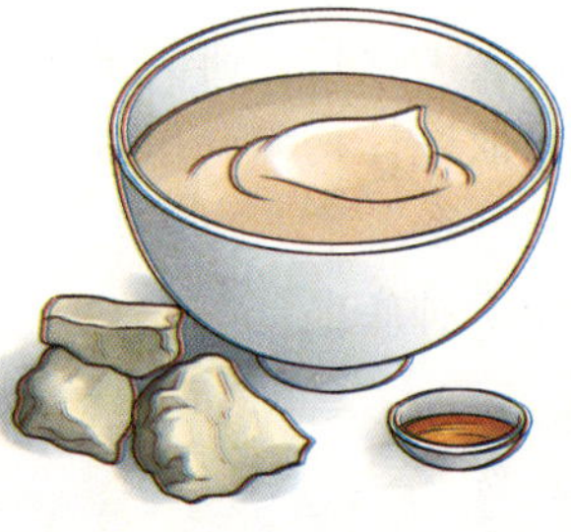

石灰水搅香油治烫伤

蜂蜜大葱叶治烧烫伤

【配方及用法】先用蜂蜜涂抹患处，再把大葱叶直剖开，变葱叶筒为片状，贴在涂有蜂蜜的患处，外面用医用纱布适当包扎即可。

【功效】一般贴1次即愈。1日去黄水，3日结痂，7日左右痊愈，并且无疤痕。

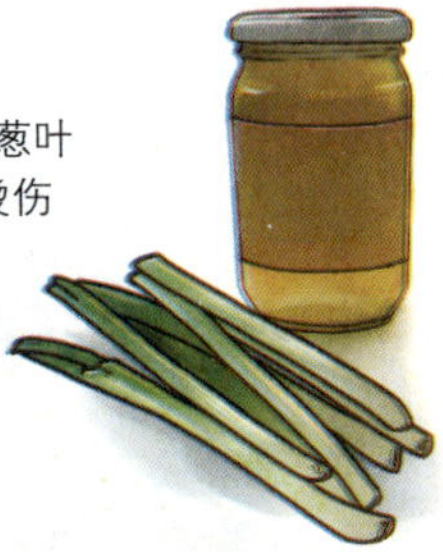

蜂蜜大葱叶治烧烫伤

獾油治烧烫伤

【配方及用法】将獾宰杀，去皮毛、骨和五脏，用其脂肪炼油，装瓶备用。遇烧烫伤时取消毒的脱脂棉球蘸獾油涂擦患处，暴露不包扎，每日3~5次。

外用蘑菇粉治烧烫伤

【配方及用法】蘑菇适量，在砂锅内煅黑存性，研为细粉，以少许香油调拌均匀。用时将蘑菇粉敷于患处，每日2或3次。敷药后约30分钟痛止。

【功效】温经，止痛。用治烫伤、烧伤。

地榆黄散治各种烧烫伤

【配方及用法】地榆20克，黄柏15克，黄芩15克，大黄15克，乳香15克，没药15克，樟脑10克，冰片10克。上药共研细末，以香油调成糊状，外用涂抹伤面1或2次即可。

鲜牛奶治灼伤

【配方及用法】鲜牛奶适量。将消毒过的纱布浸于牛奶中，湿润后取出，敷于伤口处。

【功效】生津润燥。用治火灼致伤。

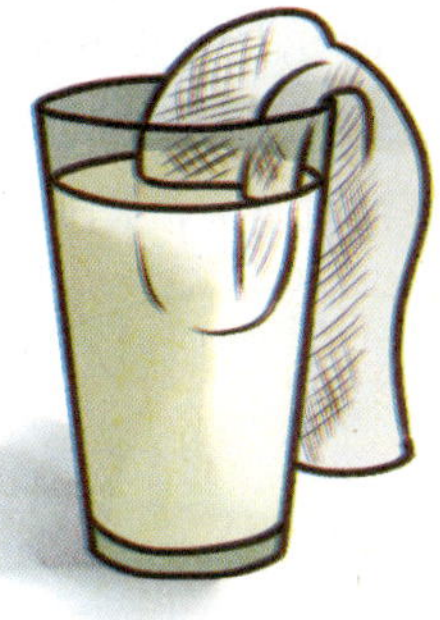

鲜牛奶治灼伤

老黄瓜液治石灰灼伤

【配方及用法】将留种用的老黄瓜去瓤并削去外皮，切成约3厘米厚的片放入干净玻璃瓶中，密封置阴凉处，3个月后可化成水液。用时将此液涂抹患处，并以消毒纱布盖住溃疡面湿敷，每1~2小时用此液浸润纱布1次。

第九章

肛肠外科疾病

痔疮

痔疮是指直肠末端黏膜下和肛管皮肤下静脉丛发生曲张所形成的一个或多个柔软的静脉团，是一种慢性疾病。痔疮病因尚不明确，患者一般有大便出血、大便疼痛、直肠坠痛、肿物脱出、流分泌物、肛门瘙痒等症状。痔疮日久失治，可导致痔核脱出形成嵌顿，并可造成肛门感染，引发脓毒败血症等。此外，痔疮还易导致瘙痒、皮肤湿疹、贫血等。

鲜无花果叶治痔疮

【配方及用法】采鲜无花果叶7~10枚，用清水洗净，放入1000~1500毫升水中，煮沸15分钟后置肛门下，先熏患部，待药液温度降至适宜后，再用药棉清洗病发处，每次熏洗30~40分钟，每日1次。

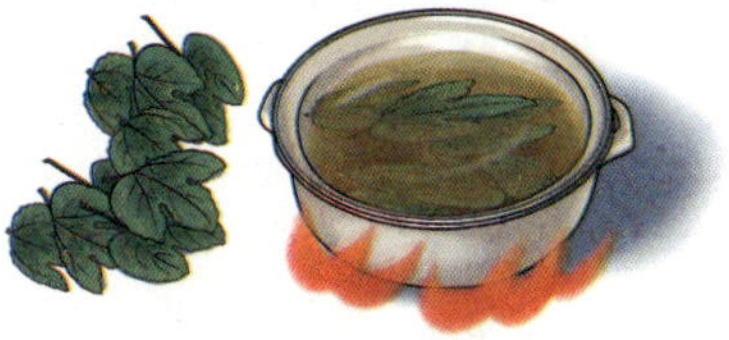

鲜无花果叶治痔疮

蜀葵花酒治痔疮

【配方及用法】紫色蜀葵花（于夏秋季节采花，置阴凉通风处阴干）4克，白酒500毫升。将紫色蜀葵花放入白酒中，密封浸泡6小时以上，每次空腹服20毫升。

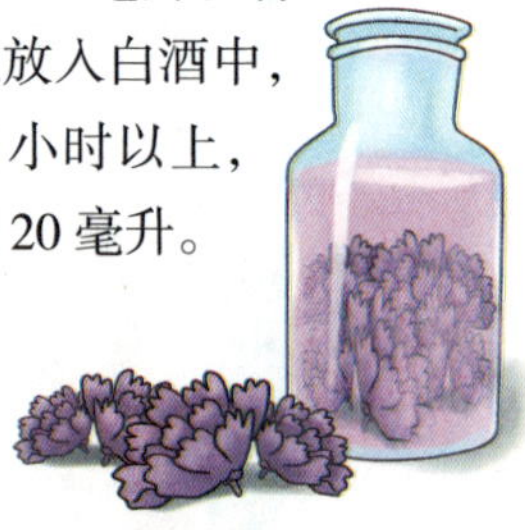

蜀葵花酒治痔疮

荆芥、防风等治痔疮

【配方及用法】荆芥、防风、土茯苓、使君子各9克，芒硝120克，马钱子6克。将上药放砂锅内加水煮沸，然后倒入罐内，令患者蹲在罐上先熏后洗，每晚1次。

鲫鱼韭菜治内外痔疮

【配方及用法】鲫鱼1条（重200克左右），韭菜适量，酱油、盐各少许。将鱼开膛去杂物留鳞，鱼腹内洗净，纳满韭菜，放入盖碗内，加酱油、盐，盖上盖，蒸半小时即成。食鱼肉饮汤，每日1次。

【功效】治疗痔漏、内外痔疮。

鲫鱼治内外痔疮

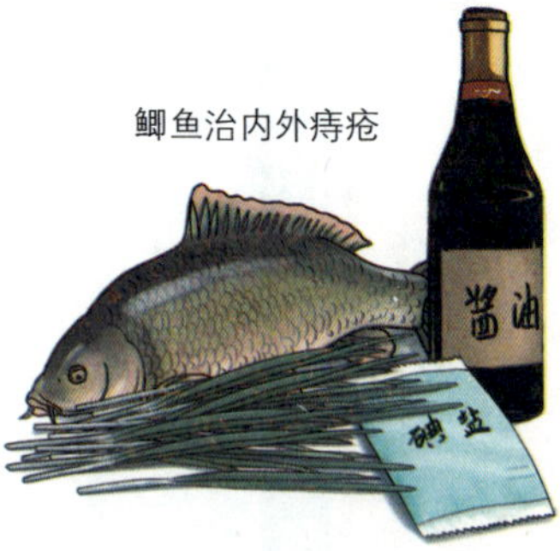

摩擦尾骨治痔疮

【方法】早晨起床后和晚上入睡前，盘坐床上，将臀部抬起，用双手食指、中指并拢伸直成剑指（无名指与小指微收），一上一下交替摩擦尾骨及其两旁。一手上一手下，各50~100次。轻症早晚各1次，重症还需在上午、中午、下午各加1次。摩擦时，用力必须适当，既不能过重以致擦破皮肤，也不能过轻没有压迫感以致无效，应以皮肤有灼热感为宜。

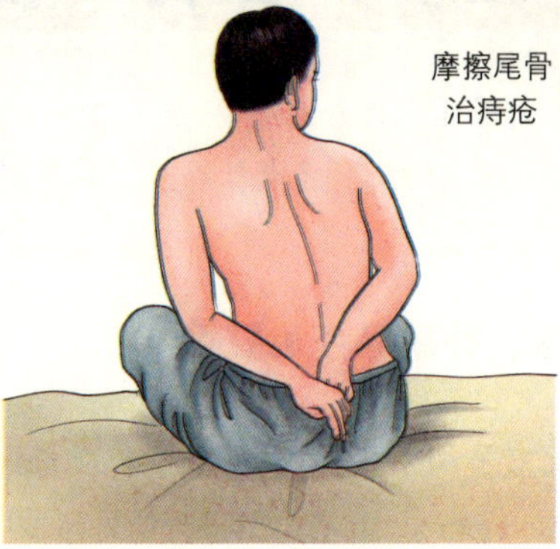

摩擦尾骨治痔疮

炉甘石、女贞叶等治痔疮

【配方及用法】炉甘石、女贞叶、艾叶各30克，冰片3克，芝麻油50毫升。将前四味药共研为极细末，混合均匀，徐徐加入芝麻油中搅匀，贮瓶备用。用时，根据痔疮大小，取药膏1~2克涂抹患处，用药前应排净大便，不需包扎。每晚用药1次，3次为一疗程。

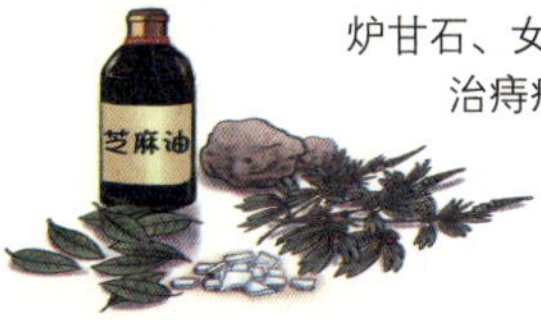

炉甘石、女贞叶等治痔疮

南瓜子煎熏治内痔

【配方及用法】南瓜子1000克，加水煎煮，趁热熏肛门，每日最少2次，连熏数天即愈。熏药期间禁食鱼类发物。

红糖金针菜汤消痔

【配方及用法】红糖120克，金针菜120克。金针菜加水2碗煎至1碗，和入红糖。温服，每日1次。

【功效】活血消肿。对痔疮初起可以消散，对较重症有减轻痛苦之功。

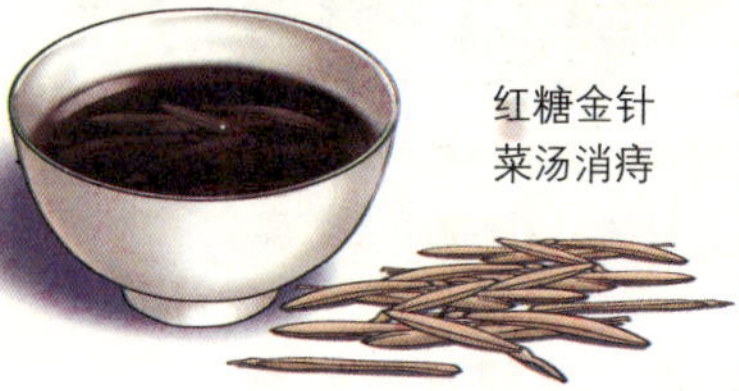

红糖金针菜汤消痔

蜈蚣治疗内外痔

【配方及用法】取大蜈蚣7条研成面（1剂量），红皮鸡蛋3个。将3个红皮鸡蛋打碎搅匀，将7条蜈蚣的细面搅和其中，加少量热水再继续搅一会儿（不要加油、盐）后上锅蒸。熟后一次吃完。7天后再服第2剂。一般2~5剂药即可治愈。

肛瘘、肛裂、脱肛

肛门是人体排泄糟粕之处，魄与粕通，故中医又称为魄门。肛门除了排泄糟粕之外，还起着抵御体外的细菌、异物进入人体，并固定腹部脏器的作用。除痔疮以外，肛门常见的疾病还有肛瘘、肛裂、脱肛、肛门瘙痒等。

瓦松、朴硝等可治肛瘘

【配方及用法】瓦松 50 克，朴硝 30 克，黄药子 30 克。上药放入容器加水适量，然后用火煎煮近半小时。将药液倒入痰盂中（存药可再用），先熏洗肛门，待药液温热后，倒入盛器坐浴。每次 15 分钟，每日 2 次。1 剂中药可连续使用 3 天。

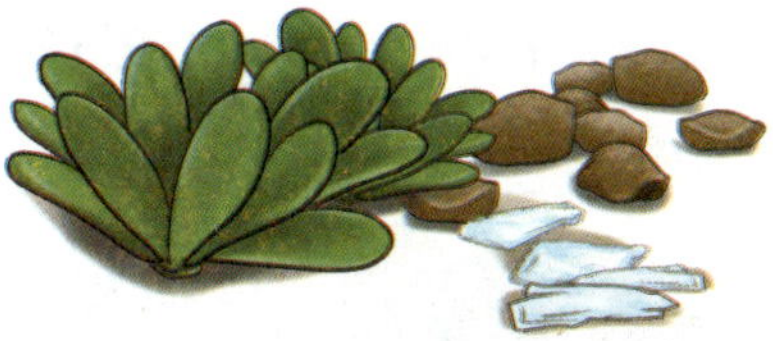

瓦松、朴硝等可治肛瘘

枯矾、黄蜡可治肛瘘

【配方及用法】枯矾、黄蜡各 50 克。将黄蜡熔化，投入枯矾末，和匀，候冷，做成药条，将药条从外口插入深处。

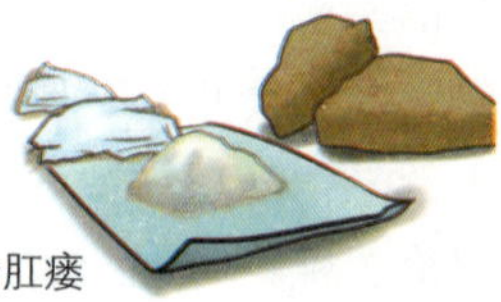

枯矾、黄蜡可治肛瘘

芒硝、甘草、蚯蚓可治肛瘘

【配方及用法】芒硝（皮硝）0.03 克，甘草 3 克，蚯蚓 1 条。将上药捣烂，做成条状，晾干插入瘘管内。

乳没膏治肛裂

【配方及用法】乳香、没药各 20 克，丹参 10 克，冰片 5 克，蜂蜜 30 克。先将前 4 味药共研细末，用 75% 酒精适量，浸泡 5 天左右，加入蜂蜜调匀，即行煎熬加工成油膏状，贮瓶备用。用药前嘱病人排尽大便，以 1:5000 高锰酸钾溶液坐浴 10 分钟左右，然后用双氧水清洗创面裂口，接着用干棉球拭干泡沫，再取药膏外敷创面，最后覆盖无菌纱布，用胶布固定。每日换药 1 次，直至裂口愈合。

【功效】活血止血，止痛生肌。

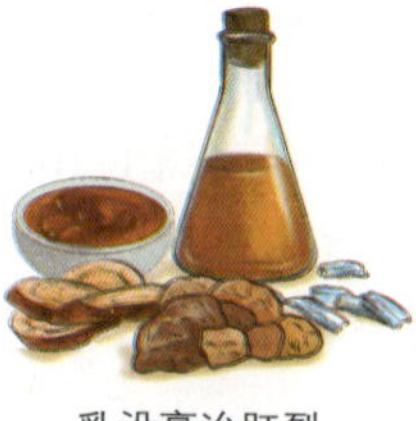

乳没膏治肛裂

生肌膏治肛裂

【配方及用法】冰片、煅龙骨粉各6克，朱砂7.5克，煅炉甘石64克，煅石膏143克，凡士林264克，麻油适量。先取冰片及少许煅炉甘石共研成细末。再入煅龙骨粉、朱砂及余下的煅炉甘石，混合均匀，掺入煅石膏，拌匀后倒入凡士林内充分搅拌，最后加适量麻油调成软膏，备用。肛门局部用红汞消毒后，据肛裂范围，涂满此膏，用纱布盖好，用胶布固定。

【功效】止血敛疮，封口止痛。

润肤膏治肛裂

【配方及用法】当归、生地各15克，麻油150克，黄蜡30克。先将当归、生地入麻油内煎，药枯后去渣，投入黄蜡，即成半液状油膏，备用。每天大便后，清洗创面，然后取药膏适量涂敷于患处。每日换药1次。

【功效】润肤生肌。

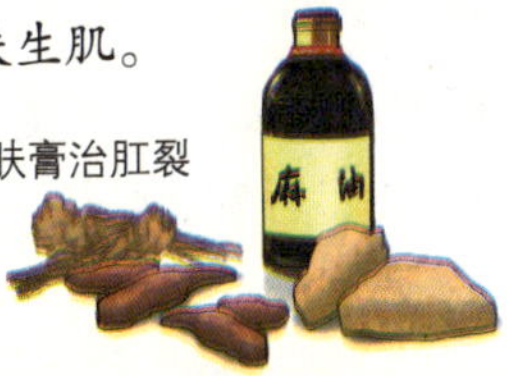

润肤膏治肛裂

花槟榔治肛门瘙痒

【配方及用法】花槟榔30克，加水200毫升，煎成30毫升，每晚保留灌肠。再以雄黄粉10克调成糊状后，外敷肛门周围。

崩大碗可治肛门病

【配方及用法】鲜崩大碗适量。先将崩大碗及捣药用的器具洗净，再用开水冲洗一遍，后将崩大碗捣烂榨汁，弃渣用汁，用棉片蘸取药汁敷于肛门患处，并用尼龙薄膜覆盖，用胶布或丁字带固定。每天换药2或3次，5天为一疗程。

【备注】崩大碗又名积雪草，具有清热祛湿、祛瘀消肿、凉血止痛之功效。

崩大碗可治肛门病

吊肠尾方治脱肛

【配方及用法】猪大肠肠尾约17厘米长一段，臭牡丹花2朵。将臭牡丹花切细装入猪大肠肠尾，放锅里炖熟，炖吃1~2剂。

明矾鸡蛋治脱肛

【配方及用法】明矾2.2克，鸡蛋7个。明矾研末，分成7包。每天早晨取鸡蛋1个，顶端开一小孔，将1包明矾装入鸡蛋内稍搅拌，用湿纸封好，蒸熟，空腹用米汤送下，7天为一疗程。

鳖头可治脱肛

【配方及用法】鳖头6个，黄酒180毫升。将鳖头分炙，并分研细面。每日2次，每次1只，用30毫升黄酒冲服。

柴胡、黄芪等治脱肛

【配方及用法】柴胡6克，生黄芪30克，升麻9克，党参15克，共研细末，贮瓶备用。每次取本散5~10克，用食醋调敷肚脐上，外以纱布覆盖，用胶布固定，每日换药1次。脱肛严重者，可加用本散煎服，每日1剂。

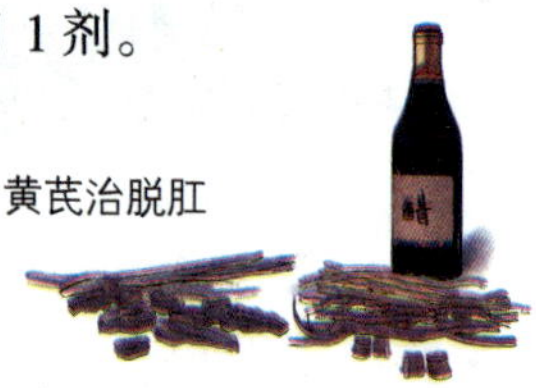
柴胡、黄芪治脱肛

蝉蜕、白矾治脱肛

【配方及用法】蝉蜕、白矾各适量。将蝉蜕洗净泥沙，去头、足、翅，只留后截，研成细面备用。用白矾水洗净肛门及脱出物，撒上蝉蜕面，将脱出部分推进肛门，令患者侧卧1~2小时即可。

蜗牛壳涂患处治脱肛

【配方及用法】蜗牛壳3个，焙干研成细面，待脱肛时涂抹于患处。

木鳖子治脱肛

【配方及用法】木鳖子1个去壳，放平碗内加少许淡茶水，将木鳖子研（如研墨状）后备用。以棉花球蘸药涂脱肛处，每隔1日1次，最多5次即愈。

枣树皮、石榴皮等治脱肛

【配方及用法】老枣树皮、石榴皮各6克，明矾4.5克。上药为1剂量，煎水300毫升，待微温时，用脱脂棉球蘸药水清洗脱出部分，每日两三次。

【功效】多数在肠炎或菌痢后出现，同时患者体质瘦弱，肛提肌已告松弛。在处理上，仍需结合治疗原发病，同时注意加强营养，多方配合，以加强疗效。

黄芪、防风等治气虚脱肛

【配方及用法】生黄芪125克，防风3克，升麻2.4克，清水煎，分2次温服。

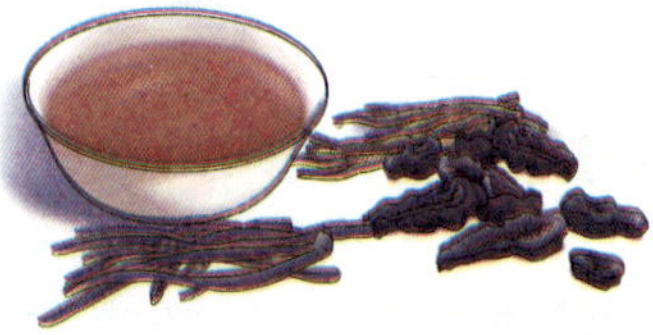
黄芪、防风治气虚脱肛

第十章

五官科疾病

眼疾

眼睛是人的视觉器官，也是人类感官中最重要的一个。我们通过眼睛获取的信息约占所有信息的80%。不仅如此，眼睛还能传达丰富的情感，被人们称为心灵的窗户。眼科疾病中最常见的是红眼病。此外，弱视、沙眼、飞蚊症、白内障、结膜炎等也是眼部常见疾病。

猪肝夜明汤治诸眼疾

【配方及用法】猪肝100克，夜明砂6克（中药店有售）。将猪肝切成条状，锅内加入一碗水，同夜明砂以文火共煮。吃肝饮汤，日服2次。

【功效】补肝养血，消积明目。用治小儿出麻疹后角膜软化，贫血引起的夜盲、内外障翳、视力减退。

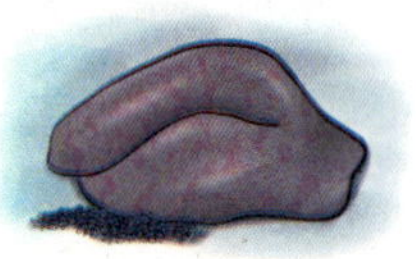

猪肝夜明汤治诸眼疾

熟地、白芍等可治瞳孔散大

【配方及用法】熟地、白芍、当归、杞果、菟丝子、山萸肉、天冬、寸冬、盐黄柏、盐知母、粉丹皮、泽泻、菊花、草决明各9克，川芎1.5克，五味子6克，青葙子13克，薄荷3克。清水煎服，每日早、晚各服1次。此方为成人量。早期治疗有特效。

【备注】服药期间禁食鸡、鱼、羊肉及辛辣之物。

吃药黑豆可治两眼昏花

【配方及用法】先将药黑豆杂质拣去，然后用冷水将药黑豆淘洗干净，每500克豆加50克枸杞子，一并放入锅内用水煮。水适量，先大火煮，后用小火浸煮，至豆熟。500克豆再加100克红糖，糖化再浸煮，至无水即可。放冷后保存备用。黑豆、红糖、枸杞子都属热性，不能多用，每日早晚各用两羹勺，细嚼食用，喝点儿开水。

【备注】要经常食用，冷天豆好保存，热天豆可放在冰箱内。没有冰箱可少煮点儿，用瓶子装好放在通风阴凉处。

米酒可治老花眼

【配方及用法】自制米酒，也叫黄酒（用小米煮粥加入麦曲制成）。米酒内泡入适量党参或生熟地，每天喝50~100克。

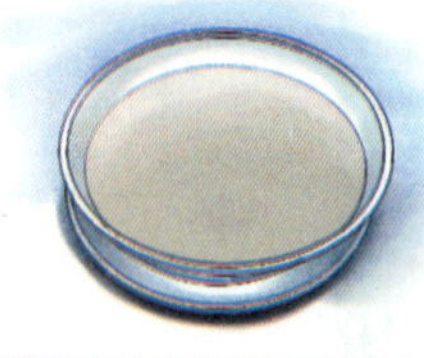

米酒

黑芝麻治眼睛昏花

【配方及用法】将黑芝麻炒后研粉，早晨起床后以及晚上临睡时，各服一汤匙（约20克）。

黑豆桑葚可治眼前黑影症

【配方及用法】先将桑葚熬汁，去渣，再将干净黑豆倒入桑葚汁中一起煮，火不要太大，使汁完全浸入黑豆中，最后晒干收贮备用。一天3次，每次用盐开水冲黑豆100粒。

睛明饮治眼前飞蚊症

【配方及用法】生地、茯苓、当归、青葙子、夜明砂各15克，山萸肉10克。每天1剂，水煎服。

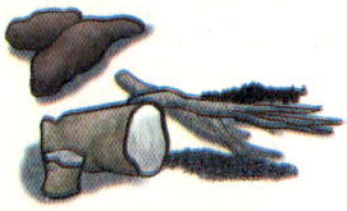

睛明饮
治眼前飞蚊症

马钱子、菟丝子等治眼疾

【配方及用法】马钱子3克，菟丝子、枸杞子、车前子（布包）各20克，丹参30克，覆盆子15克，五味子、地龙各12克。上药先煎马钱子10分钟，然后全药共煎20分钟，取汁约300毫升，日服3次。便溏乏力者加党参30克，白术12克；眩晕、睑肤麻木者加黄芪30克，当归12克。

六虫散治眼底病

【配方及用法】土鳖虫、壁虎各10克，麝香0.1克，全蝎6克，蜈蚣2条，白花蛇1条。上药共研细末，每天服2次，每次5克，以温开水冲服。

羊肝、兔脑等可治视神经萎缩

【配方及用法】羊肝250克，兔脑2具，生、熟地各31克，枣皮、生石决明、枸杞、怀山、磁石、天麻、刺蒺藜、青葙子、首乌、纹党参、嫩耆各62克，杭菊、甘草各31克，朱砂16克。将以上药物水煎后去渣，加适量蜂蜜，收贮待用。每次服1匙，日服3次，服半年方有效。

黄瓜可治火眼赤痛

【配方及用法】刚摘下的黄瓜1根，上部开一小孔，把里面的瓜瓤掏出，从孔填入芒硝，填满为止，拿到阴凉处悬挂起来。待芒硝从黄瓜内渗出，用刀将粉末轻轻刮下，即可作药用。用少许粉末点眼，1日3次，晚上临睡前再点1次，如此连用数天，半月可痊愈。

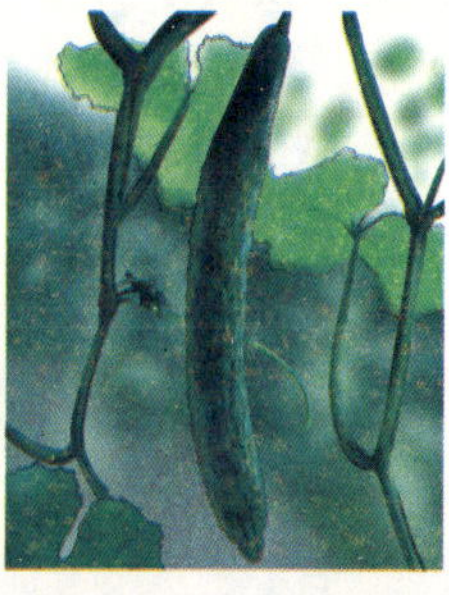

黄瓜可治
火眼赤痛

当归、大黄等治结膜炎

【配方及用法】当归、大黄、赤芍、甘草各100克。上药分别研末，混合均匀即成。每天服3次，成人每次3克（儿童酌减），饭后温开水送服。

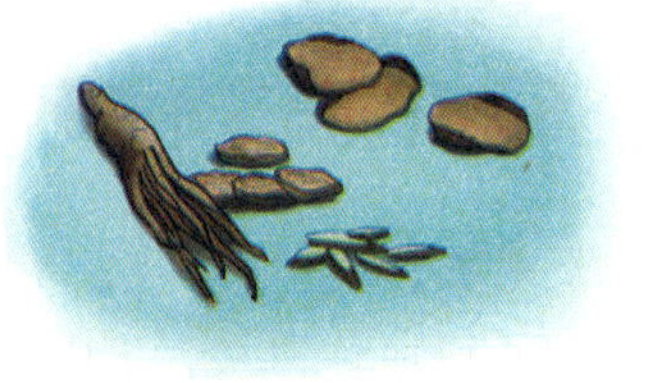

当归、大黄等治结膜炎

白蔻、藿香等可治结膜炎

【配方及用法】白蔻、藿香、黄芩、连翘、薄荷各10克，茵陈、桑叶各15克，石菖蒲、木通各6克，滑石（布包）12克。将上药先用清水浸泡20分钟，再煎煮10~15分钟，每剂煎2次，将2次药液混合约300毫升，每日3次温服，并配以蒲公英50克煎汤熏洗眼部。

白头翁、秦皮等可治急性结膜炎

【配方及用法】白头翁30克，秦皮12克，黄柏、黄连各6克。每天1剂，水煎2次，混匀，分早、晚2次口服。

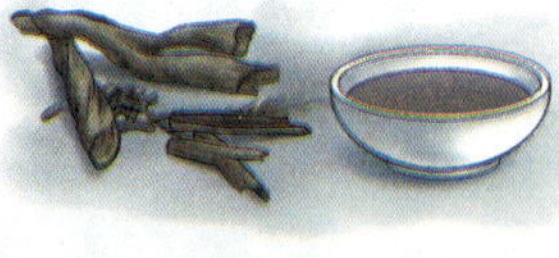

白头翁、秦皮等可治急性结膜炎

黄连片浸奶滴眼治急性结膜炎

【配方及用法】黄连片0.5克，用奶汁浸泡，搽目内眦并滴入目中，每天4~6次，无须打针服药，红肿即可消失，眼屎明显减少。用药时忌食辛辣、荤腥食物。

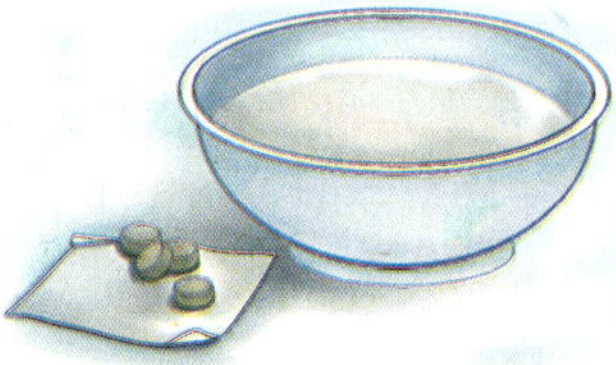

黄连片浸奶滴眼治急性结膜炎

川黄连、山慈姑等治电光眼炎

【配方及用法】川黄连、山慈姑各2克，人乳20毫升，猪胆汁5毫升。将黄连、山慈姑用人乳、猪胆汁磨汁，药汁澄清过滤滴眼，每天滴3~10次。

苦黄汤治睑缘炎

【配方及用法】苦参20克，黄连6克，黄柏10克。水煎，用棉球蘸药水洗涤眼睑缘患处，每剂洗2次，每天洗3次。若睑缘奇痒，加花椒3克。

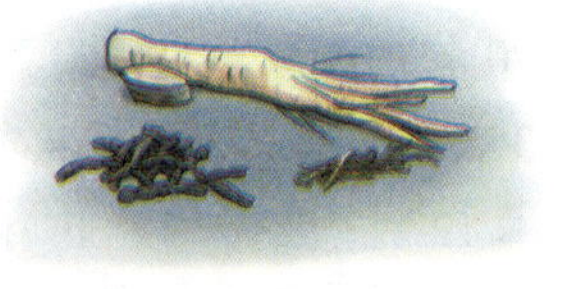

用苦黄汤治睑缘炎

天茄棵煮汁浸眼治近视

【配方及用法】取天茄棵250克煮沸，温热时把汁液倒入广口瓶内，同时把瓶口放在患者眼上（瓶口大于眼睛），令其抬起头，使药水浸入其眼内1~2分钟。每天3次，5天为一疗程。治一疗程后，休息一两天，再治第二个疗程。如此反复四五个疗程。

当归、红花治近视

【配方及用法】当归1000克，红花500克。将红花和当归加入2000毫升清水煎，煮沸5分钟后，取滤过液滴眼。每日5~10次，每次1~2滴，1个月为一疗程。

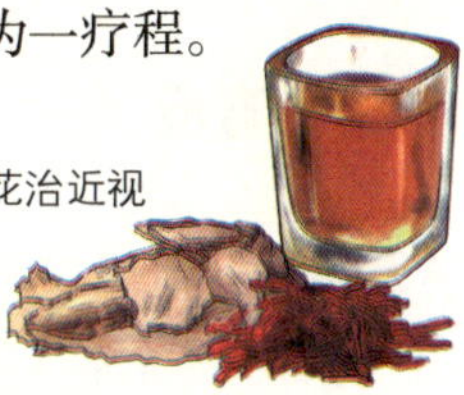

当归、红花治近视

花椒酒治红眼病

【配方及用法】25克花椒放入250毫升白酒内泡3天后，用棉签蘸擦眼角，早晚各1次。

青苔治传染性红眼病

【配方及用法】用水井旁青苔，洗净，取少许敷眼上，药热即换，连续敷数次。

老姜预防红眼病

【配方及用法】如果周围的人得了红眼病，马上用老姜切片，贴在两边太阳穴，再用老姜在脑门上来回搓，可有效预防红眼病的传染。

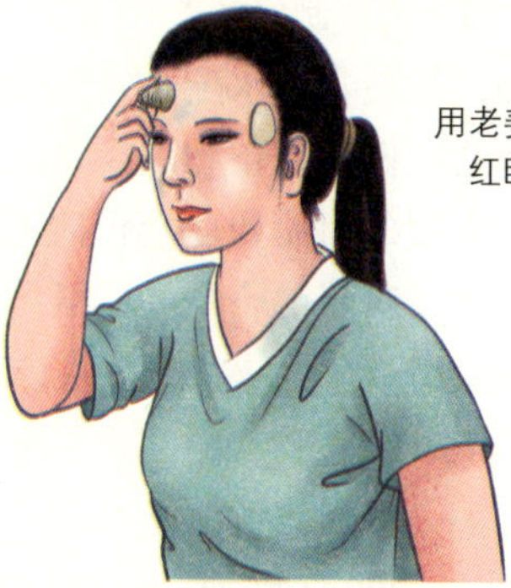

用老姜预防红眼病

车前子汤可治青光眼

【配方及用法】车前子60克，加水300毫升，一次煎服。

香附、葶苈子等可治慢性青光眼

【配方及用法】香附、葶苈子、酸枣仁各10克，川芎5克，芦根25克，茯苓、夏枯草、车前子（布包）各20克，益母草15克，槟榔15克，生甘草3克，当归10克。上药水煎20~30分钟，取汁约500毫升，分3次温服，每天1剂，30天为一疗程。肝肾阴虚及视力损害较著者加枸杞子15克，菟丝子20克，石斛15克；血压高者加石决明20克，菊花15克，丹参15克。

“三白散”可治白内障

【配方及用法】白术、白及、云苓各50克，研为细末，经过细筛后，以10克为一包，可包制13~15包，待服用。主要采取食疗法，即每天晚饭后、临睡前用制好的“三白散”药粉一包，加适量净水配1~3个鸡蛋煎饼食之。做时用植物油少许，亦可加入少量的面粉和适量食盐，注意药粉要与鸡蛋混合均匀，用文火煎成饼，切不可大火爆煎。白内障患者若将一剂药粉服一半儿或全部服完后，感到病情明显好转，可继续服一二剂或数剂，待完全恢复正常方可停药。一剂药粉可服13~15次，即15天为一疗程。初患白内障者，一剂药粉服完即可治愈。

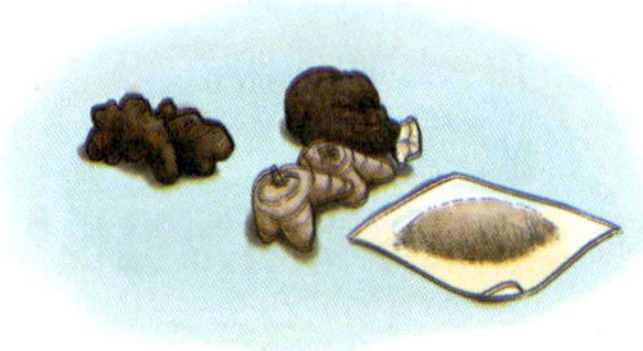

“三白散”可治白内障

蝉蜕治早期白内障

【配方及用法】蝉蜕9克。每天1剂，温开水或黄酒送服。

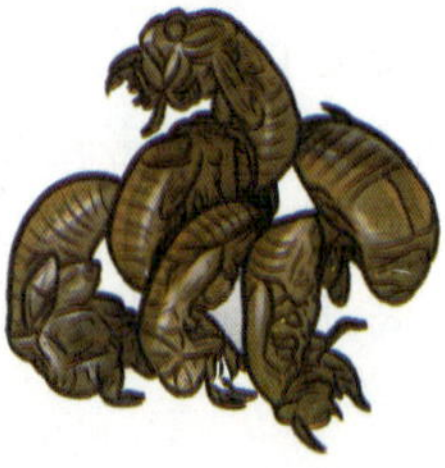

蝉蜕

小米砂仁绿豆粥可治老年白内障

【配方及用法】小米50克，绿豆20克，砂仁10克。将小米、绿豆、砂仁一同入砂锅内煮成米粥，每日2次，早晚食用。

【备注】治疗本病是长期的任务，不能在短时间内收效，故药补不如食补。小米具有较高的营养价值，绿豆和砂仁既可解毒消食又能健脾和胃、益气明目，为老年人膳食佳品。

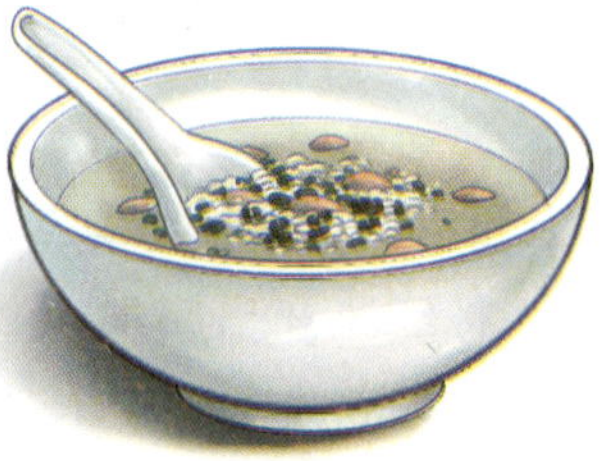

小米砂仁绿豆粥可治老年性白内障

百草霜治夜盲症

【配方及用法】百草霜（别名锅底黑灰、锅烟子）涂猪肝上服可治夜盲症。

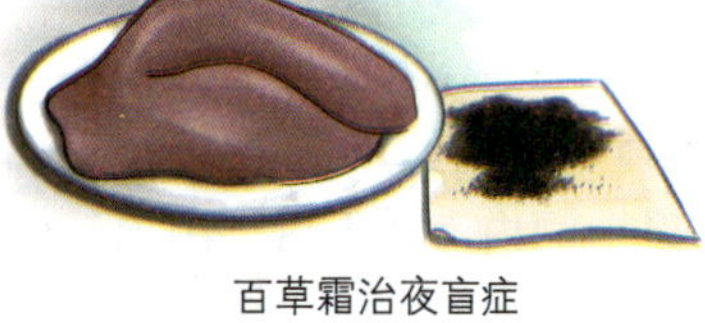

百草霜治夜盲症

豨莶草散治夜盲症

【配方及用法】豨莶草适量，猪肝（或鸡肝）15克。将豨莶草焙干研细末，每天取3克与猪肝共蒸服。

红番薯叶、羊肝治夜盲症

【配方及用法】红番薯叶150~200克，羊肝200克。薯叶洗净，切碎，羊肝切片，加水同煮。食肝饮汤，连服3日，每日1次。

【功效】补肝养血，表热明目。用治夜盲。

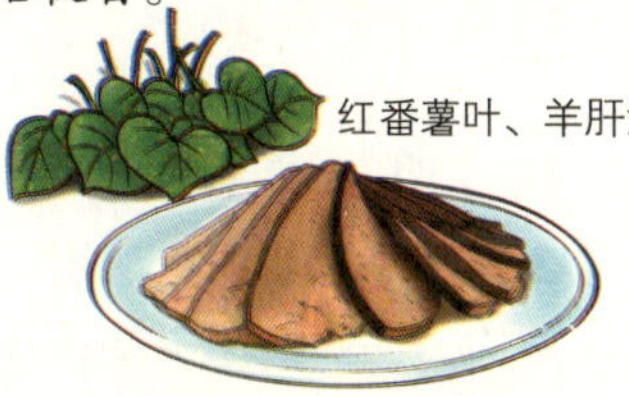

红番薯叶、羊肝治夜盲症

黑豆、黑芝麻可治迎风流泪症

【配方及用法】黑豆、黑芝麻各50克。将黑豆和黑芝麻研成细末，每日冲服10克，白开水送下，分2次服。

【备注】用本方时忌食生蒜、生葱、生姜、辣椒等刺激性食物。

海带、黑木耳治迎风流泪症

【配方及用法】海带250克，黑木耳50克。将海带、黑木耳洗净，切成细丝，清水煮熟，每日食用20克。

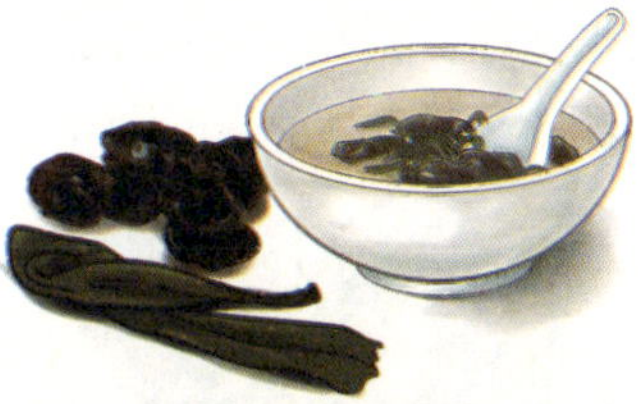

海带、黑木耳治迎风流泪症

猪蹄冰糖治迎风流泪症

【配方及用法】肥壮的猪蹄（后脚）7只，冰糖350克。每天用1只猪蹄加冰糖50克，放适量水，置高压锅内煮至稀烂，一次连汤服完，或分早晚2次服，连服7天即愈。没有根治的话，可再服7天。

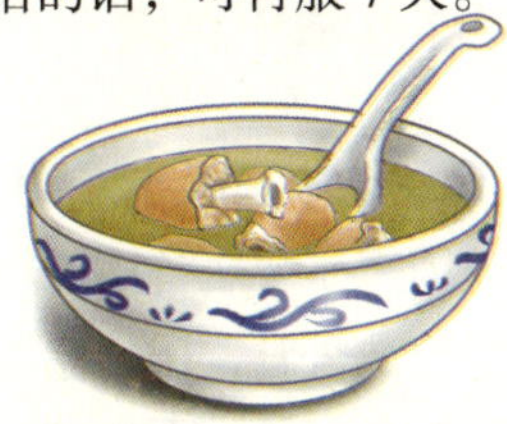

猪蹄冰糖治迎风流泪症

五倍子膏治倒睫

【配方及用法】五倍子膏（五倍子31克，研成细末，加入适量蜂蜜调拌均匀，调至稠糊）涂抹于距睑缘2毫米处，每日1次。

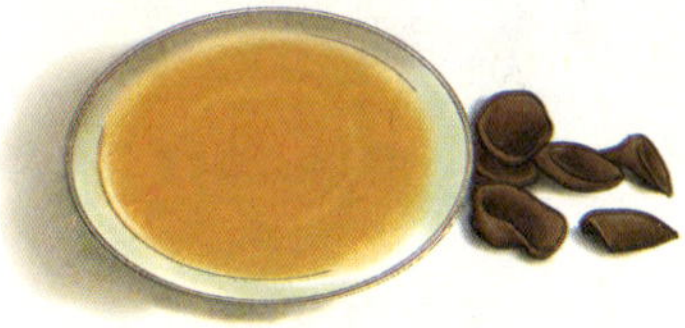

五倍子膏治倒睫

花椒可治沙眼

【配方及用法】花椒皮10克，花椒籽5克，清油10毫升。将花椒皮、花椒籽、清油放烧瓶内煮沸30分钟，过滤2次，备用。每日滴眼2或3次。

【功效】行癖，除湿，解毒。用治沙眼。

耳疾

耳朵是人的听觉器官，长在眼睛的后面，能辨别振动，并将声音转换成神经信号传给大脑。人体任何部位都有患病的可能，耳朵也不例外。如果耳部疾病不能得到及时、正确的治疗，患者可能会失去听觉。常见的耳病有先天性外耳闭锁、外耳炎、中耳炎、鼓膜穿孔、耳硬化、感音神经性耳聋等。

枯矾、冰片治中耳炎

【配方及用法】枯矾5克，冰片3克。共研极细末，装瓶备用。用时先以双氧水冲洗外耳，用棉签吸干，再取本药少许，吹入耳内，每天1次，连用3次即见效。

【功效】主治急、慢性中耳炎，听力减退，有脓液外溢者。

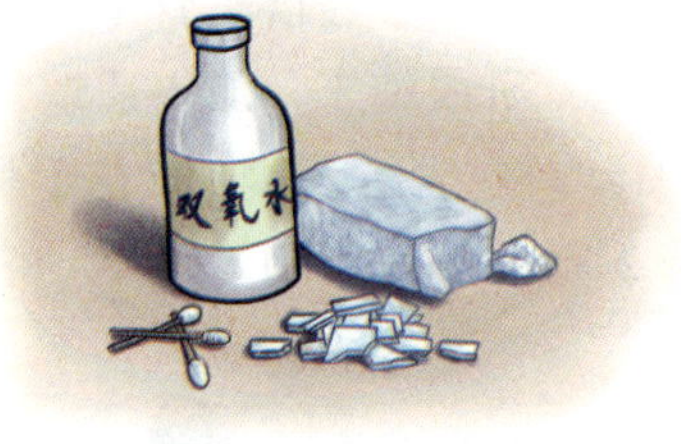

枯矾、冰片治中耳炎

猪胆、白矾末治中耳炎

【配方及用法】猪胆1个，白矾9克。将白矾捣碎放入猪胆内，阴干或烘干，研成细末，过罗。先用3%的双氧水洗净耳孔，拭干脓液，然后用笔管吹入猪胆白矾粉剂。每2~3天用药1次。

【功效】清热解毒，消肿止痛。用治化脓性中耳炎。

明雄黄、白矾治中耳炎

【配方及用法】明雄黄（雄黄）2克，白矾2克，捣碎成粉末。用香油或菜油调均匀，然后用火柴棒缠上一点儿药棉，蘸药后将棉球放进耳朵内，不要轻易取出，待稍干后取出，2或3次之后即可见效。一般药棉球放进耳朵后，在鼓膜处会结上药痂，使人不舒服，千万不要乱捣，实在不行可用手在耳外揉搓几下。

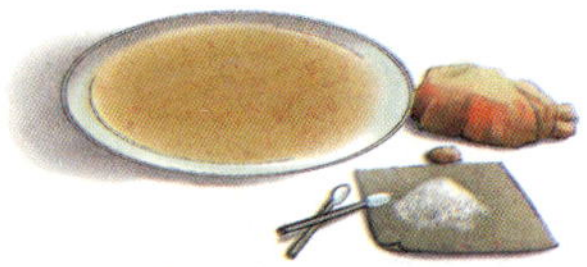

明雄黄、白矾治中耳炎

虎耳草治中耳炎

【配方及用法】取虎耳草叶2~3片，用清水洗净，将叶片捣出汁，然后取其汁液滴入患耳。

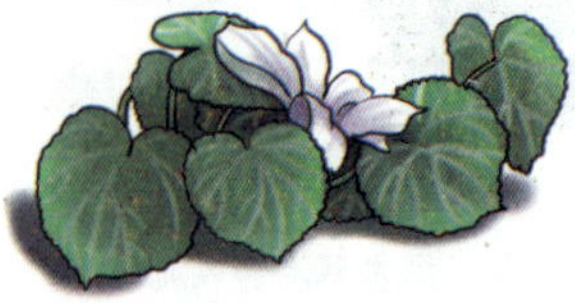

虎耳草治中耳炎

核桃肉治慢性中耳炎

【配方及用法】核桃肉（适量）。核桃肉沥油后放置时许，去除底部的沉渣部分，将患耳脓液洗净，将油滴入耳道。每日2次。

脓耳散治化脓性中耳炎

【配方及用法】川黄连10克，冰片5克，枯矾20克，龙骨20克，鱼脑石20枚。上药共研细末，装瓶备用。治疗时先将耳内脓液用双氧水洗净，再用消毒棉签将耳道拭干净，将药末装入纸筒（呈喇叭状），由他人轻轻将药末吹入耳内，然后用消毒棉球轻轻堵塞外耳道，以防药末脱出。每晚睡前用药1次，一般药末与脓液干结后可自行脱落掉出。用药6~10次即见效。

【备注】使用该方，药物制末时必须研成粉状细末，吹入耳内要让其药末与脓汁干结后自行脱落掉出。若药末在耳内长期不脱出，可用双氧水反复浸泡冲出，不可用金属利器掏出，以防损伤局部黏膜，引起炎症。

耳疳散治慢性化脓性中耳炎

【配方及用法】已出蛾蚕茧10个，冰片0.15克。将茧壳剪碎，置瓦上煅烧存性，加入冰片，共研极细末，贮瓶中备用。取耳疳散少许，吹入耳中，每天2次。

以蛇蜕治耳流脓症

【配方及用法】蛇蜕1条，冰片10克。将蛇蜕、冰片分别研成细末，再与核桃油调成液体，装入瓶内保存。为了使用方便，可找一个眼药水瓶装入此液，睡觉时向耳内滴入两三滴。此药不仅能治耳流脓，对中耳炎、耳流水、外耳道炎、耳部湿疹也有疗效。治疗耳部湿疹时，可用药棉蘸上药液涂于患处。

瘦猪肉、豆腐等治耳聋

【配方及用法】瘦猪肉500克（切丝），豆腐250克，大葱250克，石菖蒲200克。上四味药一起煮，熟后吃肉、豆腐并喝汤。每次适量，一次食不完可分次服。一般连食3剂即可见效。

【备注】对药物过敏或体质虚弱的老年人应慎用此方。

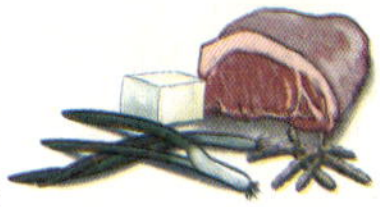

瘦猪肉、豆腐治耳聋

香葱、糯米、猪膀胱治耳聋

【配方及用法】香葱30克（切碎），糯米30克，猪膀胱（洗净）1个。将香葱、糯米纳入猪膀胱内，煨烂食之；或用香葱30克，鸡蛋1个去壳，一起搅拌蒸吃或煎吃，7天为一疗程，一般一疗程即见效。

磁铁治耳聋

【方法】小铁块、磁铁各一块。口含小铁块，耳上放磁铁，每日5次，每次20分钟。

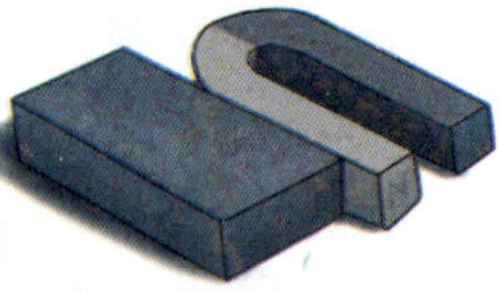

磁铁治耳聋

三花汤治耳聋

【配方及用法】金银花、槐米、杭菊各9克，青茶叶引。上药煎20~30分钟，取汁约300毫升，早、晚各服1次。

【备注】服药期间，保持静态休息，忌食生冷酸辣及荤厚油腻食物。

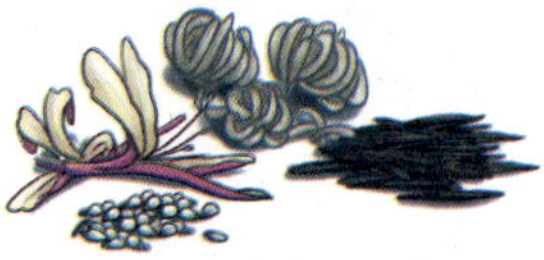

三花汤治耳聋

蝈蝈、轻粉等治耳聋

【配方及用法】蝈蝈1个，轻粉2克，枯矾2克，冰片0.5克。蝈蝈焙焦，与余药共研细粉，分成3份，每天1份，一次吹入耳孔内。

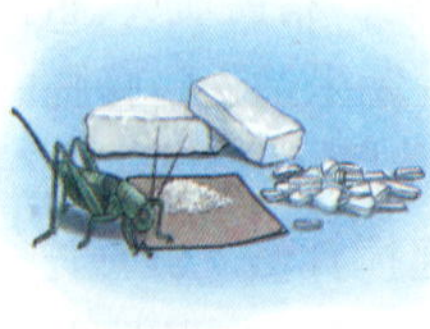

蝈蝈、轻粉治耳聋

水蛭葱汁可治老年性耳聋

【配方及用法】取活水蛭1只，放入掐去尖端的葱叶（未出土葱叶）内，再将断口扎紧。3天后，收集葱叶内的液汁。用时将其液2滴滴入患耳内，数分钟后，即有温热感，片刻再将液汁取出。一般1次可获良效。如双耳皆聋，可依次滴治。

鸡蛋巴豆治神经性耳聋

【配方及用法】取1个鸡蛋，先开一孔，将巴豆1粒（去皮、去心膜）由孔放入鸡蛋中搅匀，取汁滴于耳中。每日滴两三次，连续用3个月。

【备注】巴豆有大毒，在滴耳治疗时，一旦发生耳内肿痛或急性皮炎，应立即停用此药。

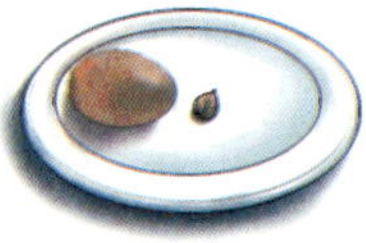

鸡蛋巴豆治神经性耳聋

灵磁石、五味子等治耳聋耳鸣

【配方及用法】灵磁石30克，五味子10克，龙胆草6克，生地黄30克，山药12克，山茱萸12克，泽泻10克，丹皮10克，茯苓10克，水煎服。先将灵磁石煎15 ~ 20分钟，然后再和其他药共煎20分钟，即可服用，每天1剂，早、晚各服1次。

鼻病

鼻是人体呼吸器官。气候变化，食物、花粉、药物等的刺激，挖鼻孔、拔鼻毛等不好的生活习惯，鼻子邻近器官病变如扁桃体炎、咽炎等的影响，以及一些全身慢性疾病如贫血、糖尿病、风湿病、结核、心脏病等，均有可能导致鼻的病变。一些遗传因素也是鼻病的起因。常见鼻病有鼻炎、鼻窦炎、鼻息肉、酒渣鼻、鼻出血、嗅觉障碍等。

大蒜可治鼻炎流清涕

【配方及用法】取大蒜4~6瓣，洗净切碎备用；将3厘米宽纸条卷成筒，筒壁以两层纸厚为宜。将蒜末装入筒内，以两头开口处不外漏为宜，将此蒜筒插入鼻孔，5分钟后取出。

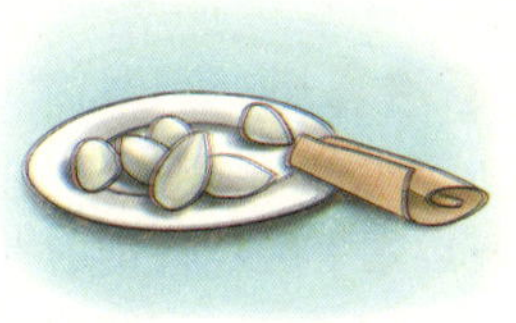

大蒜可治鼻炎流清涕

茅根、葛花煎服可治鼻涕不止

【配方及用法】茅根124克，鲜葛花124克，大葱2根，无根水（下雨时盆接的水）2000毫升。将上3味药和水一起熬，一次服完，每日1次。

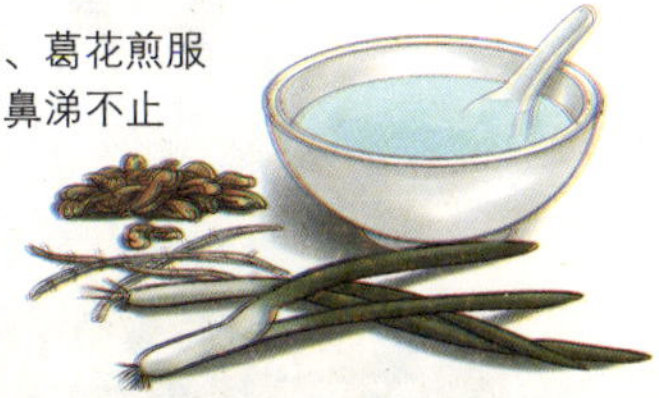

茅根、葛花煎服可治鼻涕不止

蒺藜煎汁治鼻塞流水

【配方及用法】蒺藜少许，水煎浓汁。患者仰卧，口含清水，将蒺藜汁滴入鼻中，如未通畅可再滴，至愈。

苍耳子、豆油可治鼻炎

【配方及用法】苍耳子15~20粒，豆油50克。将苍耳子炒后，再将豆油煮至沸腾无沫后放苍耳子，至苍耳子煎至黑色焦状为止，再用纱布过滤。将过滤后的药油浸泡纱布条（1厘米 ×4厘米）备用。取油纱布条放置在双下鼻甲上，隔日或1日涂药1次，也可用此药油滴鼻，1日1次。

【功效】祛风，消炎，通窍。治慢性单纯性鼻炎、过敏性鼻炎及肥厚性鼻炎。

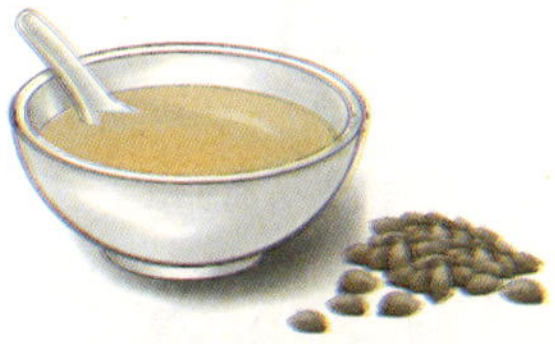

苍耳子、豆油可治鼻炎

外用蒜液治鼻炎

【配方及用法】大蒜（选紫皮蒜最佳）洗净，捣烂如泥，过滤取其汁，与生理盐水配成40%大蒜液，或与甘油配成50%大蒜油。同时，以棉球蘸液涂布鼻腔内，每日3次。

【功效】治萎缩性鼻炎，症见头痛、鼻塞、嗅觉减退或消失、鼻腔内有黄绿色痂皮附着、鼻干、流涕或黄绿色鼻涕、出血等。

香附、荜拨可治鼻炎

【配方及用法】香附、荜拨各等份，大蒜适量。将三者捣成饼，贴囟门，并用艾条隔药悬灸。

【功效】散寒，理气，拔毒。治老人鼻流清涕。

搓鼻法治鼻炎

【方法】以双手中指沿鼻梁两侧，从眼角至迎香穴部位上下搓动，每次以200下为宜，每天早晚各1次。搓揉时，勿压太紧，以免搓伤皮肤。常年坚持必有效果。

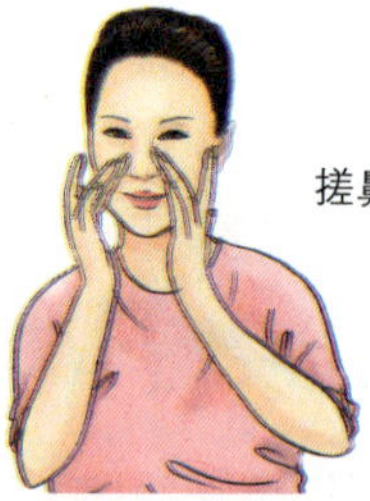
搓鼻法治鼻炎

斑蝥方治鼻炎

【配方及用法】斑蝥适量，去足翅研细末，贮瓶备用。用时取斑蝥粉适量，以水或蜂蜜调为稠糊状。病人取仰坐或仰卧位，擦洗干净印堂穴。取1小块胶布，中间剪一黄豆粒大小的孔，先贴于印堂穴，后将药粉直接涂于小孔之内，外以胶布贴盖，24小时后去掉，可通窍拔毒。

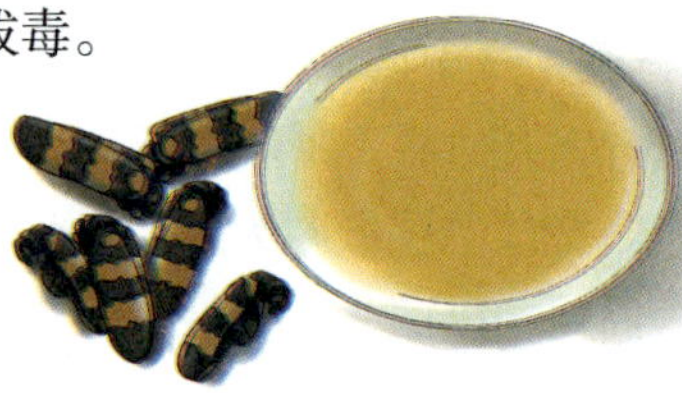
斑蝥方治鼻炎

生吃大葱治鼻炎

【配方及用法】在吃饭时，生大葱随其他菜同吃即可。在生吃的过程中，最好在口内自觉地控制生葱的辣味使其从鼻腔内通过，这样治效果最好。

【功效】治慢性鼻炎、副鼻窦炎，症见鼻不通气，伴头痛。

生吃大葱
治鼻炎

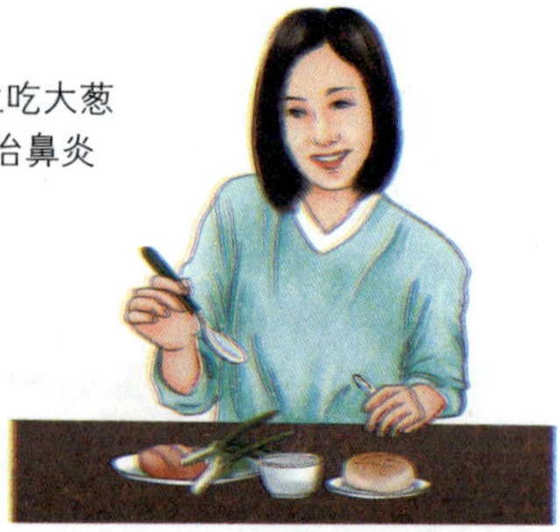

垣衣治急慢性鼻炎

【配方及用法】垣衣适量。每日刮取新“垣衣”适量，用干净薄纱布包裹后塞入鼻孔（两鼻孔交替）。鼻塞解除，流涕及其他伴随症状完全消失后，再继续应用3~4天。

【备注】垣衣即生长在背阴潮湿处古老砖墙上的青苔。

猪胆、冰片等治慢性鼻炎

【配方及用法】猪胆1个，冰片15克，麝香0.2克。将冰片、麝香装入猪胆内，阴干后，去掉胆皮，研为极细末，装入小瓶密封备用。用时将脱脂棉捻成细条，蘸药末少许，放入患侧鼻孔内，或将药末吹入鼻孔内。

【备注】本药芳香走窜，活血散瘀。孕妇禁用。

桃树叶可治萎缩性鼻炎

【配方及用法】桃树嫩尖叶适量。将桃树嫩尖叶1~2片用手揉搓成棉球状，塞入患鼻（直达病处）10~20分钟，待鼻内分泌大量清鼻涕，不能忍受时弃药。每日4次，连续用药1周。

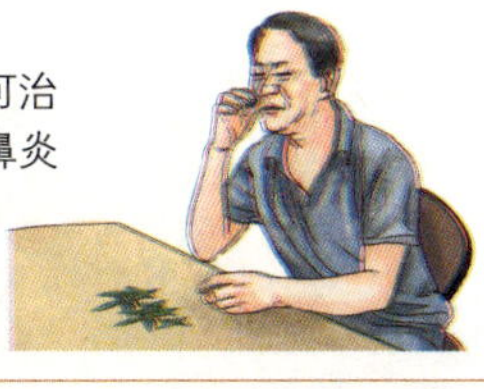

桃树叶可治萎缩性鼻炎

氯苯那敏、冰片治过敏性鼻炎

【配方及用法】氯苯那敏（扑尔敏）400毫克，冰片3克，共研细末，贮瓶备用，勿泄气。每次将本散少许置指头上，按于鼻孔吸之。每日吸两三次。

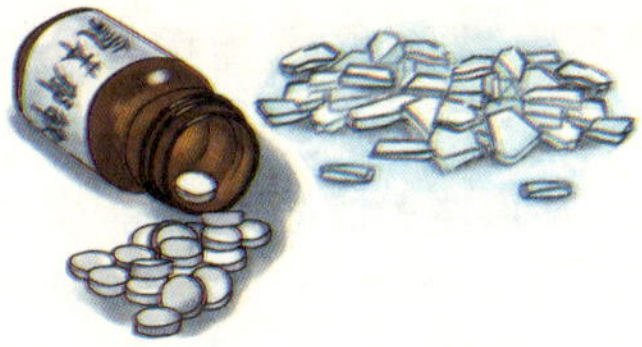

氯苯那敏、冰片治过敏性鼻炎

辛夷花、白芷等可治鼻窦炎

【配方及用法】辛夷花15克，白芷、苍耳子各10克，桂枝5克。将上药烘干研末过筛，装瓶备用。每天晚饭后取药末1克，两寸见方双层纱布2块，将药末分包成2个药球，以棉纱扎紧，并留线头一寸左右，先塞1个药球于一侧鼻孔，用另一鼻孔呼吸；1小时后将药球拉出，将另一药球塞入对侧鼻孔。一般5天左右即见好转。10天为一疗程，轻者两疗程可愈，重者亦可减轻诸症。

【备注】使用上药容易出现打喷嚏及流涕增多现象，药球每随喷嚏而出，重新塞入即可。

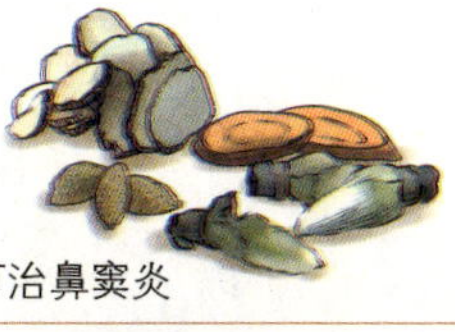

辛夷花、白芷等可治鼻窦炎

苍耳子汤治鼻窦炎

【配方及用法】苍耳子10克，用半碗水煎汤口服，每日2次。病程短的一两次见效，病程长的则多服几次。

用鹅不食草治鼻窦炎综合征

【配方及用法】将鹅不食草粉塞入鼻腔，每日3~5次，每次少许。

加味葛根汤治急慢性鼻窦炎

【配方及用法】粉葛根、桂枝（后下）、桔梗、赤芍各9克，炙甘草4.5克，鹅不食草、鱼腥草各12克，玉米须15克。上药水煎，取汁盛入一器皿（口要小）中，每次均水煎取汁入器皿，备用。患者趁热将鼻孔对准盛药器皿口熏蒸，反复吸之。每日数次，熏后取药汁内服。若复发，再用有效。

【备注】临床应随症加减。头痛鼻塞甚者加蔓荆子9克，薄荷（后下）、细辛各3克；流浊脓涕、腥臭特甚者加苍耳子、辛夷花、升麻各6克；热重者加连翘、甘菊花各9克；湿甚者加薏苡仁15克；鼻衄者加侧柏叶、白茅根各9克；头晕甚者加苦丁香6克，夏枯草、旱莲草各9克。本方对治疗急、慢性过敏性鼻炎亦有效。

芙香辛冰散治急慢性鼻窦炎

【配方及用法】芙蓉叶、香白芷、辛夷花各15克，细辛3克，冰片1克。上药共研细末和匀，贮瓶备用，勿泄气。使用前用棉签将患侧鼻腔内的涕液拭干净后，取上药末适量吹入患侧鼻腔内，或用鼻吸入，每天3次，每次吹两三下。

辛夷花、苍耳子等治慢性鼻窦炎

【配方及用法】辛夷花15克，苍耳子10克，细辛、白芷、冰片各5克。上药共研成细末，装瓶备用。使用时取一块药棉以开水浸湿（以捏不出水为度），沾药末塞入鼻腔，两侧鼻孔轮流塞，2小时更换1次，每日用药8小时。连续用药3日后鼻孔通畅，头痛减轻，鼻涕减少，用药半个月左右可愈。

乌梅肉、冰片治疗鼻息肉

【配方及用法】个大肉多乌梅适量，冰片少许。将乌梅用清水浸透，把肉剥下，焙干研为极细末，加冰片混匀贮瓶备用。用时以消毒棉签或棉球蘸药末敷抹患处，每天三四次，至息肉脱落为止。

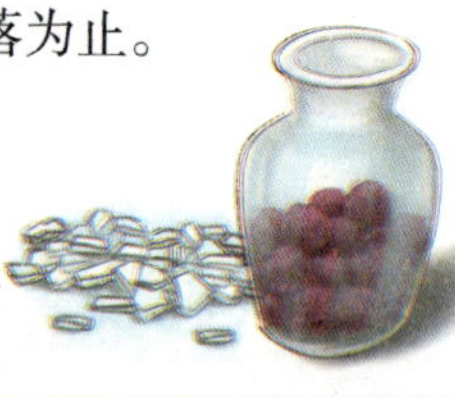

乌梅肉、冰片治疗鼻息肉

蒜泥敷脚心治鼻衄

【配方及用法】取大蒜头适量，捣烂成泥。先用凡士林或菜油在两足底中心处（涌泉穴）涂薄薄一层，再把蒜泥涂在穴位上，敷料覆盖，用胶布固定，20分钟后鼻血即止，然后去药。

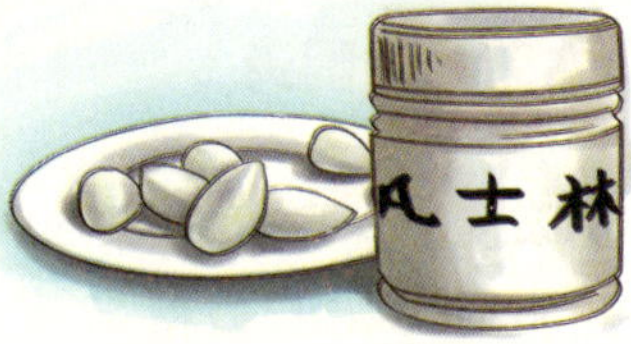

蒜泥敷脚心治鼻衄

向耳内吹气可止鼻血

【方法】施术者用手将患者的耳朵口适当张大，嘴巴对准患者耳朵口，用力缓缓地向内吹气，两耳各连续吹三口气即可。若血未完全止住，待1~2分钟后，再吹1次。此法之所以能止血，原因可能是气流刺激内耳神经反射弧及交感神经，使鼻黏膜血管收缩，起到促进凝血的作用。

向耳内吹气可止鼻血

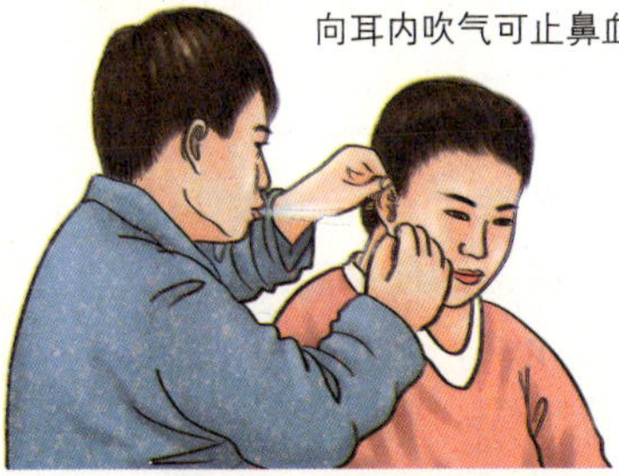

扎紧中指骨节可止鼻流血

【方法】用线扎紧手中指骨节弯曲之处，鼻血即止。左流扎右，右流扎左，双流双扎，效果较好。

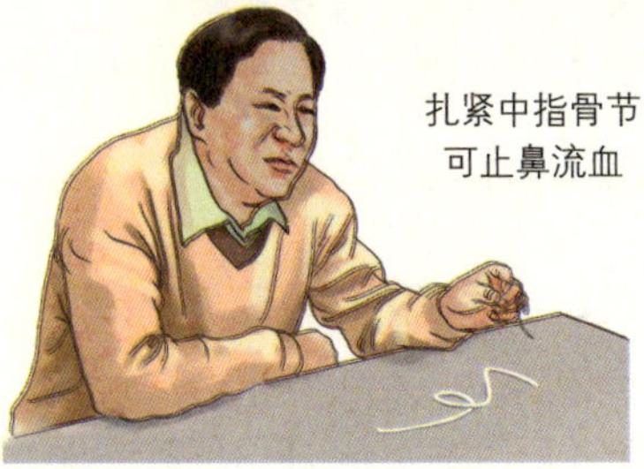

扎紧中指骨节可止鼻流血

三鲜汤治鼻出血

【配方及用法】鲜生地30克，鲜白茅根25克，鲜藕节20克，水煎2次后混合药液，放入生蜂蜜3汤匙调匀，待凉后服下。一般服用2剂即可治愈。

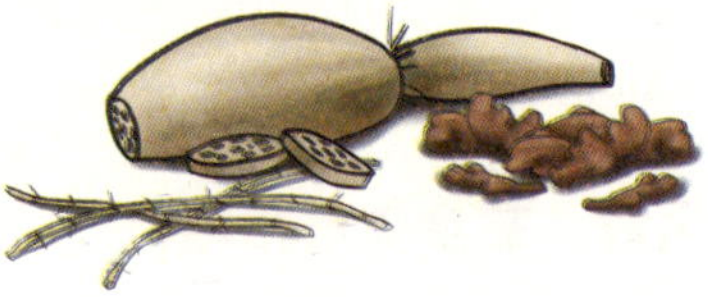

三鲜汤治鼻出血

丹皮、仙鹤草等治各种鼻出血

【配方及用法】丹皮6~9克，仙鹤草6~12克，香附6~12克，阿胶6~9克，水煎服，每日1剂，5天为一疗程，小儿量酌减。另外，鼻出血局部可以用凡士林纱条填塞，压迫止血。

咽喉疾病

咽喉部常见疾病有咽炎、急性扁桃体炎、疱疹性咽峡炎及喉炎。急、慢性咽炎都有咽干、咽痒、咳嗽的症状，但急性咽炎常与感冒伴发，全身症状较重，而慢性咽炎有咽部异物感，所以常有清嗓动作。急性扁桃体炎除了有发热寒战、肌肉酸痛等全身症状外，还有咽痛、吞咽困难、咽部异物感、言语含混不清、声音嘶哑等症状。

黄花、龙葵等治咽疾

【配方及用法】黄花31克，龙葵15克，土牛膝31克。以上均为鲜品全草，1剂量。若为干品，用其2/3量。上三药均为夏秋采取，去净泥土，鲜用或晒干切碎备用；无药时四季均可采用。三药混合煎服，每剂可煎2次，温服，在口中含数十秒后慢慢饮下。一般1~3剂可愈，重者每天可服2~3剂，频频饮之。

胖大海、玄参等可治咽炎

【配方及用法】胖大海、玄参、桔梗各10克，生甘草3克，泡水代茶饮。

蜂蜜浓茶治咽炎

【配方及用法】取适量茶叶用开水泡成茶汁，再加适量蜂蜜搅匀。每隔半小时用此液漱喉并咽下，一般当日可以见效。

干桑木柴可治咽炎

【配方及用法】干桑木柴500克，开水500毫升，白砂糖50克。将烧热的火炭（桑木）放进盆或锅内后，立即把开水浇到火炭上，并加盖闷气。待水温时去渣兑糖，一次饮完，每日1剂。

八角茴香、蜂蜜等可治咽炎

【配方及用法】白砂糖、蜂蜜、芝麻油各500克；八角茴香7个，碾碎；鹅蛋1个，去壳与上药混在一起拌匀，如蒸馍一样蒸熟备服。每日3次，每次3小勺，开水冲服，服完为止。轻者1剂治愈，重者连服2剂即愈。

天冬、生地等可治慢性咽炎

【配方及用法】天冬15克，生地30克，玄参25克，党参20克。每剂煎3次，每日1剂，分3次服，连续服40剂。

酢浆草当茶饮治急性咽炎

【配方及用法】鲜酢浆草 30 克（干品 9 克）。上药加水煎服，少量多次当茶频饮，小儿可加白糖、蜂蜜或冰糖。

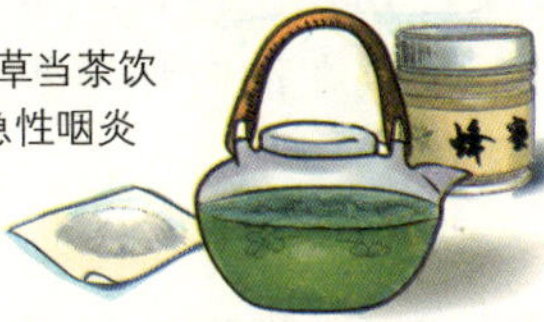

酢浆草当茶饮
治急性咽炎

草河车、元参等治急性咽喉炎

【配方及用法】草河车（又名蚤休）、元参各 9 克，桔梗、牛蒡子各 6 克，甘草 4.6 克，薄荷 3 克。上药用水三杯煎取一杯半，渣再用水两杯煎取一杯，混合 2 次药液徐徐服下。

用刺猬皮炭粉治喉咙发炎

【方法】将鲜刺猬皮晒干，放在瓦片上以慢火焙烤成炭，然后碾成粉末，再将粉末吹进喉咙，每次少许，每隔 3~5 小时吹 1 次。

西洋参治咽喉炎

【配方及用法】100 克西洋参切片，每次含一片于嘴中嚼烂咽下，每天 2 或 3 次。

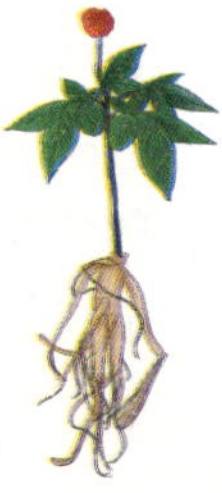

西洋参

麝香散治咽喉肿痛

【配方及用法】麝香2克，冰片25克，青黛 30 克，硼砂 100 克。先取硼砂与麝香研细末，再加青黛、冰片研细，和匀，装瓶，密封备用。用时用吹药器吹入咽喉，每 4 小时 1 次。

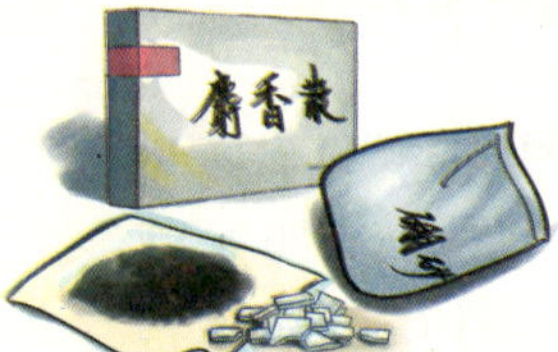

麝香散
治咽喉肿痛

西瓜皮治咽喉炎

【配方及用法】西瓜皮 250 克，加两大碗水，煮至一大碗，加入少许冰糖，冷后饮之。

荸荠治咽喉炎

【配方及用法】荸荠 150 克打碎绞汁饮，每日 3 次。

藕节可治急性咽喉炎

【配方及用法】藕节 1 枚，将生藕节去毛洗净，放入食盐里贮存 2 周以上备用。用时取出藕节，以开水冲洗后放入口中含服。每天 2 次，每次 1 枚。

二根汤治急性扁桃体炎

【配方及用法】板蓝根20克，山豆根15克，土茯苓20克，射干12克，银花12克，蒲公英10克，黄芩10克，防风10克，甘草4克，每日1剂，水煎，分2次内服。

红根草治扁桃体炎

【配方及用法】鲜红根草100克(干品50克)，加水500毫升，煎成250毫升，每天2次分服。

苍耳根茎调盐频饮治失音

【配方及用法】取鲜苍耳根茎250克洗净，加水1000毫升，煮沸20分钟，加食盐适量调味，日服1剂，代茶频饮。

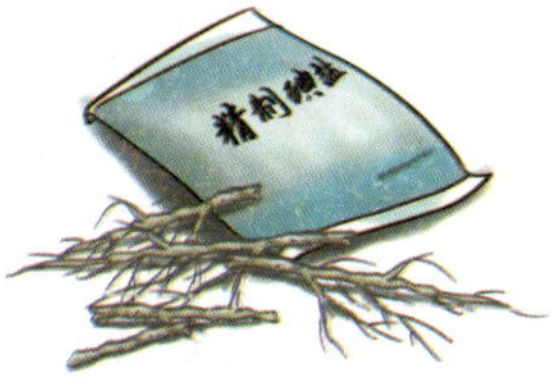

苍耳根茎调盐频饮治失音

苦酒汤治失音

【配方及用法】制半夏15克，加水400毫升，煎20分钟去渣，加入米醋70毫升，待半冷时放入鸡蛋清2个，搅匀即成苦酒汤。徐徐含咽，不拘于时，每日1剂。

艾叶尖、棉籽油治突然失音

【配方及用法】艾叶尖7个，棉籽油60克，鸡蛋2个（去壳，打碎）。先将棉籽油煎滚，炸艾叶至焦黑，把艾叶捞出，再将鸡蛋打碎，搅匀后，放在油内炸至焦黄，趁热食之。

苏梗、杏仁等可治外感失音

【配方及用法】苏梗、杏仁、桔梗、前胡、蝉蜕、木蝴蝶各10克，牛蒡子、诃子各6克，甘草3克。上药日煎3次服，日服1剂，每次煎15~20分钟，取汁约200毫升温服。兼咽痒咳嗽者加麻绒（炙）10克，细辛3克；喉干舌燥者加芦根15克，槟榔10克；咽痛者加射干10克，赤芍15克。

用醋煮鸡蛋治不能发声

【配方及用法】用搪瓷器皿盛普通食醋250毫升，加入鸡蛋1个，煮10~15分钟，然后去蛋壳再煮10~15分钟，将鸡蛋连同食醋一起服下。通常吃1个鸡蛋即可痊愈，不愈可再吃1个。

【备注】醋煮鸡蛋可治各种原因引起的急性喉炎、声带发炎，对剧烈咳嗽引起的声音嘶哑亦有效。

皮蛋、冰糖同煎可治声音沙哑

【配方及用法】皮蛋2个，冰糖31克，同煎一大碗汤服之，早、晚各服1次，1~2剂可愈。

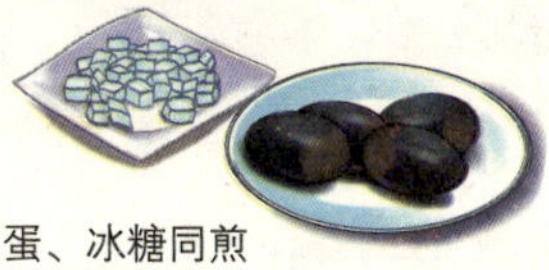

皮蛋、冰糖同煎可治声音沙哑

鸡心粉治声音嘶哑

【配方及用法】鸡心7个，焙黄研成细末，分成7包，第一次服1包，以后2次各服3包，黄酒送服，每日1剂。

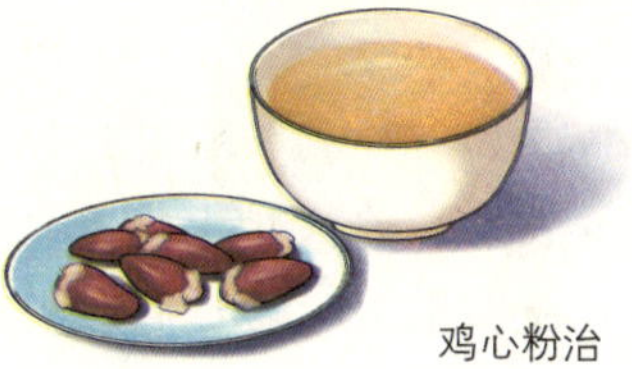

鸡心粉治声音嘶哑

青蒿、胖大海治哑嗓

【配方及用法】青蒿60克，胖大海3枚，加水300毫升煎服，每日1剂。

双花、麦冬治声哑

【配方及用法】双花（金银花）30克，麦冬20克，一起用开水冲泡，当茶水喝。

核桃、鸡蛋治疗嘶哑症

【配方及用法】7粒核桃，2个鸡蛋。将核桃壳、肉捶碎，加水与鸡蛋一起煮，鸡蛋熟后再将蛋壳打碎用文火煮，然后吃鸡蛋、核桃仁，喝水。2周后即见效。

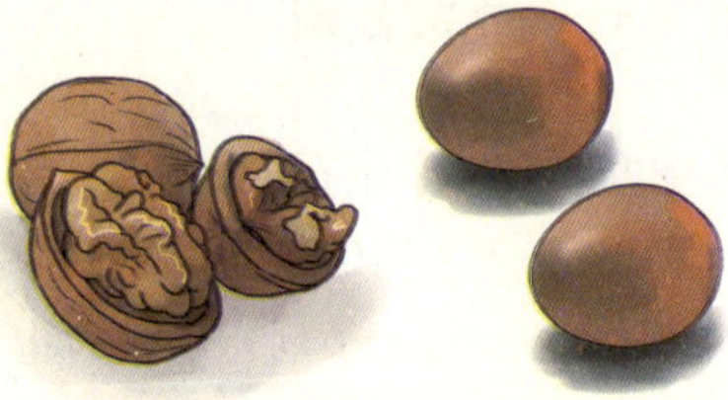

核桃、鸡蛋治疗嘶哑症

蝉衣、蜂蜜治声哑

【配方及用法】蝉衣15克，蜂蜜30克。将蝉衣用水洗去沙土，加入500毫升水，煮开锅后，凉15分钟，过滤去渣，然后加入蜂蜜在火上煮，边煮过搅，一沸即可。应趁热饮，并当茶慢慢喝，凉了再热。一般2~3剂即愈。

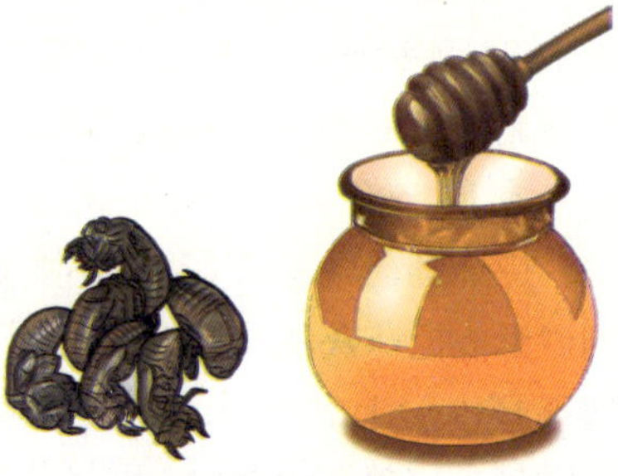

蝉衣、蜂蜜治声哑

牙痛

牙痛是指牙齿因各种原因而出现的疼痛，患者一般有牙龈红肿、遇冷热刺激痛、面颊部肿胀等症状。大多数牙痛都是牙龈炎、牙周炎、蛀牙或折裂牙导致牙髓（牙神经）感染引起的。牙痛还可见于龋齿、智齿冠周炎、釉质咬耗症、牙齿颈部磨耗症（楔状缺损），牙髓或犬齿周围的牙龈感染、前臼齿出现裂痕，甚至鼻窦炎。

石地丹黄汤治牙痛

【配方及用法】生石膏30克，鲜生地12克，丹皮10克，川黄连9克。上药水煎，每天1剂，痊愈为止。

【功效】消炎，去痛。

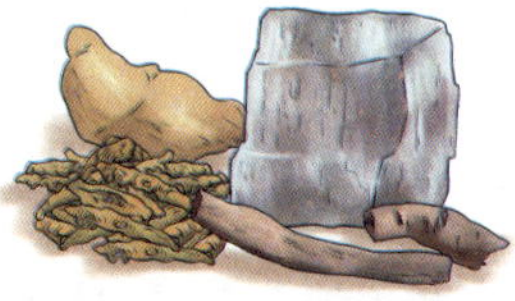

石地丹黄汤治牙痛

防风、细辛等可治各种牙痛

【配方及用法】防风、细辛、荜拨、荆芥、硫黄各6克，冰片33克。上药共研细末，取玻璃杯1只，砂纸1张，将砂纸包在杯口上，系之，将药粉放在砂纸上，堆成圆柱形，然后在顶上点火，令药粉慢慢燃烧，待烧到药堆底部（注意不要烧到砂纸）把药灰和砂纸除去，刮下玻璃杯内壁上的降丹，贮瓶备用。取降丹少许放在棉花中，再将药棉贴于牙痛处，咬紧即可。

【功效】祛风、消炎、止痛。用于各种牙痛。

八爪金龙治牙痛

【配方及用法】牙痛时，将中药八爪金龙切碎含在痛处，待10～20分钟后，将热涎吐出，其痛慢慢减轻；如再出现牙痛，再照法治之。

独头蒜煨熟治风虫牙痛

【配方及用法】独头蒜2～3头。将蒜去皮，放火炉上煨熟。趁热切开熨烫痛处，蒜凉再换，连续多次。

胡椒绿豆治牙痛

【配方及用法】胡椒、绿豆各10粒，共用布包扎，砸碎，以纱布包作一小球，痛牙咬定，涎水吐出。

【功效】清热，止痛。用治炎症和龋齿引起的牙痛。

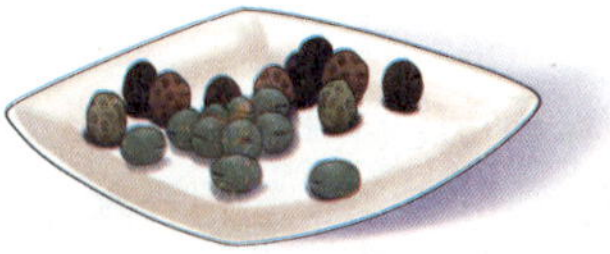

胡椒绿豆治牙痛

白信、川黄柏等治牙痛

【配方及用法】白信、川黄柏、甘草各5克，红枣50克，青黛10克，硼砂20克，乳香、没药各2.5克，冰片7.5克。先将红枣去核切片，白信研末加入拌匀于瓦上，以炭火炙至信枣烟尽为度，取出候冷研细末，其他各药则分别研细末，除冰片外皆调匀后收藏。先将患部洗净，然后把收藏的药加入冰片后，取少许撒敷患处，每日5或6次。

【功效】清热解毒，化瘀止痛，祛腐生肌。用治牙痛。

姜矾粉止牙痛

【配方及用法】老姜、枯矾各等份。老姜用瓦焙干，研末，枯矾研细末，与姜末调匀。涂抹病牙。

【功效】止牙齿疼痛。

薄荷、肉桂等治牙痛

【配方及用法】薄荷、肉桂、细辛、良姜各10克，分成3等份水煎早晚分服。

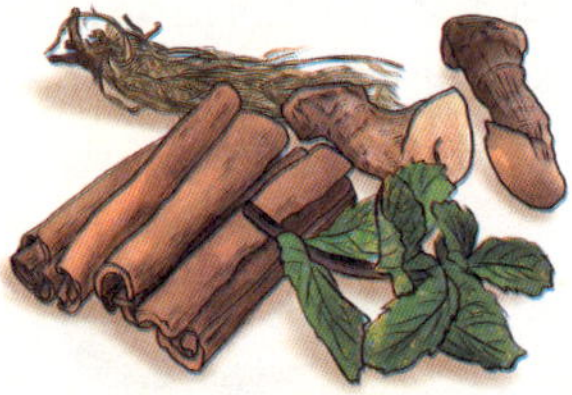

薄荷、肉桂等治牙痛

生地、元参等治牙痛

【配方及用法】生地、熟地各30克，元参、金银花各15克，骨碎补9克，细辛3克。每日1剂，水煎服。

生地、元参、猪肉治牙痛

【配方及用法】生地、元参各30克，猪肉250克。水煎煮，食肉喝汤，每日1剂。

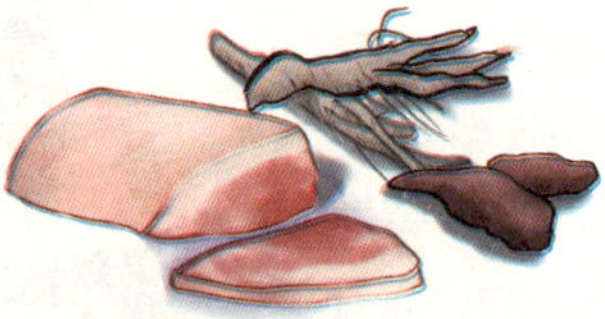

生地、元参、猪肉治牙痛

茄子皮灰治牙痛

【配方及用法】用生茄子皮化灰，放于避风处过夜去其火气，与蜂蜜拌匀，涂于痛处，颇有效。

香椿树皮加糖口服治牙痛

【配方及用法】香椿树皮30克，白糖适量。香椿树皮加水煮沸后去皮加糖口服。

香椿树皮加糖口服治牙痛

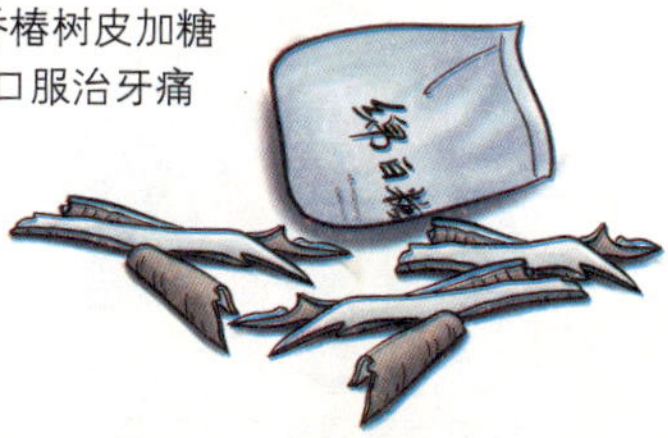

山柰子末熏吹鼻治牙痛

【配方及用法】山柰子研末，每次用少许，摊在纸上卷筒成香烟状，点燃后吹灭，先熏鼻，随即趁热将药粉吹入鼻中，可治牙痛。

醋煮蜂房漱口治牙痛

【配方及用法】露蜂房1个，醋500毫升。将蜂房浸泡醋内于锅内煮沸，待凉凉后漱口，每日数次。

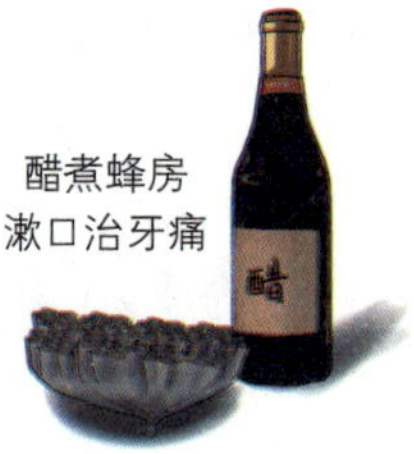

醋煮蜂房漱口治牙痛

红皮大蒜敷虎口治牙痛

【配方及用法】红皮大蒜一头，剥皮捣成蒜泥，敷至右手虎口处，用纱布缠牢。第二天除掉，会有水疱生起，越起越大。这时不要害怕，2天后水疱老化成熟，用穿线大针横穿拉过去，随即黄水溢出，水疱消失，牙疼病除。

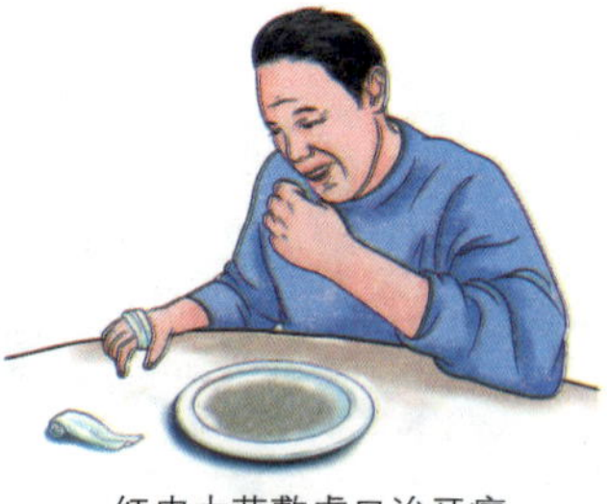
红皮大蒜敷虎口治牙痛

仙人掌贴脸可治牙痛

【配方及用法】牙痛时，取一块鲜嫩肥大的仙人掌，用水洗净，剪去表面的针刺，对剖成同样厚的两片，把带浆的一面贴在牙痛部位的脸上。

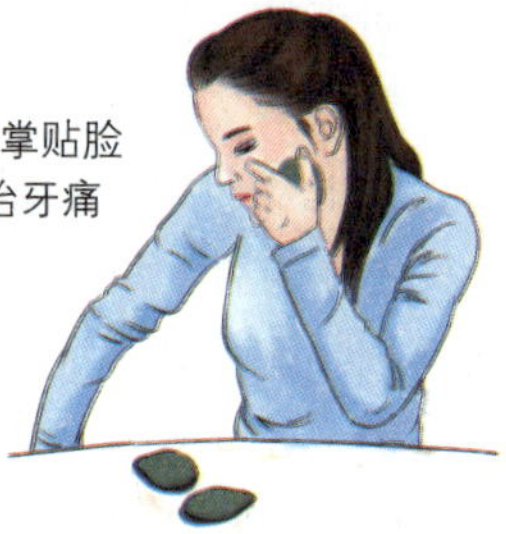
仙人掌贴脸可治牙痛

黑松可治龋齿痛

【配方及用法】黑松（也叫油松）节（就是剪下的松树分杈节部分），剁成小块，取50~100克，用搪瓷缸装水，文火煮半小时，口含松节水漱口20分钟。

干茜草根可治龋齿痛

【配方及用法】干茜草根1克，用纱布包好放在碗内消毒，加乳汁10毫升，浸泡数分钟，待液体呈淡红色即可应用。用时将浸液滴入牙痛患者双眼的泪囊口处，每1~2分钟滴1次。

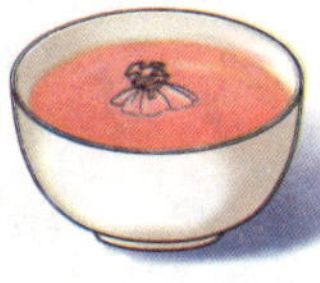
干茜草根可治龋齿痛

韭菜根、花椒止龋齿痛

【配方及用法】韭菜根10根，花椒20粒，香油少许。洗净，共捣如泥状，敷病牙一侧面颊上。

【功效】止痛。

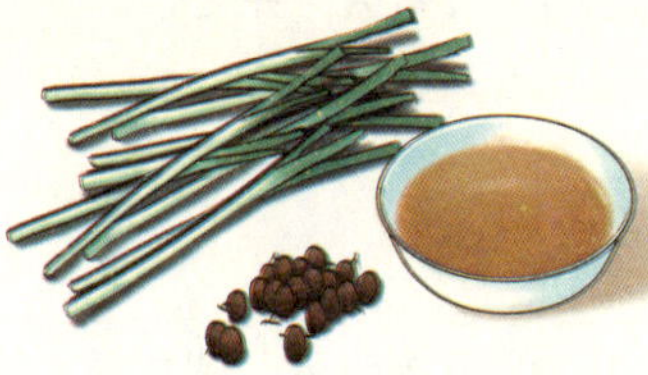

韭菜根、花椒止龋齿痛

桃树枝热气熏烤止龋齿痛

【方法】鲜桃树枝一根，用香油点火，烧烤桃树枝一端，有热气时放在龋齿上，反复数次，20分钟后牙痛即愈。

苦参治龋齿痛

【配方及用法】龋齿疼痛时，患者每日可用苦参15~20克（鲜者用量可略大）放入有盖瓷杯或保温杯中，用滚开水冲泡，不烫口时便可含漱。含漱时间尽量长一点儿，含漱次数不限。一般一日药加开水3或4次。含漱后疼痛减轻，有的一漱就见效。如果能坚持含漱3~5天，效果更佳。

【备注】苦参味苦、性寒，有清热解毒、祛湿、杀虫等功效。含漱后口中有苦味，可用温开水漱口，但要注意短时间内不宜吃甜食，以免影响疗效。

韭菜籽、香油治蛀牙疼痛

【配方及用法】韭菜籽25克研成末，与香油25毫升混合，放杯内，用火在杯内烧，至发出香气。再将葱或竹管一头放到蛀牙处，用嘴吸香气，20分钟后即可。

冰辛花散治牙周脓肿

【配方及用法】冰片、细辛、花椒各等量。上药研末，置器皿中加热，取盖内表面升华粉末备用。使用前用3%双氧水冲洗患牙周脓肿的牙周袋，取探针蘸少许丁香油，再蘸上药散，送入牙周袋中，可以重复放置。

蛇莓治牙根尖周炎

【配方及用法】鲜蛇莓（又名蛇泡草、地锦草）根茎60克，或干品15~20克，小儿减量，水煎服。每剂煎2次，每次煎至100毫升左右，取汁去渣，顿服。

生石膏、山药等治牙龈出血

【配方及用法】生石膏、山药各15克，知母、泽泻、生地、甘草、丹皮各10克，连翘12克，大黄5克。水煎服，每日1剂，分2次服完。

口疮

复发性阿弗他溃疡，又称复发性阿弗他口炎、复发性口腔溃疡、复发性口疮，是最常见的一种口腔黏膜疾病，常在唇、颊、舌缘等部位发生。普通感冒、消化不良、精神紧张、郁闷不乐等都可引起口疮。口疮还与人体免疫力、遗传和消化系统疾病、偏食、消化不良、发热、睡眠不足、过度疲劳、工作压力大、月经周期的改变等有关，常有口臭、慢性咽炎、便秘、头痛、头晕、发热、淋巴结肿大等并发症。

儿茶治口疮

【配方及用法】用消毒棉签蘸适量儿茶粉末涂抹患处，每日涂抹两三次，吞下无碍。

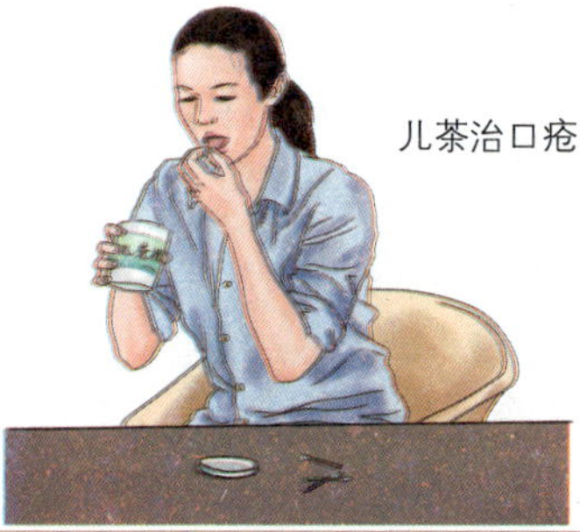

儿茶治口疮

细辛治口疮

【配方及用法】细辛（江南地区产的土细辛无效）9~15克，研为极细末，加适量蜂蜜调和成糊状，捏成一个如硬币大小的小药饼。先用温水洗净肚脐及周围，用一层纱布裹住药饼，贴于肚脐中央，外以麝香止痛膏覆盖固定，3天一换。

【备注】治疗期间，要保证足够的营养、睡眠，避免恣食辛辣、刺激食物，讲究口腔卫生，保持大便通畅。

吴茱萸治口疮

【配方及用法】取62克吴茱萸，研为细末，以少量食醋煮沸两三分钟，凉凉后用醋将吴茱萸调成泥状，晚睡前贴到两只脚心上，用绷带缠好。次日可揭下，轻微患者使用1剂即愈。

硼砂、玄明粉等治口疮

【配方及用法】硼砂、玄明粉各1.4克，青黛4克，煅炉甘石、煅石膏各1克，雄黄0.6克，煅人中白1克，冰片0.4克。上药共研极细末，贮瓶备用。先用茶水漱口，取药粉撒敷疮面，每日1或2次。

红枣、白矾等治口疮

【配方及用法】红枣10枚，白矾20克，干苦瓜叶、青黛各10克，冰片3克。将白矾放枣内，煅至矾枯白、枣焦黑，冷后加苦瓜叶研末，再入青黛、冰片研细末，装瓶。冷盐水漱口后，涂抹药，每日1或2次。

冰片、儿茶等治口疮

【配方及用法】冰片75克，儿茶100克，枯矾50克，混合研成粉末装入瓶中备用。取少许冰茶散药粉，涂于口腔黏膜溃疡面，30分钟局部保持干燥，而后可漱口，每天2或3次，2~3天可治愈。

【功效】冰茶散具有清热收湿、敛疮止痛的作用。

百草霜、五倍子等可治口疮

【配方及用法】百草霜、五倍子各10克，细辛1克，冰片3克。先将细辛、五倍子研细末，再加入百草霜、冰片重复研为细末，混合均匀，装瓶备用，勿泄气。先用淡盐开水漱口，然后将药末敷于疮面，每日2或3次。

硼砂治复发性口疮

【配方及用法】硼砂20克，溶于80~100毫升冷开水中，配制成2%~3%溶液。患者以此溶液于饭后漱口或刷牙，每天2次以上，长期坚持使用。

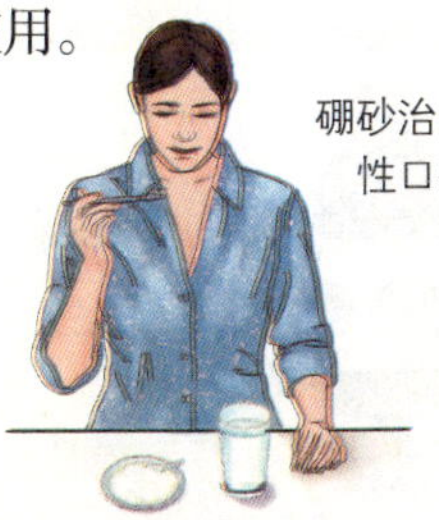
硼砂治复发性口疮

珍珠、儿茶等治口疮

【配方及用法】儿茶2.5克，珍珠6个，硼砂、寒水石、神砂、冰片、麝香各1克。上药共研为细末，密封备用。用时涂擦疮面。

五倍子、枯矾等治鹅口疮

【配方及用法】五倍子30克，枯矾15克，食盐15克，柳树莪30克。上药文火烘干焙黄，研为细面，吹敷患处，每日3次。

蜂蜜治口腔溃疡

【方法】晚饭后，先用温开水漱净口腔，再用一勺蜂蜜（最好是原汁蜂蜜）涂敷在口腔中的溃疡面处，1~2分钟后吞下，重复2或3次。

【功效】用此方法治疗后，第二天疼痛感减轻，连续使用2~3天，口腔溃疡可痊愈。

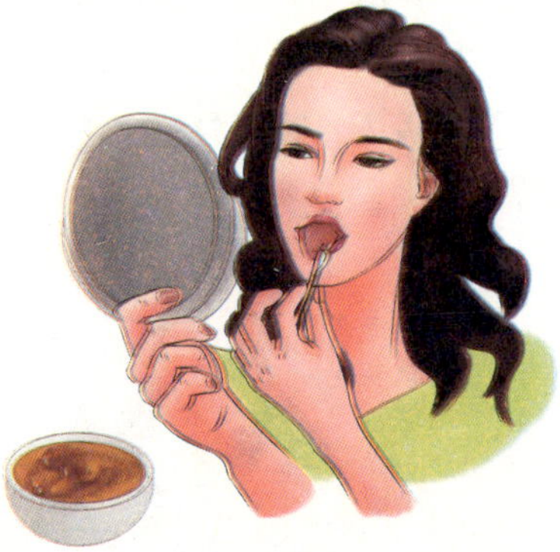
蜂蜜治口腔溃疡

黄柏治口腔溃疡

【配方及用法】黄柏30克，放入电烤箱中烘烤。待黄柏呈淡焦色取出，凉凉，粉碎后添加三四匙蜂蜜调成糊状，存放在一小玻璃罐中，每日涂溃疡处3~5次。1周口腔溃疡就能治愈。

核桃壳汤治口腔溃疡

【配方及用法】核桃壳10个，用水煎汤口服，每日3次，连续服用。

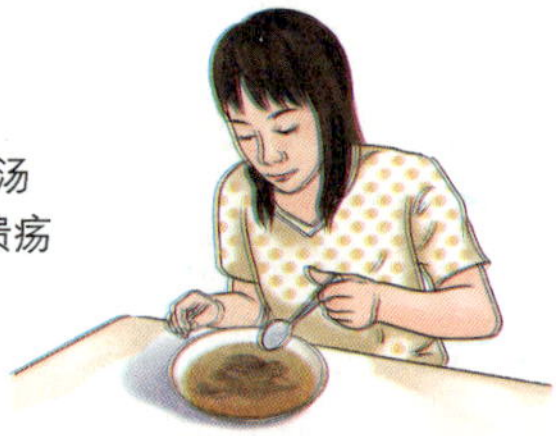
核桃壳汤
治口腔溃疡

酒精治疗口腔溃疡

【配方及用法】棉签蘸少许95%酒精，轻压口腔溃疡点，并轻轻转动，除去溃疡面上的腐败组织。每天2或3次，每次20~30秒，不服任何药物。

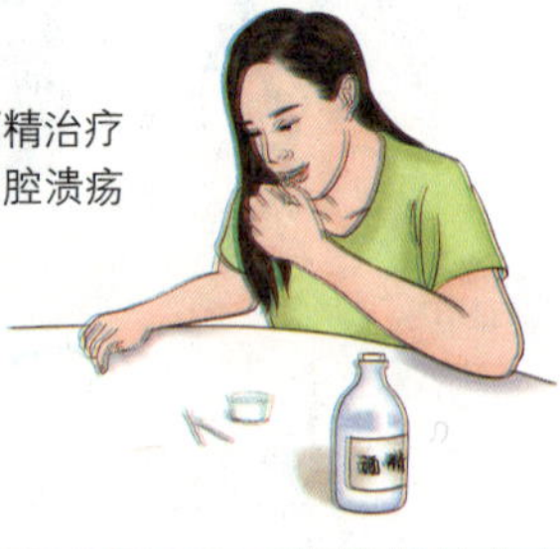
酒精治疗
口腔溃疡

绿豆汤冲鸡蛋治烂嘴角病

【配方及用法】绿豆30克，洗净，放在一碗冷水中浸泡10分钟，然后加热煮沸5分钟（煮沸时间不宜过长），再将此汤冲入早已打好的1个新鲜鸡蛋液中，趁热空腹喝下，早、晚各服1次。每次都换新绿豆，用过的绿豆可作他用。

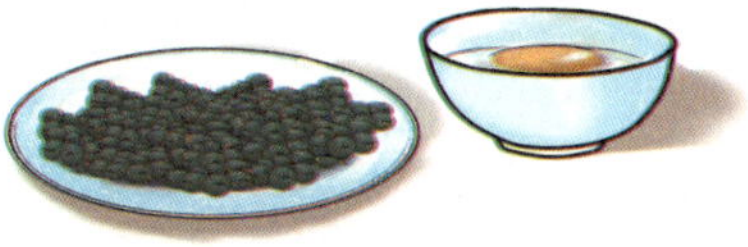
绿豆汤冲鸡蛋治烂嘴角病

用蜂糖冰硼散治烂嘴角病

【配方及用法】用棉球蘸蜂糖、冰硼散涂患处，每日饭后睡前将口角洗净，涂抹2~9次，连续几天即愈。

蛋黄油治嘴唇干裂

【配方及用法】熟鸡蛋黄1个，放入勺中，边加热边碾碎，使出油呈焦黑色，加适量芝麻油调匀，涂在患处。每天2或3次，多次更好，特别是夜间，几天便愈。

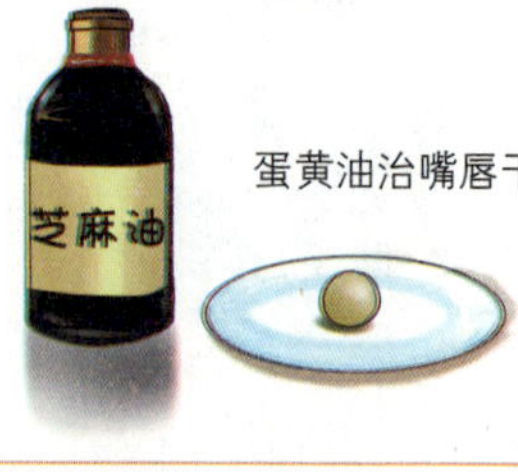

蛋黄油治嘴唇干裂

第十一章

骨伤科及风湿性疾病

风湿性关节炎

风湿性关节炎是一种结缔组织炎症，患者会有关节和肌肉游走性酸楚、红肿、疼痛症状，一般发生于膝、踝、肩、肘、腕等大关节，患部红肿，有灼热、剧痛感，常反复发作。风湿性关节炎常有肺炎、泌尿系统感染、柯兴氏综合征、口腔溃疡等并发症，且有可能对心脏造成影响，引发心肌炎，甚至遗留心脏瓣膜病变。

鼠尾猪蹄汤除风湿

【配方及用法】鼠尾（中药）50克，猪蹄1只，盐少许。将猪蹄劈开切块，加水与鼠尾共炖，食盐调味。吃猪蹄饮汤。

【功效】祛风湿，舒筋络。治风湿性关节痛、腰肌劳损、跌打扭伤等。

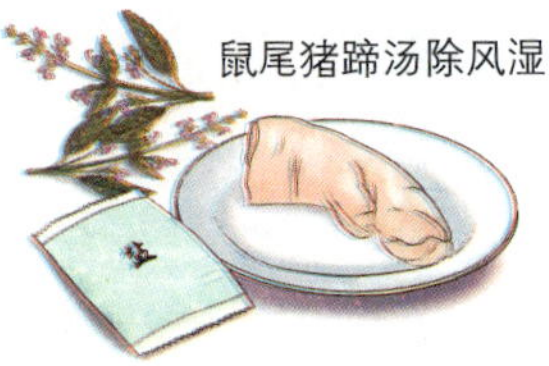

桂枝、白芍等治风湿病

【配方及用法】桂枝15克，白芍15克，甘草3克，知母12克，附片9克，麻黄6克，防风15克，生姜3片。上药冷水浸泡半小时，熬开后文火煎煮10分钟。日服3次，饭前服200毫升，每日1剂，10剂为一疗程。

【功效】主治风湿引起的多种病症。

【备注】服药期间忌食笋子、磨竿（四川称黑豆腐）、醪糟，尽量少在水中作业。

酒烧鸡蛋法治风湿病

【配方及用法】将3个红皮鸡蛋洗净擦干，放入铝盘（瓷盘也可），再倒入50度以上的白酒适量（以不浸没鸡蛋为宜）。盘底先加热一会儿，再点燃白酒，至自行灭火。然后将鸡蛋和残酒一同吃完，盖被蒙头发汗（时间在晚上）。轻者吃1次，重者吃3次。

做叉手操治风湿性关节炎

【方法】十根手指自然张开，用力交叉插入手指缝中，共做32遍。再一根一根手指相交叉，即先将左手心向下，右手掌与左手成垂直状，手心向内，然后右手拇指与左手拇指相叉，做32遍，食指、中指、无名指、小指再做同样的动作。五根手指各做32遍。接着换手，右手在上，手心朝下，左手手心朝内，做同样动作。每天做一次此操。

白芥子花椒治风湿性关节炎

【配方及用法】根据患病部位面积大小、多少，到药店买回中药白芥子。然后取与白芥子等量的花椒，与白芥子共同焙干碾细，再用红壳鸡蛋清调成糊状敷于患处，用草纸包好，并用毛巾包扎好，以免药液流失。包好后5~7小时患部开始发烫，发烫3~5小时后解开，不然患部会出现小疱。重者一般包三四次即见效，轻者一般一两次即见效。

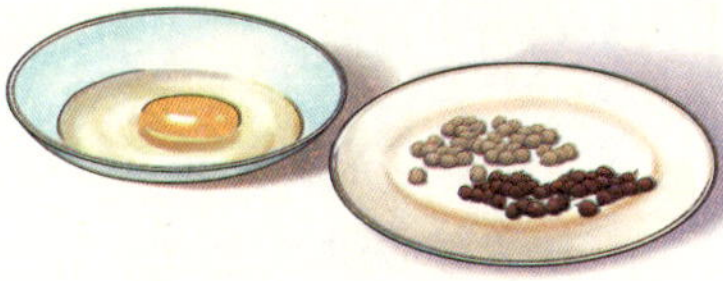
白芥子花椒治风湿性关节炎

酒曲、仔公鸡治风湿性关节炎

【配方及用法】酒曲200克，仔公鸡1只。把仔公鸡剁成块，用多量猪油炒熟，不放辣椒，将酒曲混入，发酵一夜后，第二天蒸熟吃，分几次吃完。

生地液治风湿性关节炎

【配方及用法】干生地90克，加水600~800毫升，煮沸约1小时，滤出药液约300毫升，为1日量，1次或2次服完。儿童酌减。

生地液
治风湿性关节炎

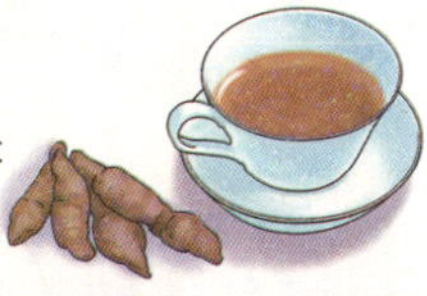

黄芪、丹参等治风湿性关节炎

【配方及用法】黄芪、丹参各30克，川芎、赤芍各25克，当归、威灵仙各20克，独活、乌梢蛇各15克，全蝎10克。每天1剂，水煎服。病情重者每天2剂，1个月为一疗程。服药期间不加任何抗风湿西药及中成药。

老姜、柑子壳等治风湿性关节炎

【配方及用法】老姜500克，有酸涩味的大柑子壳2个（去白瓤，留青皮），陈艾250克，用白酒500毫升炒，趁热包患病关节，冷后炒热再包。用干后可再喷酒。每日3~5次，1剂可连用3天，即见效。如患风湿性关节炎多年，症状顽固，可兼服药酒1500毫升。

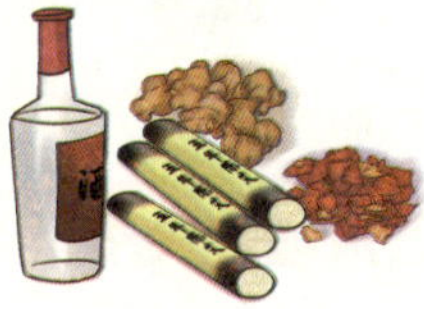
老姜、柑子壳治风湿性关节炎

红花、防己等可治风湿性关节炎

【配方及用法】红花、防己、川芎、甘草、牛膝各18克，草乌、川乌、当归、木瓜、五加皮各30克。用黄酒或白酒1000~1500毫升，和药共同放入罐内，封好口深埋地下，8天后取出过滤。药渣用水煎服2次。药酒每日服2次，一次1~2酒盅。

姜辣药汁熏敷治风湿性关节炎

【配方及用法】干姜60克，干辣椒30克，乌头20克，木瓜25克，水2000毫升。将上四味药放入水中煮30~40分钟。用煎好的药趁热熏患部，药凉再加热，将药汁倒出，用干净毛巾蘸药汁敷于患部。如此反复两三次，每日早晚各1遍。

【功效】温经散寒，除湿止痛。用治风湿性关节炎或慢性关节炎之遇寒痛甚、屈伸不利，伴有脚趾麻木。

【备注】乌头（中药名）中含乌头碱，有剧毒，主根经加工炮制后毒性减低，中医用作温经散寒、止痛药品。为此，蘸药汁使用过的毛巾，建议不再使用。

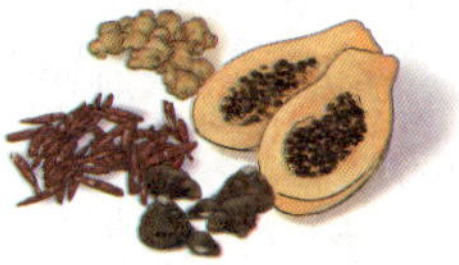

姜辣药汁熏敷治风湿性关节炎

狗骨酒治风湿性关节炎

【配方及用法】狗骨（炒）100克，38~60度白酒500毫升。将狗骨研细面，与白酒共置于密封瓶中，浸泡15~20天后开始饮用。每次5~15毫升，每日3次。一般服用3~5天症状好转。

【备注】狗骨性温，味辛、咸，无毒，具有健脾活络、除风祛湿、消肿止痛的功效。

每日喝薏米粥可治风湿性关节炎

【配方及用法】薏米（薏苡仁）煮粥，每次60~250克，能多吃更佳，每日3次。服用3000克后有显效。

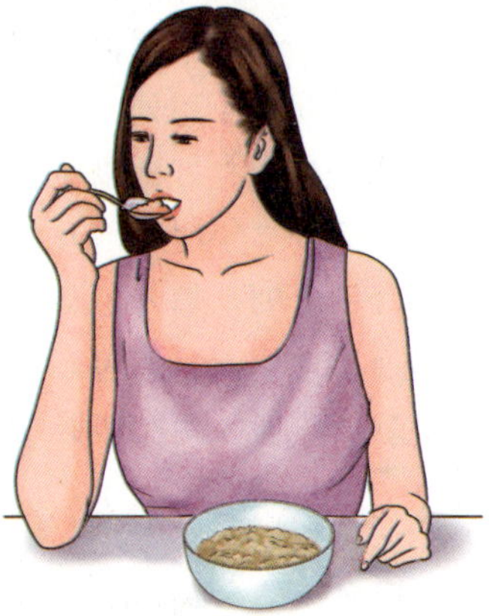

每日喝薏米粥可治风湿性关节炎

两面针煮鸡蛋祛风止痛

【配方及用法】两面针（入地金牛）10克，鸡蛋1个。将两面针与鸡蛋同煮，蛋熟去皮再煮片刻。饮汤食鸡蛋。

【功效】祛风止痛。用治风湿骨痛、胃痛、牙痛以及挫伤疼痛等。

【备注】两面针虽然有较好的止痛作用，但过量可致头晕、眼花、呕吐。

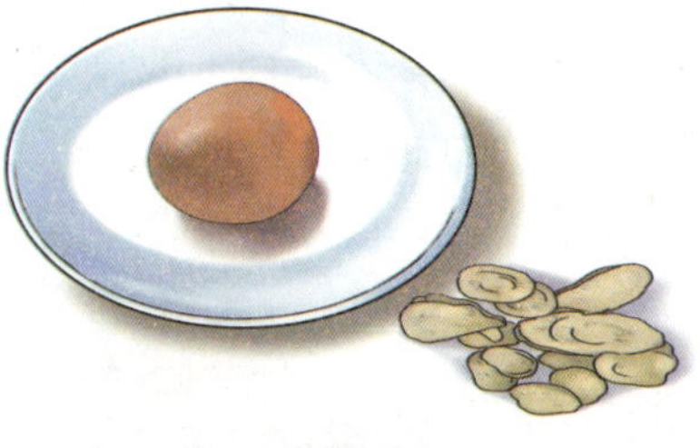

两面针煮鸡蛋祛风止痛

腰腿痛

腰腿痛是一种以腰部和腿部疼痛为主要症状的病症，病重者还会有腰肌痉挛，出现侧弯的症状。腰腿痛可由椎间盘突出、骨质增生、骨质疏松、腰肌劳损、风湿类风湿性关节炎、肿瘤、先天发育异常等诱发，有些是先天性因素造成的，有些是外伤或身体功能退变造成的。一些内脏疾病、心理因素也能导致腰腿痛。

羊肝汤治腰痛

【配方及用法】羊肝1具，肉桂20克，附子20克。上三物用水煎，不放盐，吃肉喝汤。

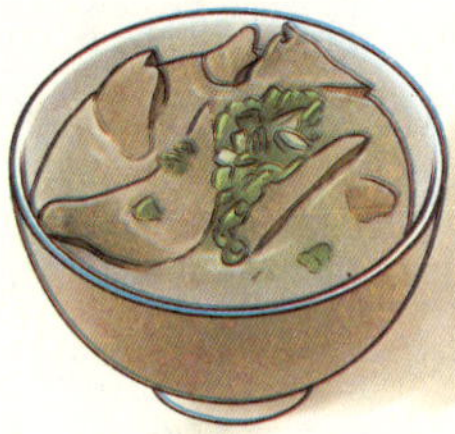

羊肝汤治腰痛

拉单杠法可治腰痛

【方法】第一步：手拉单杠，脚尖固定踏地，将腰部前后摆动16~20次；第二步：再手拉单杠，靠手臂上下屈伸，使脚脱离地面，身体悬空，做16~20次。

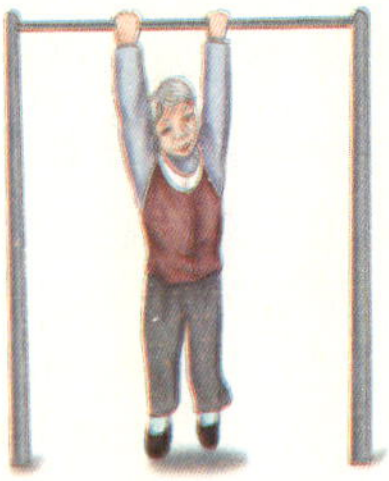

拉单杠法可治腰痛

敷热盐可治腰腿痛

【方法】将食盐1000克放铁锅内炒热，装在纯棉布缝制的口袋里，扎上口，热敷患处，热度以能承受住为宜。如盐太烫，可在下面垫上毛巾，等不烫了，把毛巾抽掉。每日早、晚各敷1次。

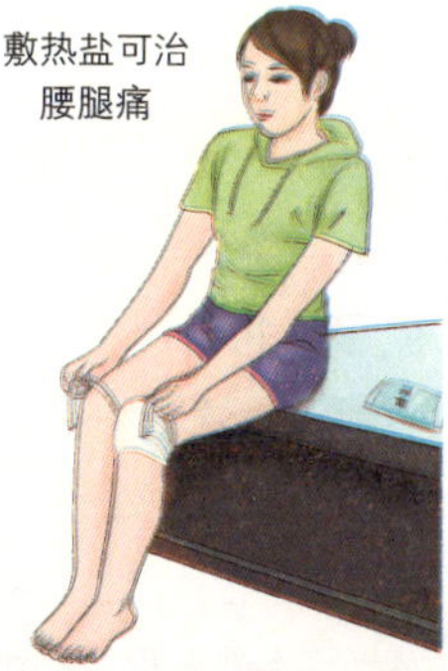

敷热盐可治腰腿痛

伸展大腿法可治腰疼

【方法】先把左腿伸直抬起来，把脚放在一定高度的窗台或其他台面上，右腿要站直，上身向前倾。这时用右手拍打伸直的左腿膝盖80~100下。然后放下左腿，把右腿伸直抬起来，再把脚搭上去，左腿站直，上身向前倾，用左手拍打右腿膝盖80~100下。

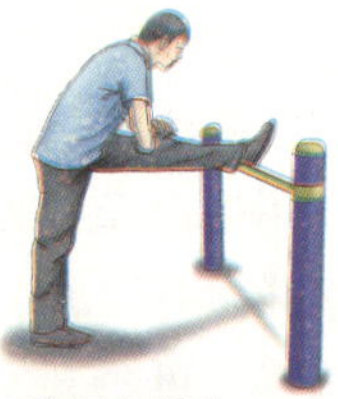

伸展大腿法可治腰疼

肩周炎

肩周炎的主要症状是肩关节疼痛、活动不便，患肩怕冷、压痛，三角肌、冈上肌等肩周围肌肉痉挛、萎缩，肩峰突起等。40岁以上，尤其是50岁左右人群最易患此病。治疗不及时的话，肩关节的功能会受到严重影响。天气变化和劳累是肩周炎的最主要诱因，上肢外伤后肩部固定过久、肩部急性挫伤、牵拉伤后治疗不当也会导致肩周炎的发生。

辣椒灸治肩周炎

【方法】患处洗净，将朝天椒（七星椒）干品用火点燃灸患部，以有灼痛感为度。最初每天灸1次，病情好转后2~3天灸1次。为巩固疗效，症状消除后再灸2~3次。

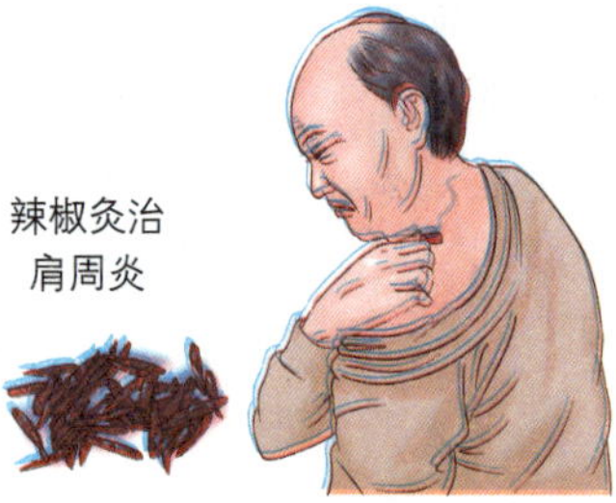

忍冬藤泡白酒可治肩周炎

【配方及用法】忍冬藤250克，白酒250毫升。用时将忍冬藤、白酒兑入两倍量净水中浸泡，19—21时用文火炖至忍冬藤烂熟。21—23时滤出药液，趁热一次服下；将药渣用生白布包好，热敷患侧肩部，使其微有汗出。此时患者自觉疼痛减轻，可令其安睡，待1—3时醒来疼痛就会消失，活动自如。

螃蟹泥治肩周炎

【配方及用法】取活螃蟹1个（小的可取2个），在清水中泡半天，待其把腹中的泥沙排完，取出捣成肉泥，待用。将捣好的螃蟹泥摊在粗布上，直径不宜超过8厘米，贴敷在肩胛最痛的部位。晚上8时贴上，第二天早晨8时取掉，疼痛就会消失。

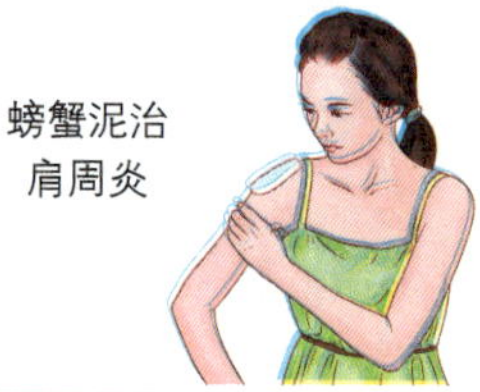

黄芪、桂枝等治肩周炎

【配方及用法】黄芪30克，桂枝、赤芍、羌活、姜黄各6克，桑寄生9克，地龙10克，当归6克。水煎服，每日1剂。

【功效】益气补血，温经和营，祛风利湿，活血通络。

【备注】在治疗过程中，配合肩髃、曲池、外关、合谷等穴位针刺治疗，效果甚佳。

热水袋熨烫治肩周炎

【方法】用热水袋装热水（90℃）熨烫患处，每晚睡觉时热敷2小时，坚持20多天即可明显见效，手臂伸屈自如。

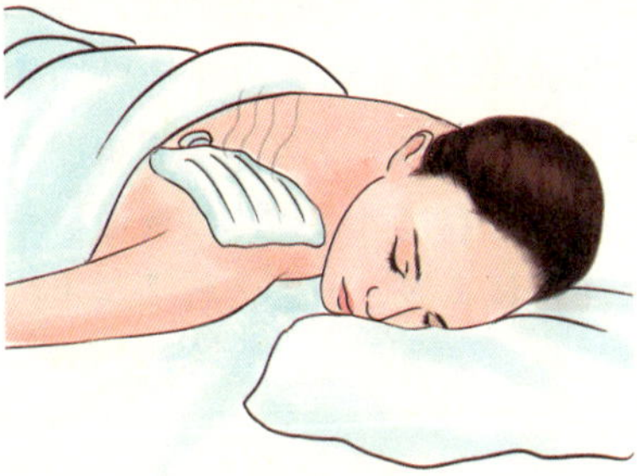

热水袋熨烫治肩周炎

细辛生姜酒敷患部治肩周炎

【配方及用法】细辛80克，老生姜300克，60度高粱白酒100毫升。细辛研末，生姜洗净，混合捣成泥蓉状，铁锅内炒热，入白酒调匀，再微炒。将药铺于纱布上，热敷肩周疼痛部位，每晚1次。敷药时避免受凉感寒。

细辛生姜酒敷患部治肩周炎

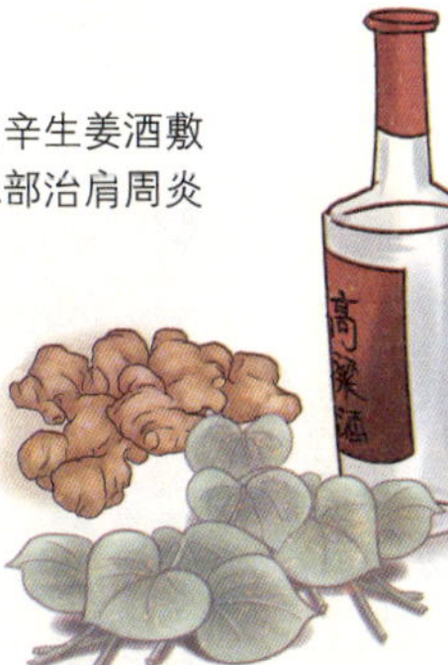

五角星根等治肩周炎

【配方及用法】五角星根40克，倒崖根20克，苕叶细辛、桂皮、川芎、茜草、指甲花各15克。这七味药无毒。指甲花又名凤仙花。这七味药用50度以上白酒浸泡1周后，每日服3次，每次50毫升。服药时倒一点儿药酒加热后擦患处至发热。最多2剂即可见效。该药方还可治风湿性关节炎、小儿麻痹症。

头压手掌法治肩周炎

【方法】晚上睡前和早上起床前，仰躺在床上，两腿伸直，手掌伸到头下，掌心向上，掌背向下；用头紧紧压在手掌中心（哪边肩周疼就压哪边手掌），每次压20分钟。开始做时，肩周还痛，手臂动作幅度不能过大，手臂很难伸到头下，可先用手臂动作幅度较小、侧睡头压手掌的办法，经多次锻炼后，才能用仰睡头压手掌的办法。只要依照方法认真去做，定能收到良好的效果。

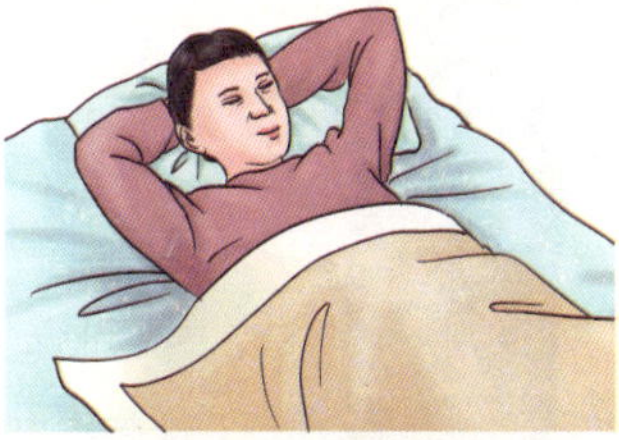

头压手掌法治肩周炎

补骨脂、防风等治肩周炎

【配方及用法】补骨脂、防风、防己、炮姜、乳香、没药、秦艽、杜仲、元胡、独活、茯苓、桃仁、红花各15克，川续断、当归、地龙各20克，鸡血藤、薏苡仁各30克，肉桂、细辛各10克，木瓜25克。上药粉碎成极细面，每次6克，温开水送下。每天3次，20天为一疗程。类风湿加蜈蚣15克，全蝎10克，炙川乌10克。

用刺血拔罐法治肩周炎

【方法】在患者曲池穴、阿是穴（肩部疼痛点）进行常规消毒，以中号玻璃拔火罐拔吸6分钟起罐，用七星针（也叫皮肤针）在预拔罐的部位叩击50次，见微出血时，再在此处拔罐15分钟；见有一颗颗像黄豆大的水珠（即风水）冒出即可起罐，然后用消毒棉球擦洗净。每次连续拔三罐，如需进行第二次拔罐治疗，须隔3天。

抡臂法治肩周炎

【方法】患病肩做上臂内外旋转动作（或反复上伸），每次内外各旋转50圈。反复锻炼，每天可多做几次。开始时有疼痛感，可缓慢进行，如能坚持，很快会缓解。为了预防肩周炎，平时可轮换旋转上臂。

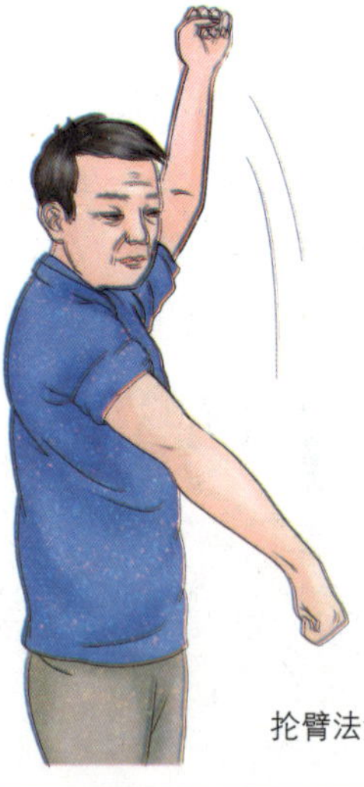

抡臂法治肩周炎

耸肩法治肩周炎

【方法】每天边走边做，两肩上提，颈微缩，腿脚和腰部一起扭起来，两手随着腰腿的扭动也前后左右摆动起来，形似扭秧歌的姿势，同时别忘了耸肩。开始因为肩部疼痛不太敢动，可循序渐进，先轻点、慢点，再逐渐加大力度和速度。除早、晚定时去公园活动外，其他时间、地点、场合也做，比如在办公室工作累了，可放下笔，站起来耸耸肩、伸伸腰活动活动，这样可提高工作效率。又如在家闲时或临睡觉前，都可做一些耸肩活动。

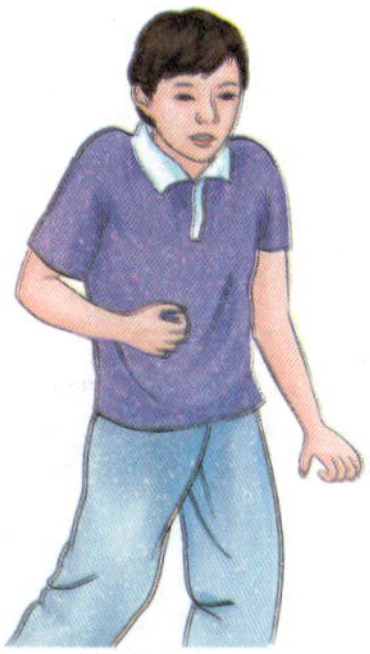

耸肩法治肩周炎

颈椎病

颈椎骨关节炎、增生性颈椎炎、颈神经根综合征、颈椎间盘脱出症等病症，统称颈椎病，又叫颈椎综合征。这些病症都是以退行性病理改变为基础的疾患。颈椎长期劳损、骨质增生，或椎间盘脱出、韧带增厚，都会引起颈椎病。颈椎病患者主要有颈背疼痛、上肢无力、手指发麻、下肢乏力、行走困难、头晕、恶心、呕吐等症状，有的还会视物模糊、心动过速、吞咽困难。

臭梧桐根治颈椎病

【配方及用法】根据病人具体情况，取臭梧桐根 30 ~ 60 克，体质好、症状重者用量可大些，反之则小些。水煎取汁，每日服 2 次，5 天为一疗程，同时配合卧床休息、颈部保暖等措施。

葛根、白芍等治颈椎病

【配方及用法】葛根、白芍、当归各 30 克，丹参、木瓜、生地、全蝎、川芎、桂枝、酸枣仁、乳香、没药各 10 克，细辛 3 克，生甘草 12 克。每日 1 剂，水煎分 3 次口服。

头写“米”字治颈椎病

【方法】先将两掌搓热，擦后颈和颈部左右侧，然后两脚并立，吸气时提肛收腹，头后仰，同时两手在身后互握，用力向上提，呼气时放松还原。接着两脚与肩同宽站稳，两手叉腰，以头部带动颈部写“米”字，做 8 个方位的旋转。写完 8 个“米”字后即可休息。每日早晚各做一次。

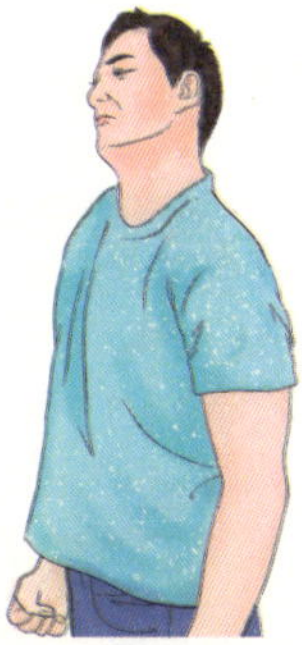

头写“米”字治颈椎病

转体摆臂后瞧法治颈椎病

【方法】肩部放松，两臂各弯曲约呈 90°，两手半握拳，自然摆动，前摆时稍向内，后摆时稍向外。头随手臂后摆向后转，手臂摆动的幅度不要太大，用力不要过猛。散步速度以每分钟 60~90 步为宜，每天不超过半小时。

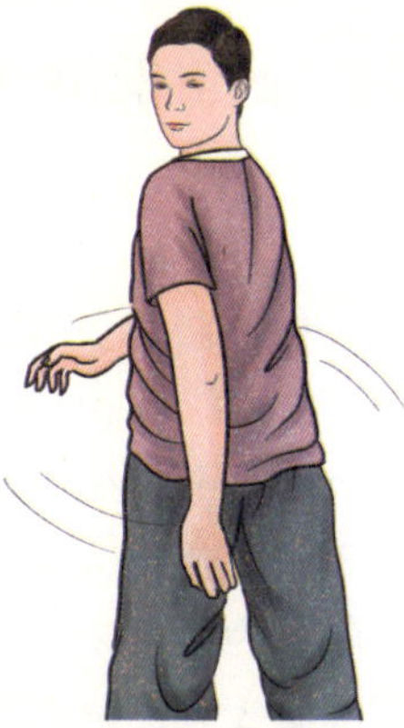

转体摆臂后瞧法治颈椎病

电吹风温熨法治颈椎病

【方法】首先，自己以正坐位姿势，用左手先在颈部扪及压痛点，随后将右手握着的吹风机接通电源，将热风对着压痛点频频温熨，并使颈部做左右旋转、前后俯仰动作，再用左手指轻轻按摩压痛点。如熨时局部有灼热感，则可能是熨时过长或吹风机距皮肤太近。为防止皮肤灼伤，可关上开关，暂停操作，待灼热感消失后，继续操作。感到热风作用于皮肤的温度适宜，持续一刻钟左右即可。除炎热天气外，每天早、晚按上法分别操作一次。

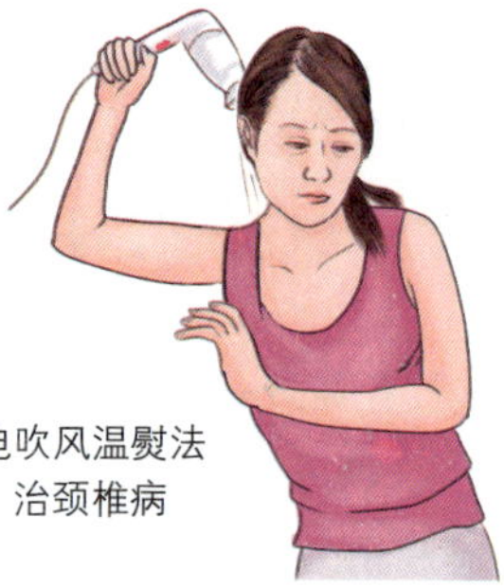
电吹风温熨法
治颈椎病

葛根、丹参等治颈椎病

【配方及用法】葛根、丹参、白芍、威灵仙、防风各 50 克，川芎、乳香、没药、川椒、五加皮、桂枝、桑枝、荆芥、生甘草各 20 克，细辛 3 克，全蝎、蜈蚣各 10 克。将上药研为极细末，装入瓶内备用，每次服 3 克，黄酒或温开水送服。每日 3 次。

全当归、三七等治颈椎病

【配方及用法】全当归、三七、红花各等份。将上药共研为极细末，过 120 目筛后，装瓶备用。每次服 3 克，用黄酒或温开水送服。本方也可做成胶囊吞服，每粒重 0.5 克，每服四五粒，每日 3 次，10 天为一疗程。

艾条灸治颈椎病

【方法】艾条灸，每次选用 4 ~ 5 个穴位（大椎、肩井、天宗、曲池、风池、百会等穴），艾条悬起灸，每穴每次 5 ~ 10 分钟，或实按灸 5 ~ 7 次。每日或隔日 1 次，10 次为一疗程。

用黄豆枕头治颈椎病

【方法】将 2500 克左右的黄豆晒干拣净后，装进一个用布缝好的口袋里，把口袋当枕头用。

睡觉不枕枕头治颈椎增生病

【方法】头颈部伸直平躺着，不枕枕头入睡。

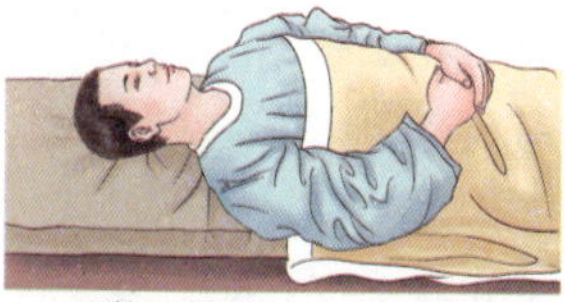
睡觉不枕枕头治颈椎增生病

落枕

落枕，是一种冬春季常见病症，好发于青壮年，患者晨起后项背酸痛，颈部活动不便。引起落枕的原因主要有睡眠时头颈姿势不当，枕头过高、软硬不当或高低不平，颈部外伤，颈部受风着凉等。颈椎病也能引起落枕，并可反复发作。落枕易于发病，也容易痊愈，一般一周即可恢复正常，但不予治疗的话会比较容易复发。

转颈治落枕

【方法】开始两臂侧平举与肩平，再把手弯向前胸握拳，拳心向下，耸肩缩颈，然后脖子慢慢转到左边看到肩，再从左边慢慢转到右边，再转回左边，一次做七八组。每天坚持活动一次。

拔火罐治落枕

【方法】取颈部压痛最显处拔火罐。用一直径约5厘米的火罐，罐口涂少许凡士林，然后点燃一酒精棉球，放入罐内，迅速拔罐。

【备注】少数患者有局部过敏现象，一般不需特殊处理，在局部涂以甲紫即可。

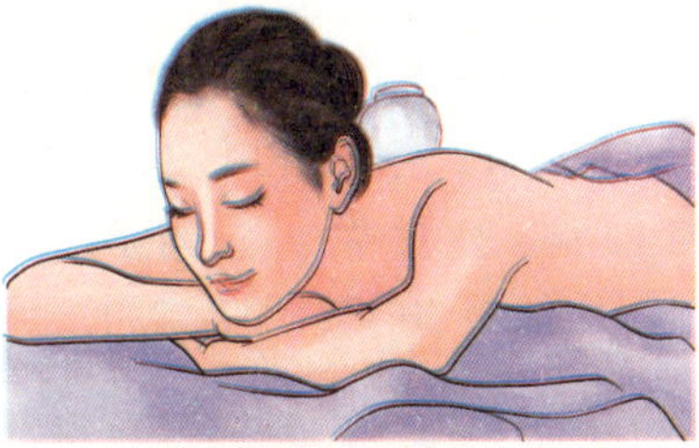

拔火罐治落枕

点穴法治落枕

【方法】令患者将患侧手伸出，用拇指端紧按液门穴（位于第四、五掌指关节间凹陷中，属于少阳三焦经），同时嘱咐患者颈部尽力做前屈后伸、左右旋转动作约半分钟，其疼痛即可缓解。然后在原痛处稍加按摩，至有温热感，症状即可全部缓解。

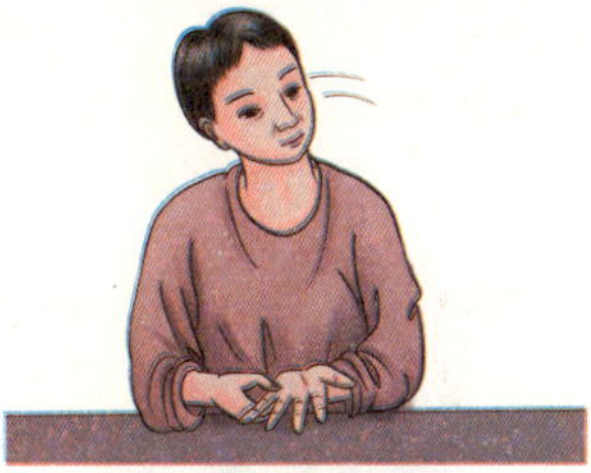

点穴法治落枕

整砖治落枕

【方法】患者平躺在床上，两腿自然并拢，全身放松，由一人扶住其双腿，另一人将一本薄书垫在其落枕一侧的脚底处，用一块整砖隔书猛击脚底三四下即可。

【功效】用治落枕牵动脖颈疼痛难忍。

旋转脚趾解决落枕

【方法】把落枕侧的脚抬起来，将大脚趾掰开，按顺时针或逆时针的方向慢慢地按摩、旋转，约每秒一圈，有胀痛的感觉时落枕便可缓解。按摩旋转大约需要10分钟，以感到脖子疼痛缓解为宜。

按压天窗穴治落枕

【方法】患者取坐位（以右侧为例），右手前臂放在诊桌上，术者站在患者右侧，用左手拇指按压天窗穴，由轻到重向颈椎方向按压，直至患者感到酸胀，并持续2~3分钟，患者自觉症状可消失，头项部活动自如。若患者仍感项部疼痛，活动不便时，增加按压痛侧或双侧手三里穴2~3分钟，并嘱患者做环绕颈项运动，效果更佳。

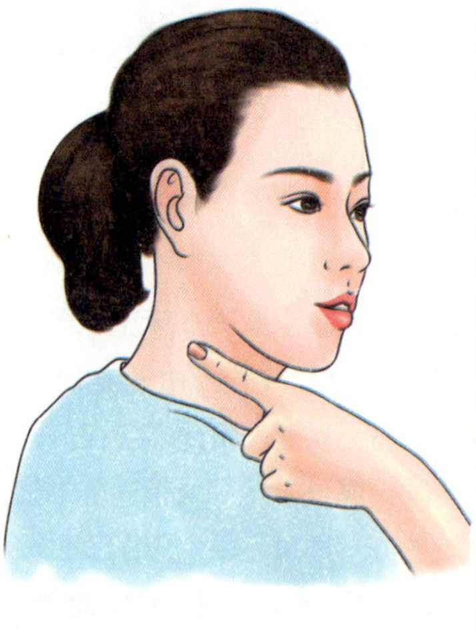

按压天窗穴治落枕

耳穴压豆可治落枕

【方法】用绿豆一两粒放在活血止痛膏或伤湿止痛膏剪成的约1厘米×1厘米方块中间，粘贴在神门穴上，将边缘压紧。同时按压已贴好的耳穴0.5~1分钟，手法由轻到重，按至有热胀感和疼痛感（以患者能忍受为度），并嘱咐患者转动头颈。在这期间大多数患者可自觉症状缓解或消失，再用手时常按压粘贴耳穴，以巩固疗效。第二天取掉止痛膏，一般1次即可痊愈。

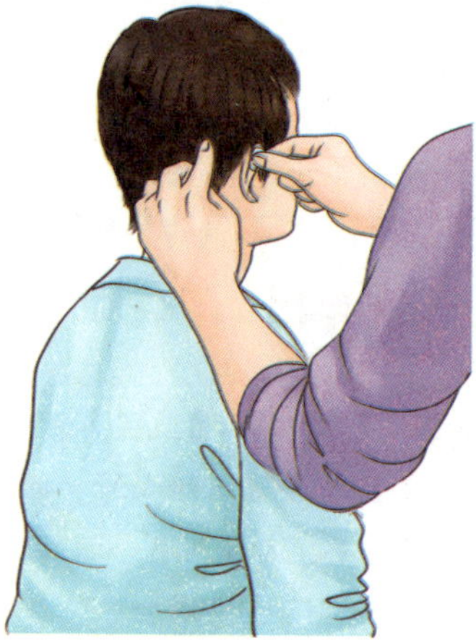

耳穴压豆可治落枕

葛根菊花治落枕

【配方及用法】葛根30克，菊花、粉丹皮各15克，生白芍24克，柴胡12克，生甘草9克。上药水煎后，加红糖30克，一次服下。服后卧床休息1小时（以全身稍发汗为度），即可痊愈。

第十二章

妇产科疾病

子宫类疾病

子宫类疾病是女性的常见病患。子宫区域发生的炎症、损伤、肿瘤以及癌前病变等，都可归为子宫类疾病。常见的子宫疾病有子宫内膜炎、子宫内膜异位症、子宫肥大、子宫息肉、子宫肌瘤、子宫囊肿、子宫脱垂、子宫内膜癌等。流产、放取环等宫腔操作以及感染均能导致子宫疾病的发生。子宫疾病是不孕症的重要起因。

黄柏、炒蒲黄等治宫颈糜烂

【配方及用法】黄柏7.5克，炒蒲黄3克，五倍子7.5克，冰片1.5克。上药共研细末，装瓶备用。先用1%茵陈蒿煎剂冲洗阴道并拭干，再将上药粉喷洒于子宫口糜烂处，以遮盖糜烂面为度（如果阴道较松，可放入塞子，保留24小时，自行取出）。隔日冲洗喷药1次，10次为一疗程。治疗期间停止性生活。

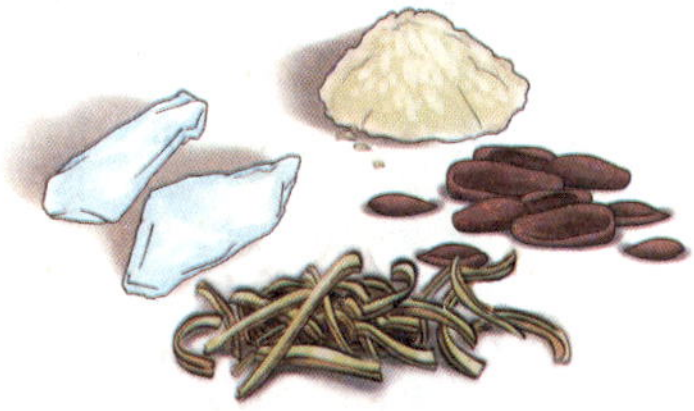

黄柏、炒蒲黄等治宫颈糜烂

益母草、枳壳治妇女子宫脱出

【配方及用法】益母草15克，枳壳6克，水煎，每日2次分服。另用益母草、枳壳各15克水煎熏洗患处。

紫草根、黄柏等治宫颈糜烂

【配方及用法】紫草根9克，黄柏、生大黄各15克，芝麻油150克。先将前三种药物放入芝麻油中浸泡半天，再倒入小锅中炸枯去渣，待药油温后装瓶备用；同时，用消毒脱脂药棉做如荸荠大小之棉球10个，并用消毒棉线扎好，分别将棉球放入药油中浸泡1日后备用。每晚临睡时取药棉球1个，塞入阴道深部宫颈处，留长线在外，并用消毒药棉堵住阴道口，以月经带护之就寝，翌晨拉出药棉球。

萝卜叶艾叶等治子宫下垂

【配方及用法】萝卜叶250克，艾叶200克，高粱糠1000克，煎汤过滤去渣，将热药汤倾入瓷盆或罐内，上盖毛巾或其他布类，趁热坐在上面熏之。稍凉再换热的，熏半小时至1小时即可见效。

阴道疾病

阴道是女性的性交器官，也是导入精液、排出月经和娩出胎儿之处。阴道是一个非常脆弱的器官，极易受到细菌感染或因生活、性交习惯引起酸碱失衡而发生疾病。阴道疾病危害很大，有可能造成早产、胎儿畸形、盆腔炎、肾周炎等。常见的阴道疾病有滴虫性阴道炎、霉菌性阴道炎、宫颈糜烂、非特异性阴道炎、细菌性阴道炎等。

鬼针草洗剂治疗阴道炎

【配方及用法】新鲜鬼针草全草、蛇泡筋全草各60克。水煎出味，将药液倒在盆内，趁热熏后坐盆浸洗，边浸边洗净阴道分泌物。

【备注】治疗期间勿使用其他药，禁房事；内裤需煮沸消毒，勤换勤晒；月经期禁止用药；已婚者夫妇同时治疗为好。

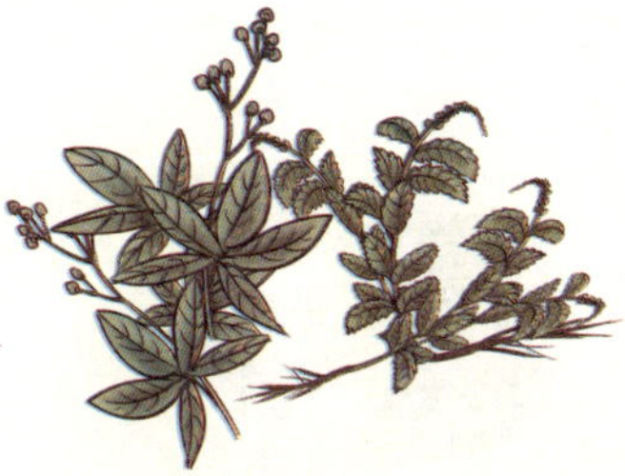

鬼针草洗剂治疗阴道炎

白萝卜加醋治滴虫性阴道炎

【配方及用法】醋、大白萝卜。用醋冲洗患处，再用白萝卜榨汁擦洗及填塞阴道。

【功效】活血，解毒。用治滴虫性阴道炎。

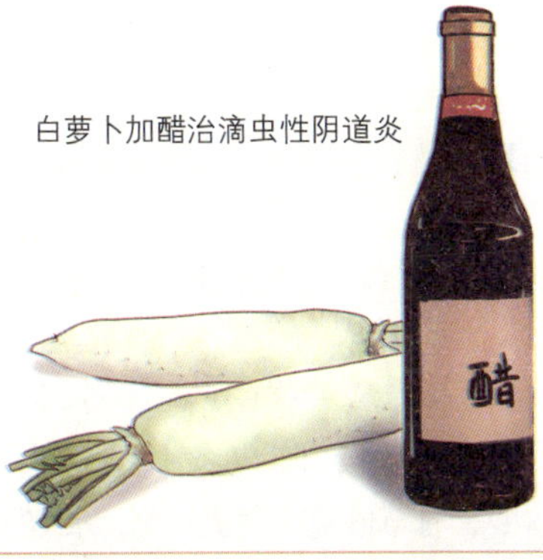

白萝卜加醋治滴虫性阴道炎

六神丸外用治滴虫性阴道炎

【配方及用法】本丸是中成药，药店有售。患者临卧前用洁净温开水清洗外阴，上床后取仰卧位，取六神丸15粒塞入阴道，每晚1次，经期停用。6天为一疗程，一般在两个疗程内显效。

【功效】治阴道炎。

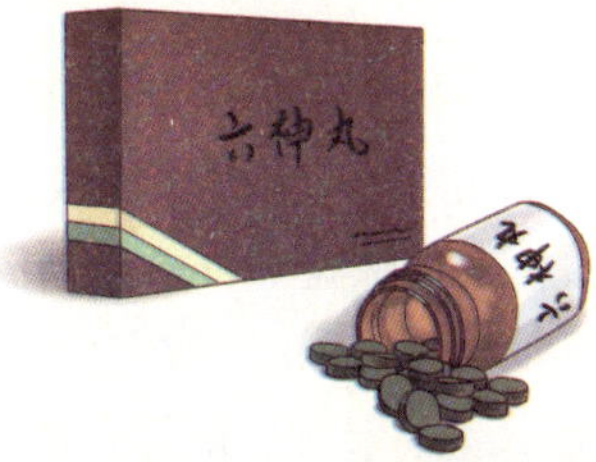

六神丸外用治滴虫性阴道炎

青萝卜治滴虫性阴道炎

【配方及用法】青萝卜1个，洗净，捣烂成泥糊，用消过毒的纱布包青萝卜泥2汤匙，做成纱布卷，一端留长线。然后用手将卷送入阴道内，线留在阴道口外，以便拉线取出。在放入前须用高锰酸钾溶液将阴道内外的分泌物洗净，防止感染。秋天放1小时取出，冬天放4~10小时取出，每日1次。

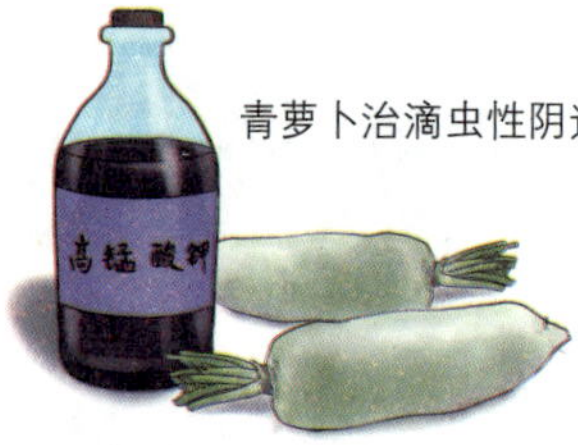

青萝卜治滴虫性阴道炎

大蒜治阴痒

【配方及用法】大蒜2头，去皮，捣碎，加水熬汤。每日局部浸洗2或3次。

【功效】杀菌、消炎、止痒，用治阴痒及妇女滴虫病。

猪肝马鞭草治阴痒

【配方及用法】猪肝60克，马鞭草30克。将猪肝及马鞭草切成小块拌匀，放入盖碗盖好，放蒸锅内蒸半小时即可食用。1次服完。

【功效】清热、祛湿、解毒，用治妇女阴痒、白带过多及经闭、经少。

鲜桃树叶、灰藜治阴痒

【配方及用法】鲜桃树叶30克，灰藜25克。用水1000毫升，将桃树叶、灰藜煮沸20分钟。待稍温，用此液冲洗阴道。每日1或2次，连续1周为一疗程。

【功效】杀滴虫，止阴痒。

龙胆草、龙黄等治阴痒

【配方及用法】龙胆草50克，龙黄、生薏苡仁、苦参各25克，蛇床子、白鲜皮、薄荷各30克，川黄柏、全当归、益母草、蝉衣、茯苓各20克。用纱布包煎，加水至300毫升，煮沸后先热熏，待温度适当时坐浴，每日1剂，早、晚各洗1次。1周为一疗程。

黄柏、枯矾等治阴道滴虫

【配方及用法】黄柏15克，枯矾、雄黄各10克，轻粉、冰片各5克。上药研为细末，用凡士林60克调成软膏，备用。先用鲜大青叶100克，蛇床子、地骨皮、五灵脂各50克，煎水冲洗阴道后（每天早晚各1次），再取此膏涂抹患处。每天1次。

黄芪、党参等治阴吹

【配方及用法】黄芪、党参各30克，升麻、白术、陈皮各12克，当归18克，甘草6克。每天1剂，水煎服。

带下病

带下病又称"下白物""流秽物",指带下的周期、量、颜色、气味、品质发生异常,并伴有局部或全身症状的疾病。冲任不固,带脉失约;饮食劳倦,损伤脾胃;肾气不足,下元亏损;情志不舒,肝气郁结,均能引起带下病。带下病拖延过久,会暗耗津液,导致腰酸乏力、小腹坠痛等,重者还可能影响生育,甚至造成流产等不良后果。

白扁豆等止带

【配方及用法】白扁豆、红糖、怀山药各适量。白扁豆用米泔水浸后去皮,同红糖、怀山药共煮,至豆熟为度。每日2次,经常服用收效。

【功效】健脾祛湿,化带浊。

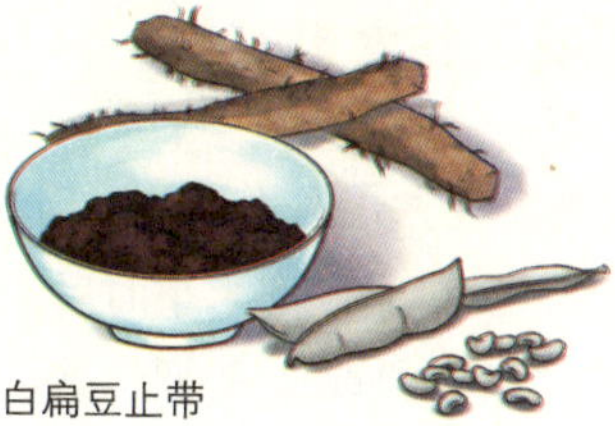

白扁豆止带

高粱根止带

【配方及用法】陈年(3年以上)高粱根、红糖各适量。将高粱根洗净,晾干,炒研为末。用红糖水或米汤送服。

【功效】温中散寒、化湿止带,用治白带过多、有臭味。

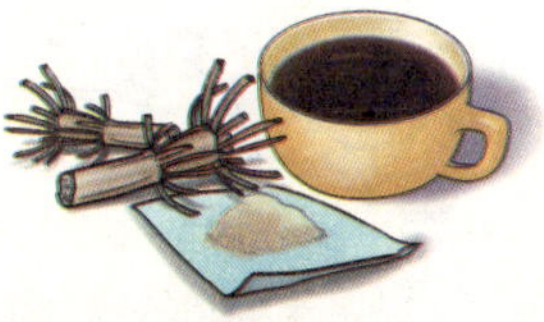

高粱根止带

荞麦粉鸡蛋等止带

【配方及用法】荞麦粉500克,鸡蛋10个,甘草末60克。将荞麦粉炒成金黄色,凉凉,鸡蛋清倒入碗内,放入甘草末搅拌,再加入荞麦粉和温水调为小丸,晒干备用。每日早晚各1次,每次30克,以开水送下。

【功效】健脾祛湿、理中止带,用治白带相兼,伴小腹胀满、头晕目眩、食欲不振、面色苍白、身有微热。

胡椒鸡蛋止带

【配方及用法】胡椒7粒,鸡蛋1个。先将胡椒炒焦,研成末,再将鸡蛋捅一小孔,把胡椒末填入蛋内,用厚纸将孔封固,置于火上煨熟。去壳吃,每日2次。

【功效】温中散寒、化湿止带,用治寒性白带色清如水、面色苍白、口淡无味。

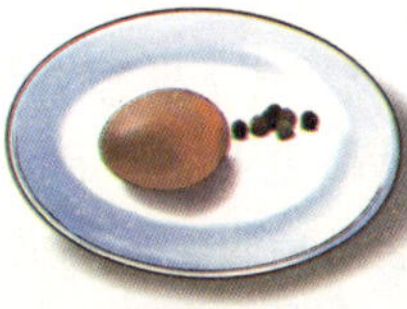

胡椒鸡蛋止带

小丝瓜止带

【配方及用法】小丝瓜（经霜打的）三指长，置新瓦焙焦黄，研末。每服6克，临睡时开水送服。

【功效】清热凉血，止带浊，用治年久不愈的赤白带下。

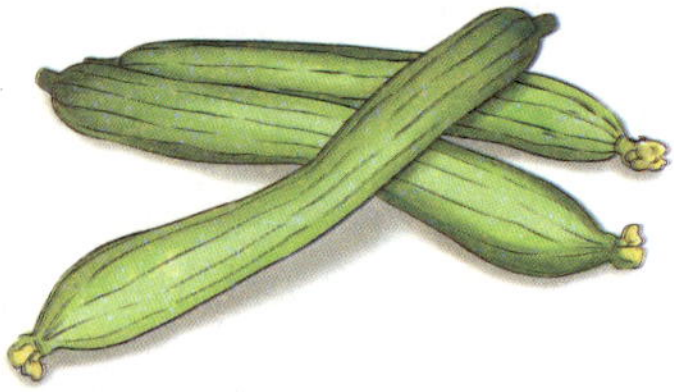

小丝瓜止带

墨鱼猪肉补虚止带

【配方及用法】墨鱼2个，瘦猪肉250克，加食盐入水煮食。每日吃1次，连吃5日。

【功效】补虚损、止带下，用治妇女白带过多。

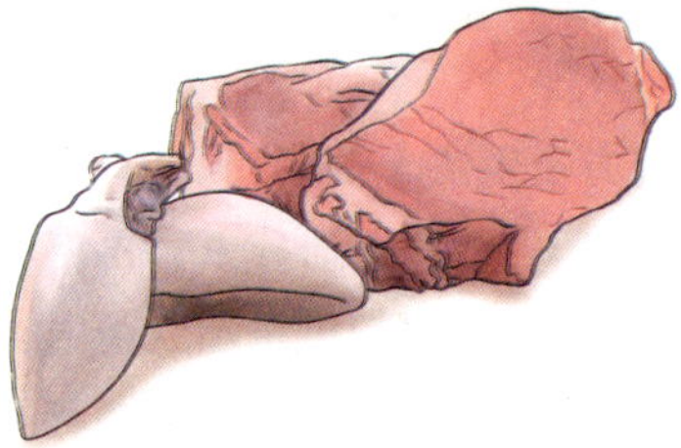

墨鱼猪肉补虚止带

黑鱼屋衣治带下病

【配方及用法】黑鱼1条，屋衣（旧房屋垂吊尘土）不定量。将屋衣从鱼口装入鱼腹，再用面包裹，火烧熟，食鱼，每日1条。

干墨鱼加鸡蛋治带下病

【配方及用法】干墨鱼1只，温水泡软后，切成细丝，和入3个新鲜鸡蛋液搅拌均匀。将少许清油入锅烧热，倒入墨鱼和鸡蛋液，翻动1~2次，接着倒入25毫升甜米酒或葡萄酒炒几下即好，不放盐，趁热吃下。

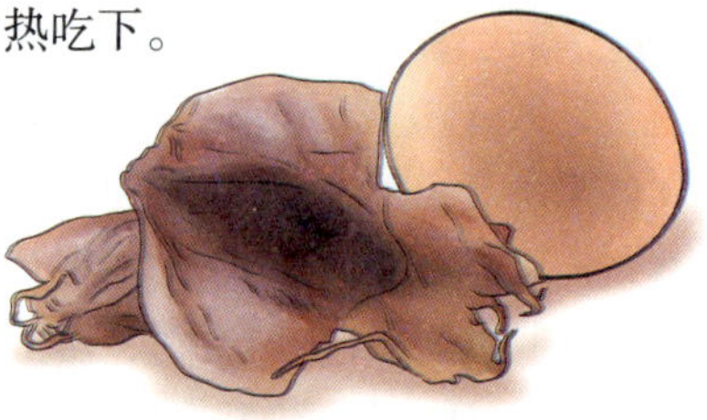

干墨鱼加鸡蛋治带下病

木槿花治妇女带下病

【配方及用法】取木槿花干品10克，加水500毫升浸泡半小时后，先用旺火煮沸，再改文火煎至200毫升温服。每日1次，连服5~7天。

【功效】木槿花能清热凉血、解毒消肿。可用于痢疾、腹泻、痔疮出血、带下病；外用治疮疖痈肿、烫伤。

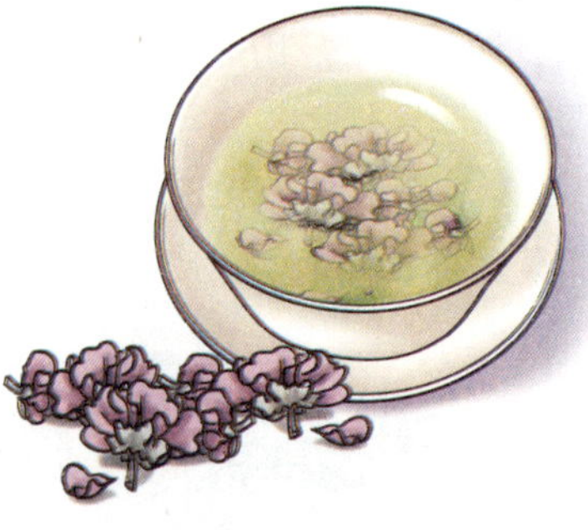

木槿花治妇女带下病

鱼鳔胶、猪前蹄止带下

【配方及用法】鱼鳔胶6克，猪前蹄1只。以清水4碗，于砂锅内用文火炖烂。食肉饮汤。

【功效】行瘀补血，用治带下。

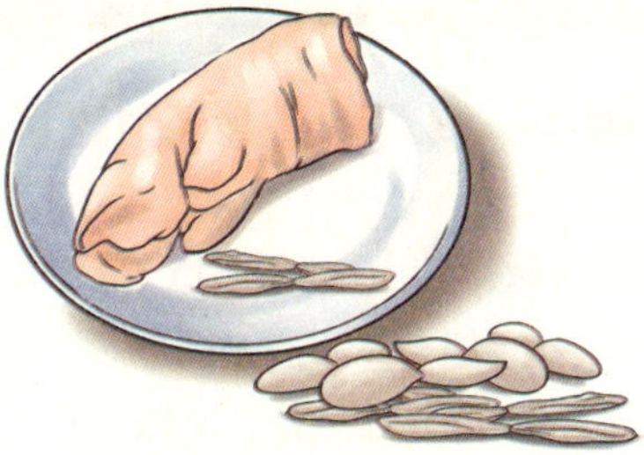

鱼鳔胶、猪前蹄止带下

向日葵梗、荷叶治带下病

【配方及用法】向日葵梗或根12克，荷叶12克，红糖适量。以向日葵梗或根与荷叶加水3碗煎至半碗，加红糖当引子。每日2次，饭前空腹服下。

【功效】温中止带，用治白带过多。

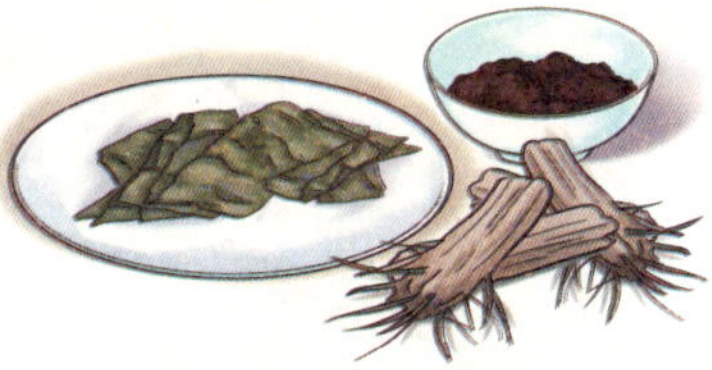

向日葵梗、荷叶治带下

土霉素末拌猪油治妇女白带过多

【配方及用法】土霉素3片，研细末后拌猪油，用单层生白布包好塞入阴道，每天换药1次，白带自退。

白果莲肉乌鸡粥对妇女带下有效

【配方及用法】白果6克，莲肉15克，优质米50克，乌骨鸡1只（去内脏）。制作时先将白果、莲肉研成细末，将细末纳入鸡膛，再加入米、水，慢火煮熟。食肉喝粥，日服2次。

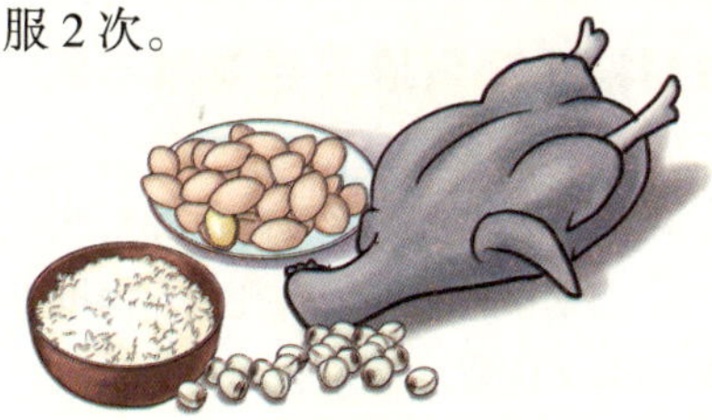

白果莲肉粥对妇女带下有效

藕汁鸡冠花治白带病

【配方及用法】藕汁半碗，鸡冠花30克。水煎，以红糖调味服用，每日服2次。

【功效】用于治疗温热型白带病。

吃花生米治白带病

【配方及用法】取生、熟花生米2000克，每天早、中、晚适量食用。此方无副作用。

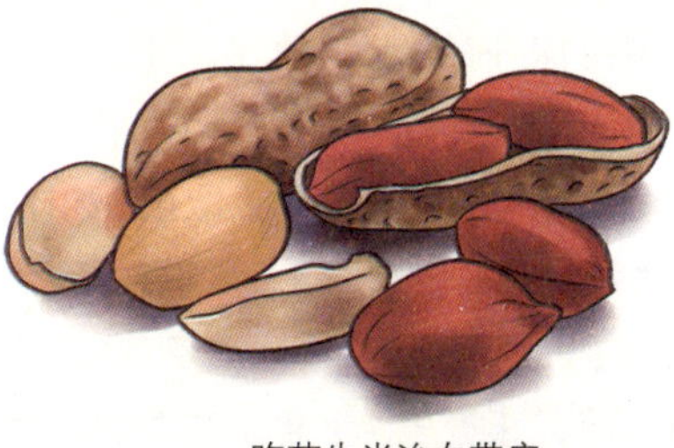

吃花生米治白带病

月经病

月经周期、经期、经量的异常，经色、经质的异常，月经的非生理性停闭以及与月经周期、绝经相关的疾病，都可称为月经病。常见的月经病有月经不调、闭经、逆经、痛经、崩漏、月经色淡、月经色紫等。七情所伤、先天禀赋不足、房事过度、过劳、饮食不节、跌打损伤都能够导致月经病。

白胡椒、鸡蛋治月经淋漓不断

【配方及用法】鸡蛋2个，各打开一孔，将胡椒粒平均装入孔内，根据患者岁数（虚岁），1岁装1粒（如患者是47岁，则一个鸡蛋装24粒，另一个鸡蛋装23粒），然后用纸将口封住，放在柴灶中烧熟，剥皮后一次吃下。连吃3天。服药期间忌食辛辣食物，忌生气。

【备注】一般吃3天后即可止住，严重者可连吃6天。

辣椒根、鸡爪治妇女经血过多

【配方及用法】辣椒根15克，鸡爪3~4只，加水800毫升，煎至200毫升，留渣复煎，分2次服，每日1剂。本方也可单用辣椒根煎服。

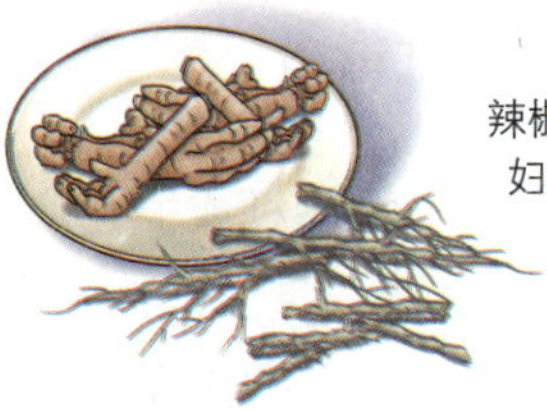

辣椒根、鸡爪治妇女经血过多

牡丹甜糕治月经不调

【配方及用法】牡丹花2朵，鸡蛋5个，牛奶250克，白面200克，白糖150克，小苏打少许。牡丹花洗净，将花瓣摘下切成丝。鸡蛋去壳打花，同牛奶、白糖、小苏打混拌在一起，搅匀。倒一半儿在开水锅的湿屉布上，摊平，上面撒匀牡丹花丝，然后再倒入余下的一半儿混合料，摊平，盖好蒸20分钟，取出，扣在案板上，上面再撒牡丹花丝即成。食之。

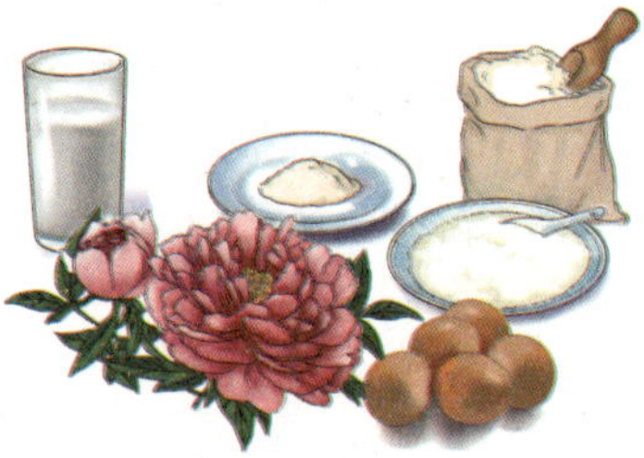

牡丹甜糕治月经不调

【功效】益气养血，清三焦虚火，调经，活血，止痛。用治月经不调、行经腹痛。

【备注】血虚有寒者、孕妇及月经过多者忌食。据分析，牡丹花瓣内所含的黄芪苷性温，味微苦，无毒，有调经活血之功。

当归、白芍、三棱等治月经不调

【配方及用法】当归、白芍、三棱、莪术、红花各9克，川芎、肉桂、熟地、元胡、生地、麻黄各6克，斑蝥（去壳、头、足）2个，槟榔片12克，红娘（去壳、头、足）2个，粉草、龟甲、血竭（烧）、血余各3克。用芝麻油250毫升，先炸斑蝥、红娘，后入余药，炸透后再用火点着烧之。烧时把血竭同烧一处，烧至烟尽为度。将烧剩之灰，一次服下，黄酒为引。

【备注】用药期间，忌食豆面、杂面、荞麦面、小米饭3天；最忌驴马肉。

益母草、党参等治月经不调

【配方及用法】鲜益母草200克，党参、当归、制香附、丹参、熟地、白术、五灵脂（炒）、生地各100克，陈皮、青皮、乌药、柴胡、丹皮、地骨皮、川芎、酒芍、半夏、麦冬、黄芩、杜仲、续断、延胡索，红花、川楝子、苍术各50克，没药、远志肉、炒枳壳、吴茱萸、黄连、厚朴、茴香、木通、木香、官桂、甘草各25克，炮姜15克，雄乌骨鸡1只（破腹去毛杂或用全副骨亦可）。以芝麻油熬、黄丹收、牛胶100克蒸化搅匀，贴脐下（气海、关元穴）。

【功效】调和气血、疏肝解郁。

丁香、肉桂等治痛经

【配方及用法】丁香、肉桂、延胡索、木香各等份，共研末，过100目筛，和匀贮瓶备用。月经将行或疼痛发作时，用药末2克，置胶布上，外贴关元穴，痛甚则加贴双侧三阴交穴。隔天换药1次。每月贴6天为一疗程。

制香附、当归等治痛经

【配方及用法】制香附15克，当归15克，玄胡10克，肉桂6克。经行不畅或量少、有瘀血者，加丹参15克。月经来时或来前1天每天1剂，煎汤每天2~3次分服。亦可研末炼蜜为丸，每粒10克，每服1或2粒，每天3次，连服数天。

【功效】香附理气疏肝，调经止痛；当归补血和血，调经止痛；玄胡活血，理气止痛；肉桂通血脉，散寒止痛。四药合用相得益彰，有理气活血、散寒调经、止痛之功。

甘草、砂仁等治痛经

【配方及用法】甘草75克，砂仁15克，白芍50克，泽泻5克，白术20克，当归20克，川芎20克，云苓15克。上药加水两碗煎至一碗，口服，每日1剂。如疼痛见红加阿胶50克，川续断25克，寄生25克。

团鱼治闭经

【配方及用法】团鱼（鳖）1只，黄酒适量。将鲜活肥大的团鱼头砍下，取其血滴入碗内，兑入等量的黄酒搅匀，再用等量的开水冲服。

【功效】滋阴养血。

【备注】团鱼取血后，洗净同瘦猪肉炖食，连服数只亦有同等功效。

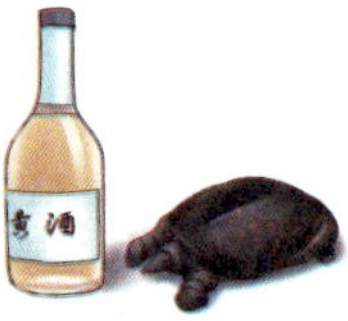

团鱼治闭经

黄芪羊肉汤治闭经

【配方及用法】当归、黄芪各30克，生姜、羊肉各适量。将羊肉切块，生姜切丝，当归、黄芪用纱布包好，同放瓦锅内加水适量，炖至烂熟，去药渣，调味服食。每天1次，连服3～5天。

生大黄治闭经

【配方及用法】生大黄120克，用白酒浸泡一夜，晒干后碾为细末。用长流水、米醋各250毫升共煮沸，然后加入大黄末，搅拌令稠，以起大泡，泡破冒青烟，色如老酱油者为佳（如色黄，为过嫩，服之易泻；如色黑，则为过老）。待凉后，团如蛋黄大（约重15克）。每次服用1丸，每日2～3次。

急性子治闭经

【配方及用法】急性子15~30克，水煎，分早、晚2次口服，或日服3次。每日1剂。此药可单独煎服，亦可配伍其他药物同时服。

【功效】本方适用于气血两虚、肝郁气滞、脾虚血虚、心肾亏损、气滞血瘀等引起的闭经及哺乳时间太长而不来月经者。

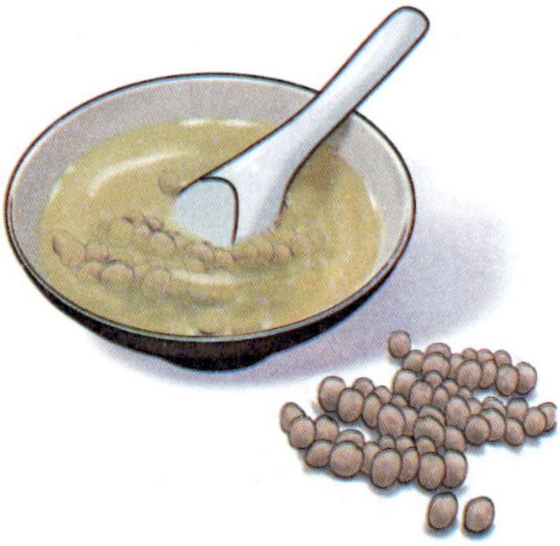

急性子治闭经

乌鸡丝瓜汤治血虚闭经

【配方及用法】乌鸡肉150克，丝瓜100克，鸡内金15克。共煮至烂，服时加盐少许。

【功效】健脾消食、养阴补血，用治体弱血虚引起的经闭、月经量少。

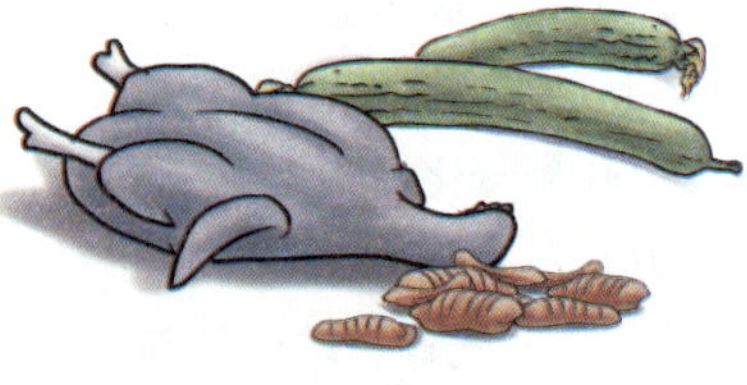

乌鸡丝瓜汤治血虚闭经

蜣螂、威灵仙治闭经

【配方及用法】蜣螂（焙干）1个，威灵仙（烤干）10克，共研极细末，以白酒调匀为膏状，备用。贴肚脐正中，约1小时去药，每天1次。

【功效】活血通经。

娃娃拳等可治闭经

【配方及用法】娃娃拳25克，当归10克，川芎10克，酸枣根（色红者）50克。水煎服，每日1剂。月经前3~4天开始服，月经后3~4天停服。

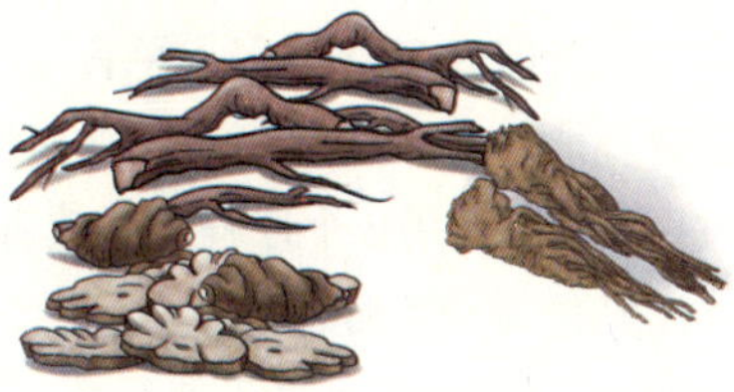

娃娃拳等可治闭经

绿豆猪肝治闭经

【配方及用法】绿豆150克，猪肝200克。先将绿豆煮熟，加入新鲜猪肝（洗净剁碎），煮沸约5分钟后食用。分3次口服，每日1剂，至治愈为止。

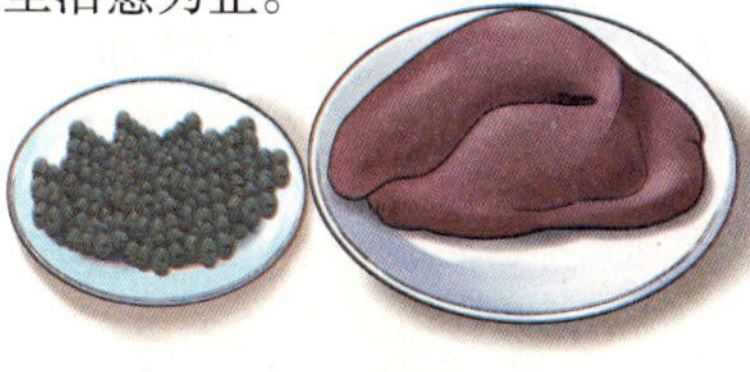

绿豆猪肝治闭经

芒硝甘草治逆经

【配方及用法】芒硝50克，生甘草10克。将二者水煎1小时后，过滤去渣，顿服。若未愈，可再服1剂。

全当归等治逆经

【配方及用法】全当归、代赭石、珍珠母各20克，生地黄、玄参、黄芪、川牛膝、茜草、赤芍、香附、白茅根、益母草各15克，黄芩、川黄连、红花、生甘草各6克。在月经来潮前7天开始服药，每天1剂，水煎服，一般服药2个周期即可见效。

潞党参、黄芪等炖黄老母鸡治逆经

【配方及用法】路参、条参、黄芪、薏苡仁、熟地各9克，炖黄老母鸡，吃肉喝汤。

治月经不调两方

【配方及用法】①鲜月季花15~20克，放入保温杯内，开水冲泡，连服数次，可治妇女月经不调。②用生姜250克，艾叶少许，水煮泡脚。

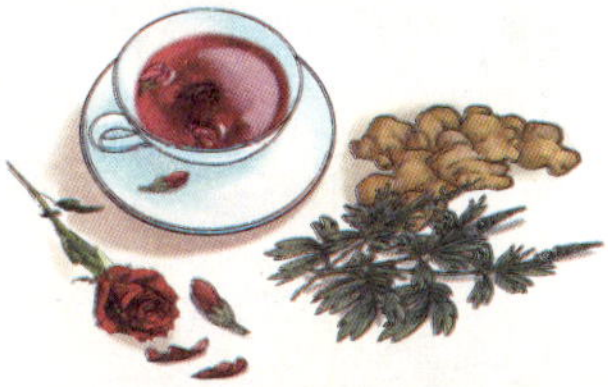

治月经不调两方

不孕症

育龄期女子婚后二年以上没有采取任何避孕措施，且性生活正常而未能怀孕，即为不孕症。药物刺激，手术，内分泌失调，病毒、细菌、支原体、衣原体感染，排卵障碍、输卵管异常、子宫内膜异位症及一些免疫因素，都能造成不孕。还有些不孕症目前尚不知道其起因。

红花鸡蛋治不孕症

【配方及用法】取鸡蛋1个，打一个口，放入藏红花1.5克，搅匀蒸熟即成。此方又名红花孕育蛋。经期临后1天开始服红花孕育蛋，一天吃1个，连吃9天，然后等下一个月经周期临后1天再开始服，持续3~4个月经周期。若服后下次月经未来就暂停，去医院做妊娠检查。

【备注】红花鸡蛋是个治不孕症的有效偏方，在民间流传很广，此方来自山西平遥县著名中医郭智老先生。他用此方治愈几百例不孕症患者。此方为健身强壮之佳品，无副作用，亦为调经安胎之妙方。

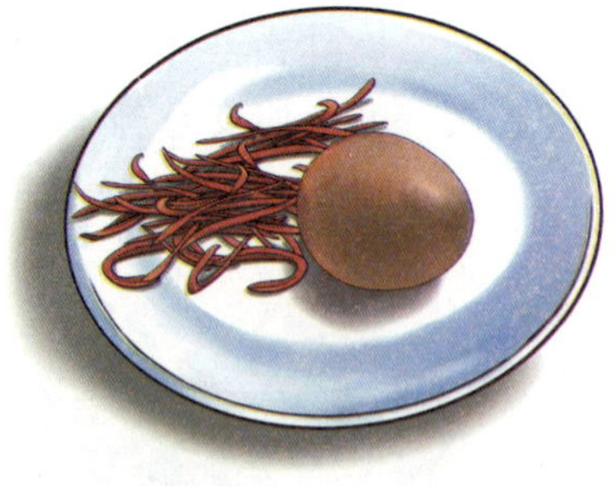

红花鸡蛋治不孕症

狗头骨黄酒红糖治不孕症

【配方及用法】全狗头骨1具，黄酒、红糖各适量。将狗头骨砸成碎块，焙干或用沙炒干焦，研末备用。月经过去3~7天后开始服药。每晚睡时服狗头散10克，黄酒、红糖为引，连服4天为一疗程。

服药期间正常行房，忌食生冷之物。服1疗程未孕者，下次月经过后再服。连用3个疗程而无效者，改用其他方法治疗。

【备注】服药期间可以正常行房，但忌食生冷之物。服一疗程未孕者，下次月经过后再服。

逍遥散治不孕症

【配方及用法】柴胡15克，当归15克，白芍15克，白术15克，茯苓15克，生姜15克，薄荷6克，炙甘草6克。酌定用量，做汤剂煎服。

【功效】疏肝解郁，健脾和营。

覆盆草、紫石英等治不孕症

【配方及用法】覆盆草500克，紫石英100克，鹿角霜、女贞子各500克，珍珠25克，紫河车、当归、肉苁蓉、茺蔚子、紫珠各500克。将上述药研末混匀口服，日服3次，每次10克，3个月为一疗程。

枸杞汁治不孕症

【配方及用法】新鲜枸杞子250克。将枸杞子洗净，用干净纱布包好，绞取汁液。每日2次，每次10~20毫升。

【功效】适用于肝肾阴虚、肝气郁结，症见多年不孕、腰膝酸软、两胁胀满等。

归脾汤可治不孕症

【配方及用法】白术、当归、白茯苓、黄芪（炒）、远志、龙眼肉、炒酸枣仁各3克，人参6克，木香1.5克，炙甘草1克。加生姜、红枣，水煎服。

【功效】益气补血、健脾养心。

左归饮治不孕症

【配方及用法】熟地9~30克，山药6克，枸杞子6克，炙甘草3克，茯苓4.5克，山茱萸3~6克（胃酸者少用）。以水二盅，煎至七分，食后服。

【功效】补益肾阴。

柚子炖鸡可治痰湿型不孕症

【配方及用法】柚子1个，雄鸡1只，姜、葱、盐、绍酒各适量。将柚子去皮留肉，鸡杀后去毛，除内脏、洗净。将柚子肉放入鸡腹内，再将鸡放入锅中，加葱、姜、绍酒、盐、适量水，将盛鸡肉的锅置盛有水的大锅内，隔水炖熟即成。本品可供佐餐，宜常吃。

【功效】适用于痰湿型不孕症患者。

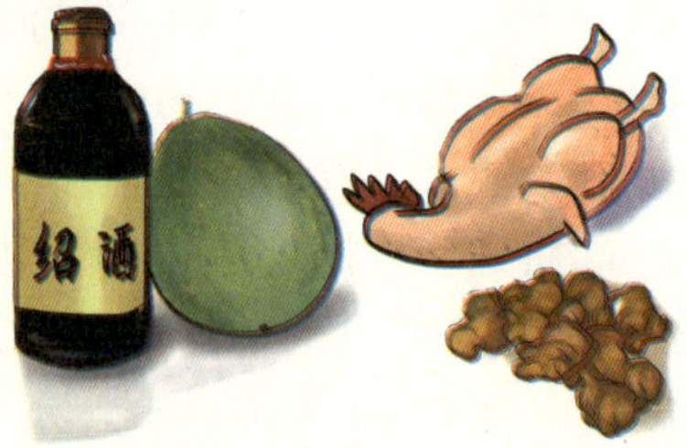

柚子炖鸡可治痰湿型不孕症

桂枝茯苓丸治不孕症

【配方及用法】桂枝、茯苓、牡丹（去心）、桃仁（去皮、尖，熬）、芍药各等份，研成细末，过筛混匀，每100克加炼蜜90~110克，制成大蜜丸如兔屎大。每于空腹时服1丸，最多加至3丸。

【功效】活血化瘀。

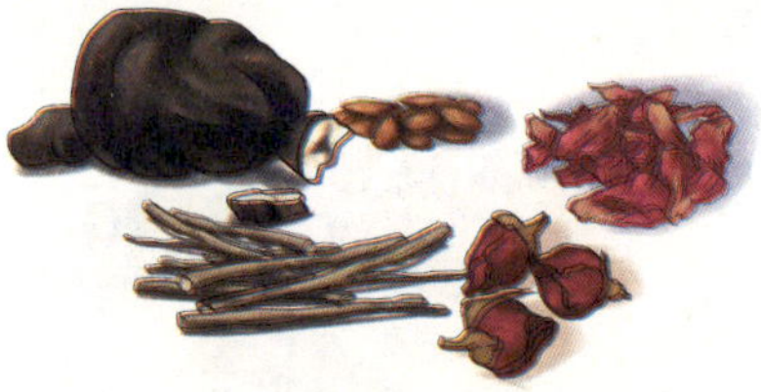

桂枝茯苓丸治不孕症

当归、熟地、鸡屎藤等治不孕症

【配方及用法】当归、熟地、鸡屎藤各10克，西红花3克，益母草、杜仲、定经草各6克。每日1剂，煎汤饮用。

大蒜酒治疗不孕症

【配方及用法】将1000克大蒜去皮、切碎，准备4升酒或烧酒，100克老姜切碎或擦碎，1000克砂糖，200克大枣或红枣果肉（要除心），将这些材料混合、密封、浸泡一个月后可开启饮用。在上午10点或晚上9点左右饮用，亦可适当加热水稀释后饮用。

当归生姜羊肉汤治宫寒不孕

【配方及用法】当归30~50克，生姜15~30克，羊肉500~1000克。羊肉切块，洗净，放沸水内先滚一下，取出。当归、生姜洗净切片，装入布袋，与羊肉一起入锅煨汤，熟后去药包，饮用。1个月后症状减轻，坚持3个月，经事可调。半年后可望得子。

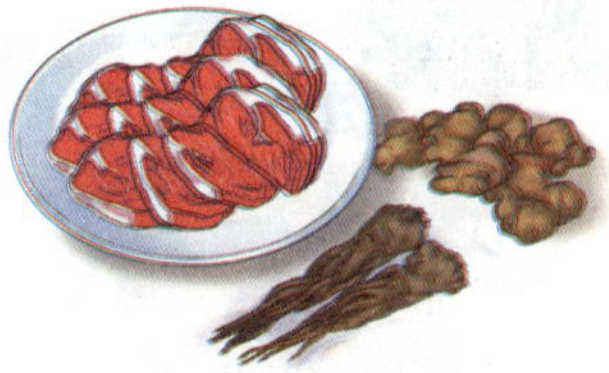

当归、生姜治宫寒不孕

米酒炒海虾治多年不孕

【配方及用法】鲜海虾400克，米酒250毫升，菜油、盐、葱花、姜末各适量。把海虾洗净去壳，放入米酒，浸泡10分钟。将菜油放入热锅内烧热，再入葱花爆锅，加入虾、盐、姜末连续翻炒至熟即成。每日1次，每次50~100克。

【功效】适用于肾阳不足、形寒肢冷、性欲冷淡者。

蒸姜糖治宫寒不孕

【配方及用法】鲜姜500克，红糖500克。鲜姜洗净切成片，捣烂如泥，调入红糖，放锅内蒸1小时，取出在烈日下晒3天，然后再蒸再晒，如此9次（三伏天每伏晒3天最好）。月经来潮头一天服用，每次一汤匙，每天3次，连服1个月。服药期间忌房事，不久即可受孕。如果配合针灸、按摩，效果更佳。

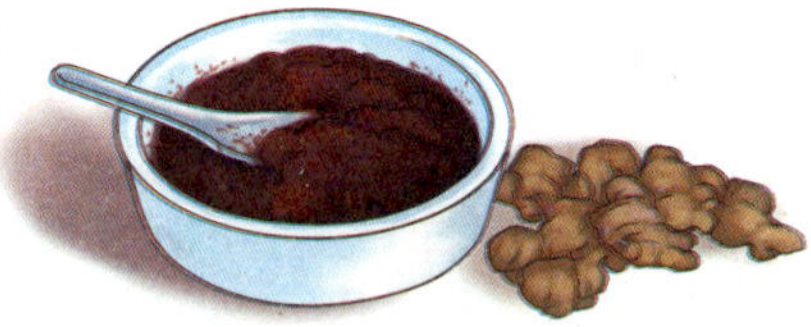

蒸姜糖治宫寒不孕

妊娠疾病

在妊娠期间发生的与妊娠相关的疾病，统称妊娠疾病。孕妇阴血偏虚，阳气偏亢，又因胎儿的成长而有生理状态的变化，若有情志内伤以及劳逸过度、房事不节、跌仆闪挫，极易发生妊娠疾病，对孕妇和胎儿的健康造成不良影响，甚至会造成流产。常见的妊娠疾病有妊娠恶阻、妊娠腹痛、异位妊娠、胎漏、胎动不安、胎水肿满、妊娠肿胀、妊娠心烦、妊娠眩晕、妊娠小便淋痛等。

黄芩、藿香等治妊娠剧吐

【配方及用法】黄芩50克，藿香6克，半夏6克，竹茹10克，生姜10克，水煎服，每天1剂。为了防止进药时恶心或呕吐，亦可将药煎好后1天内频频呷服。一般3剂便可缓解症状。

黄芩、藿香等治妊娠剧吐

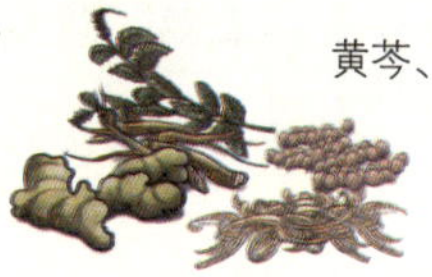

参橘饮治妊娠恶阻

【配方及用法】党参、炙枇杷叶、苏叶、佩兰、寸冬、橘红各10克，白芍、竹茹各15克，玫瑰花、砂仁各6克，扁豆25克。以上药材头煎加水400毫升，浸泡30分钟，煎20~30分钟，取汁150毫升；二煎加水300毫升，取汁150毫升；两煎混合，早、晚各服一半。痰盛而见呕吐痰涎者，加半夏6克，生姜3片；津亏者，加天花粉、生地各15克。

代赭石、半夏等治妊娠恶阻

【配方及用法】代赭石30克，半夏30克，蜂蜜100克。每日1剂，先煎代赭石、半夏，煎至300毫升，再加蜂蜜煮沸，嘱病人频服代茶饮。随症加减：胃脘灼热、喜冷饮、口苦便干，加生石膏30~50克；呕吐清水、胸脘滞闷、舌淡苔白腻，加茯苓10克，伴头晕体倦、语声低怯，加西洋参10克；呕吐伴腰腹疼痛，加白芍15克，川续断10克。

当归、茯苓等治习惯性流产

【配方及用法】当归、茯苓、益母草各50克，生地黄400克，白术、续断各30克，甘草15克，白芍、黄芪、肉苁蓉各25克。上药用麻油1000克浸7日熬成膏，加白蜡50克，再熬三四沸，加黄丹250克，再熬，再加龙骨（水飞）50克搅匀，以缎摊如碗口大，备用。贴丹田上14天一换，贴过8个月为妙。

当归、白芍等治胎位不正

【配方及用法】当归、白芍各12克，白术、茯苓各15克，川芎6克。每晚1剂，水煎服。

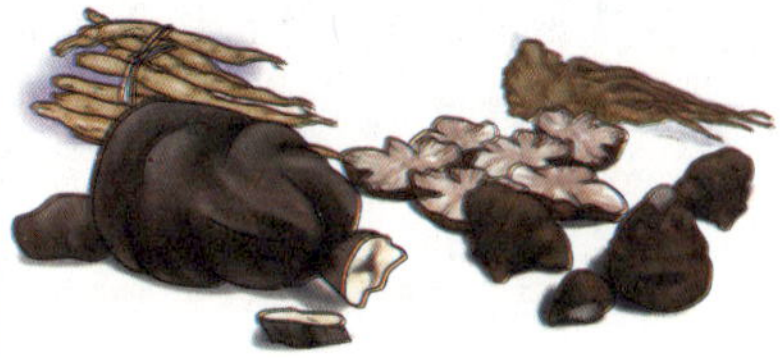

当归、白芍治胎位不正

苏叶等治胎位不正

【配方及用法】全当归、苏叶、枳实、陈皮各8克，川芎、生甘草各6克。将上药水煎，每天1剂，连服5天后，停药3天观察疗效，作为一疗程。

【备注】服药后将裤带放松，平卧2小时为宜。

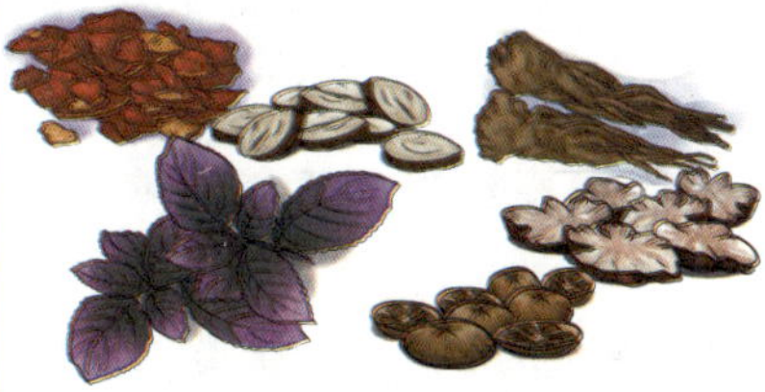

苏叶等治胎位不正

当归、川芎等治胎位不正

【配方及用法】当归、川芎、黄芪、党参、白术、白芍、川续断、枳壳、熟地、甘草各10克。将上药水煎，每日1剂，分2次服。

升麻、熟附子等治胎位不正

【配方及用法】升麻3克，熟附子3克，归身31克（后下），石柱参6克（滚水冲，如买不到，可用党参15克代替），牛膝6克，川芎6克。水一碗半煎至一碗入归身，再煎2分钟取出，冲参水一次服。

艾条悬灸可治胎位不正

【方法】艾条悬灸。孕妇取仰卧位，两腿伸直，或正坐位，解松腰带，将两根艾条点燃后同时施灸两侧至阴穴或三阴交穴，每次灸治15~20分钟，以局部皮肤潮红为度，每日1~2次。3天后复查，灸至胎位纠正为止。如以上法灸治无效，请到妇产医院处理。

醋熏治产妇血晕

【配方及用法】好陈醋100毫升，放碗内，净石一块烧红，放在醋碗内，以所淬的热气熏产妇鼻孔2~3分钟，即愈。

【功效】解毒、散瘀，用治产妇血晕痉挛。

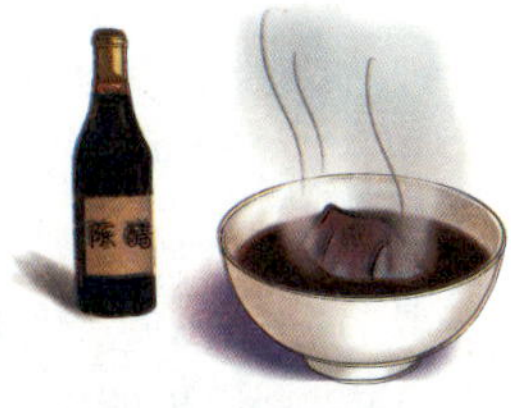

醋熏治产妇血晕

糯米稻草汤临产催生

【配方及用法】糯米 100 克，稻草 300 克。将糯米淘洗，稻草洗净，切段，用水 5 碗煮成 1 碗后服。如放鸡煮，效果更好。

【功效】补中，益气。用治妇女临产用力过早，无力努下，3~4 日生不出者。

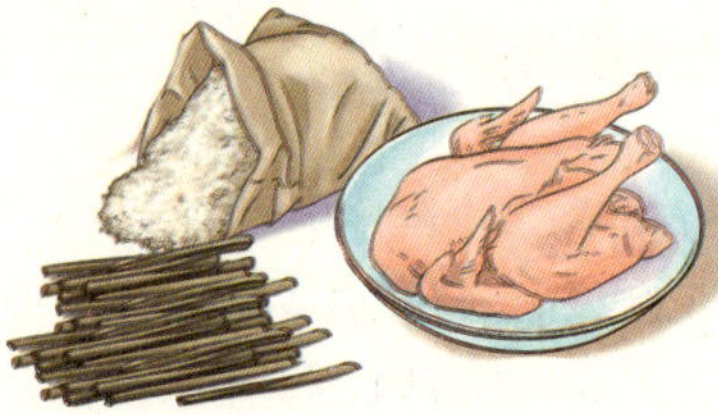

糯米稻草汤临产催生

乌梅等催产

【配方及用法】乌梅 1 粒，白胡椒 7 粒，巴豆 3 粒。上药共研为细末，以白酒适量调匀成膏状，备用。用时取药膏分别贴于产妇的两侧三阴交穴，外以纱布盖上，用胶布固定。产下即去除药物。

【功效】催产助产。

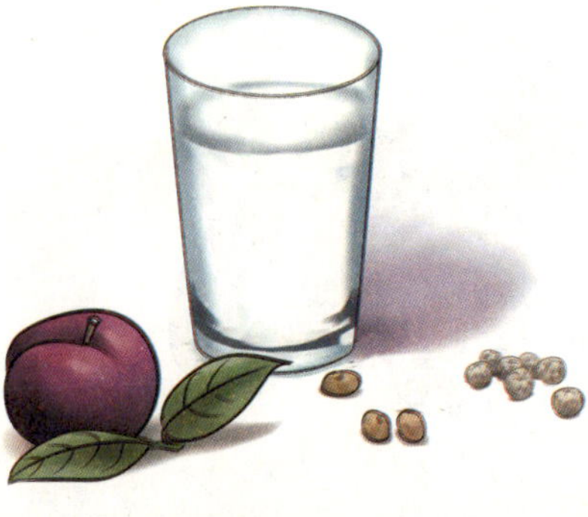

乌梅等催产

蓖麻子催产

【配方及用法】蓖麻子 30 克，剥去皮，捣碎成泥状，备用。敷白布上，贴产妇脚心处（涌泉穴）。

【功效】泻下通滞，出有形之滞物。

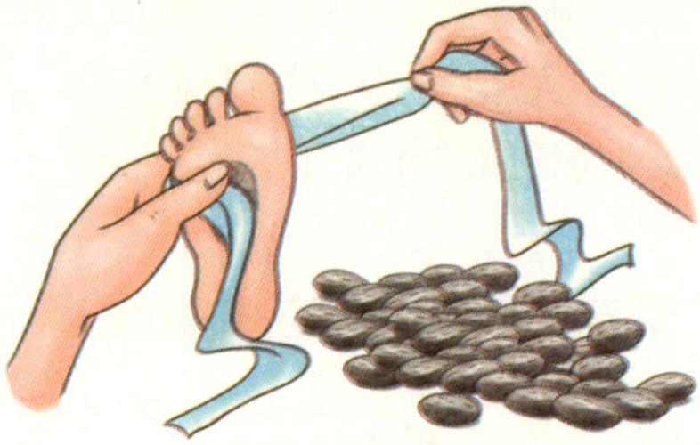

蓖麻子催产

猪肉汤催生保胎

【配方及用法】鲜猪肉 1000 克，切大块，急火煎汤，去浮油。令产妇尽量饮用。

【功效】补肾益气、催生保胎，用治胎涩不下。

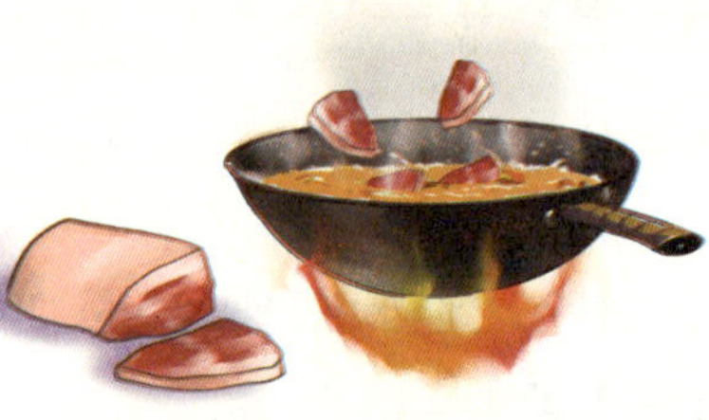

猪肉汤催生保胎

地龙汤治妊娠中毒症

【配方及用法】豨莶草、钩藤各 35 克，地龙 15 克。每天 1~2 剂，水煎频服。不能自服者，给予鼻饲。

当归、川芎、生龟板治难产

【配方及用法】当归31克，川芎21克，生龟板一大块（如手一样大）。上药用醋炙后研成末，用妇人之乱发约鸡蛋大之一团（用瓦焙烤存性），并用水2碗煎至1碗后，让难产妇人服之，半小时后即可生产。即使是死胎，亦可催下。

炙黄芪、潞党参等治先兆流产

【配方及用法】炙黄芪30克，潞党参15克，熟地30克，山萸肉30克，怀山药30克，桑寄生30克，杜仲15克，川续断20克，菟丝子15克，炒白术10克，当归10克，川芎6克，升麻6克，济阿胶（烊冲）10克，荆芥炭6克。每日1剂，水煎3次分3次服。5剂为一疗程。

玉米嫩衣治习惯性流产

【配方及用法】怀孕后每天以1个玉米的嫩衣（即紧贴米粒之嫩皮）煎汤，代茶饮，饮到上次流产期则用量加倍，一直服至分娩为止。

【功效】固肾安胎。

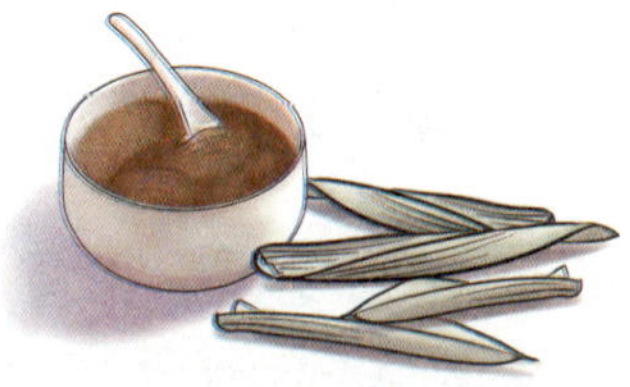

玉米嫩衣治习惯性流产

母鸡、黄米粥治习惯性流产

【配方及用法】老母鸡（4年以上）1只，红壳小黄米250克。将鸡宰杀去毛及内脏，煮汤，用鸡汤煮粥。可连续服用。

【功效】益气养血、安胎定志，用治习惯性流产。

枸杞根治流产

【配方及用法】鲜枸杞根250克，老母鸡（越老越好）1只。杀死老母鸡去内脏（鸡腹内不要用水洗，否则效果差），切碎与枸杞根同煲，用文火炖3小时。汤与鸡肉一起分3次服完。于流产症状刚出现时服用，连用2或3次。

蝉蜕治胎盘不下

【配方及用法】蝉蜕20只，加水一碗半，煎至半碗，冲米酒50毫升内服（不能喝酒者，酒量可酌减）。

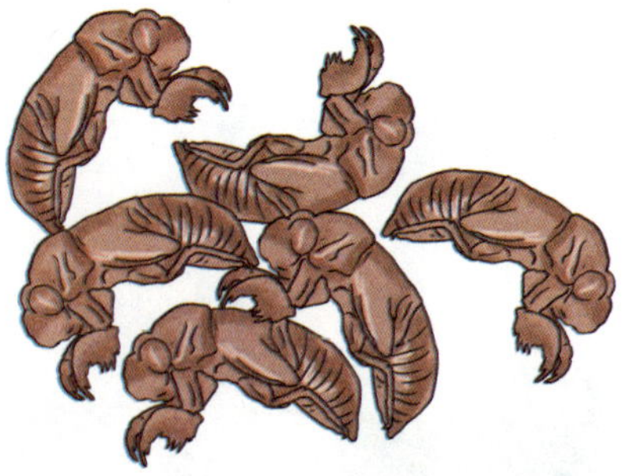

蝉蜕

缺乳、回乳

妇女产后乳汁过少，不够喂养婴儿，甚至没有乳汁，叫作缺乳，又叫产后乳汁不行。产妇的营养、睡眠、健康状态以及情绪等都能影响乳汁的分泌，造成缺乳。含雌性激素的避孕药，以及一些治疗其他疾病的药物也能引起缺乳。给婴儿断奶后，则需要让乳房不再分泌乳汁，叫作回乳。

赤小豆治缺乳

【配方及用法】赤小豆500克。每天早、晚各服1半的煎赤小豆汤液（去豆、饮浓汤）。连服3~5天。

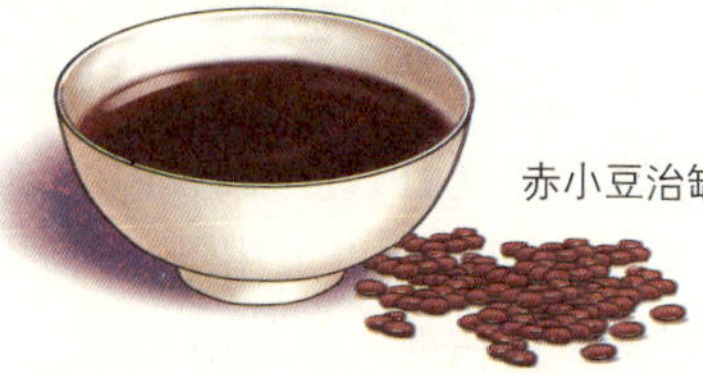
赤小豆治缺乳

南瓜子仁治缺乳

【配方及用法】每次用生南瓜子15~18克，去皮取仁，用纱布包裹，捣碎成泥状，加开水酌量口服。加入少许豆油或食糖搅拌，则味美可口。早、晚空腹各服1或2次，2日后即见乳汁增多，至断乳时，奶水仍然充足，不需配合其他疗法。

南瓜子仁治缺乳
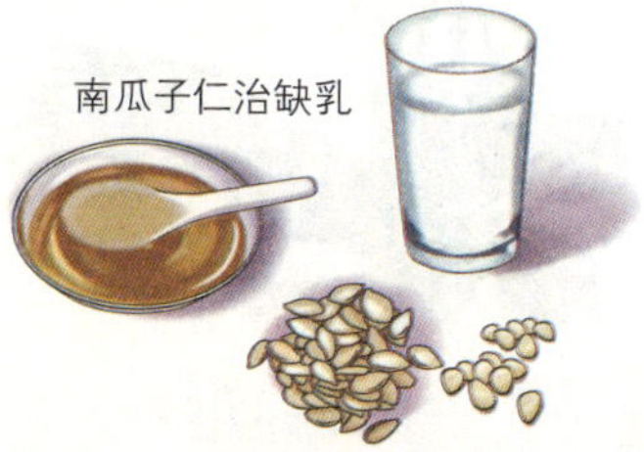

黑芝麻、僵蚕等治缺乳

【配方及用法】僵蚕6克，黑芝麻、红糖各30克。将僵蚕研细，芝麻捣碎，二者混合后加入红糖拌匀。用时，将药放入茶杯内，倒入沸水，加盖闷10分钟左右，1次顿服，每日服1次，空腹时服。

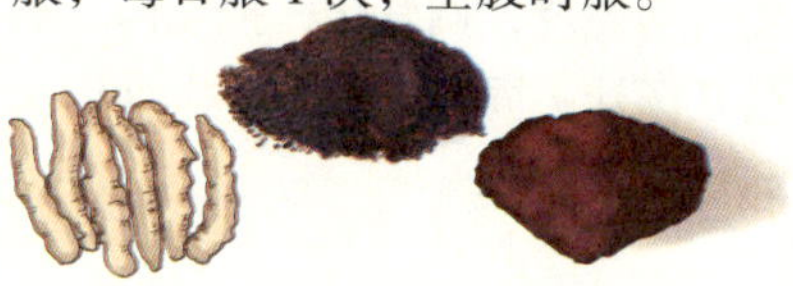
黑芝麻、僵蚕等治缺乳

芝麻桃仁丝瓜汤治产后缺乳

【配方及用法】把黑芝麻、核桃仁各15克分别炒熟，二者与新鲜嫩丝瓜50克共捣为泥，以沸水500毫升冲服（连药渣同服），每日1剂。若无新鲜丝瓜，可用丝瓜络60克先煎汤，去渣，冲服炒黑芝麻、炒核桃仁泥。

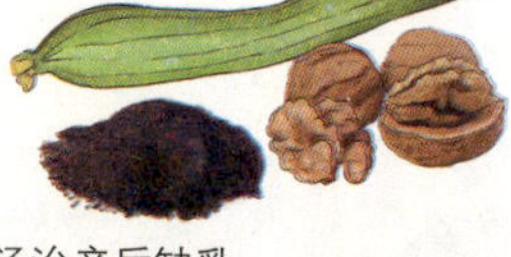
芝麻丝瓜汤治产后缺乳

金银花等治缺乳

【配方及用法】金银花、蒲公英、王不留行各15克。将上药水煎3次后合并药液，分3次服，并以黄酒少量为引。每日1剂。

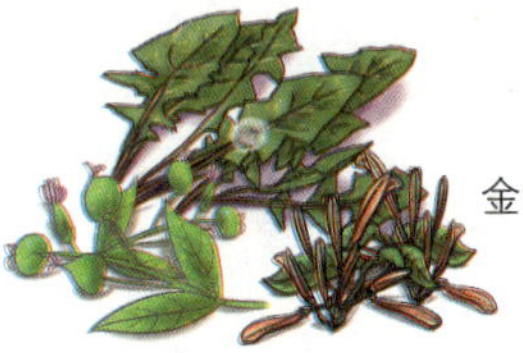

金银花等治缺乳

吃兔肉蛋治缺乳

【配方及用法】买一只野母兔，宰杀掏出内脏后，将兔肉连同6个鸡蛋一起炖烧，调好味，把兔肉、鸡蛋及汤汁一同吃完（可分次食用）。4天后可见效。

用兔耳催奶

【配方及用法】取成年兔的耳朵4只，放于灰色小瓦（或其他容器内）上，用文火慢慢焙干，研成细面备用。取一小碗，倒入少量药用黄酒，再倒入兔耳细面，用筷子调和均匀后即可服下，再服少量黄酒。1只兔耳细面为1日药量，每日早、晚各服1次。4只兔耳细面可供4日使用。服药期间，配合吃些鲶鱼、猪蹄、排骨、鸡蛋等食品，一般服用第3天即见效，此后泌奶量逐日增多。

黑芝麻、鱼腥草可使乳汁通畅

【配方及用法】黑芝麻150克，鱼腥草120克，鸡血藤90克，香附6克，水煎服。

牛鼻散通乳

【配方及用法】水牛鼻1个，洗净，加水文火久煮，煮成羹状服用。

雄鸡睾丸治产后无乳

【配方及用法】雄鸡睾丸2~4个。将雄鸡睾丸去掉外膜捣碎，用甜酒适量加水约3毫升，煮开后冲入捣碎的鸡睾丸即可，也可用开水冲服。服时加少许白糖，但忌用火煮。

麦芽饮内服法回乳

【配方及用法】麦芽120克，车前子15克，每日1剂，煎汤代茶，不拘时服。一般1~2天即可回乳。

【备注】麦芽能疏肝和胃，车前子利尿，使乳汁有出路，故能回乳。

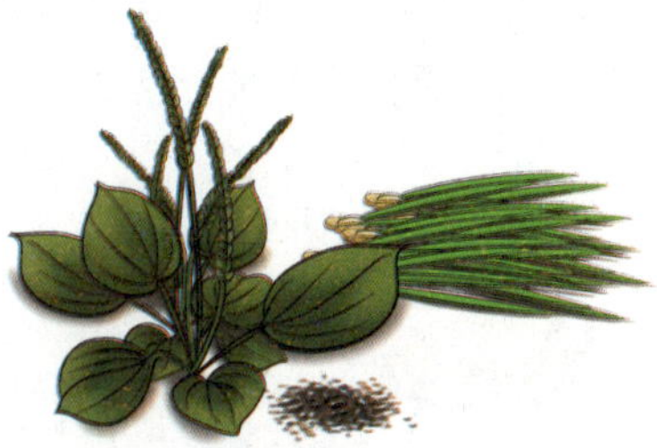

麦芽饮内服法回乳

神曲、蒲公英回乳

【配方及用法】神曲、蒲公英各30克，水煎，每日1剂，分2次服。同时，趁热将药渣用干净纱布包好，放在乳房上热熨。

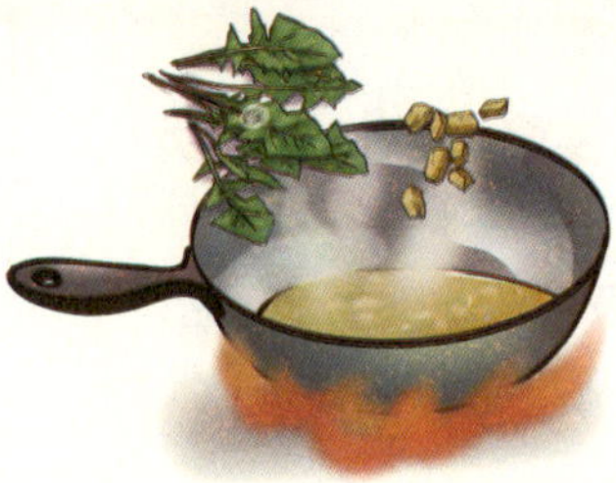

神曲、蒲公英回乳

生麦芽回乳

【配方及用法】生麦芽120克微火炒黄，置锅内，加水800毫升，煎至400毫升，再加水600~700毫升，煎至400毫升，将2次药汁混合为1日量，分3次温服。

生麦芽回乳

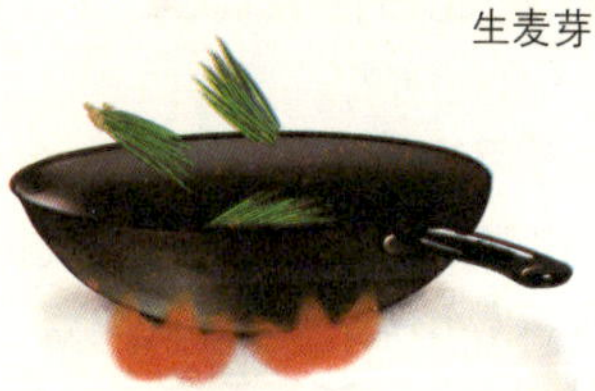

莱菔子回乳

【配方及用法】莱菔子30~40克，打碎，加水浸泡30分钟后，水煎分3次温服。每日1剂。

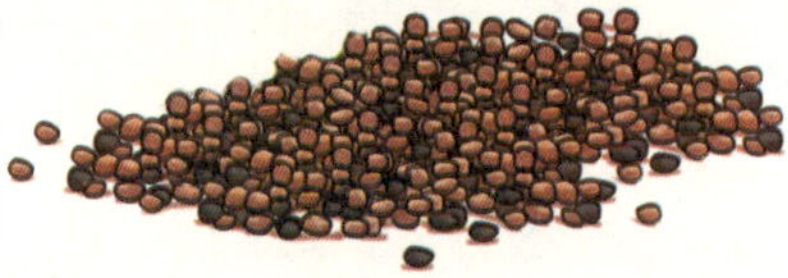

莱菔子回乳

当归、赤芍等回乳

【配方及用法】当归、赤芍、红花（酒浸）各15克，川牛膝（酒浸）30克，山楂20克，麦芽（炒）60克，蝉蜕12克。上药每日煎服1剂，头煎加水800毫升，文火煎取约400毫升；二煎加水600毫升，煎取约300毫升；两汁合并，分早、晚2次温服。

芒硝回乳

【配方及用法】芒硝200克，用纱布包裹，分置于两侧乳房上，用胸带固定，经24小时（天热12小时）取下。如1次未见效，可继续敷1或2次。

陈皮等回乳

【配方及用法】陈皮、莱菔子、柴胡各15克。将上药水煎分2次服，每日1剂。

花椒断乳

【配方及用法】花椒6~15克，加水400~500毫升浸泡后煎煮浓缩成250毫升，然后加入红糖（白糖效果不佳）50~100克，于断奶当天服下。日服1剂。

乳腺疾病

乳腺病是一种常见的、多发的妇女疾病，青春期以后的妇女是主要受害人群。乳腺病的致病因素比较复杂，卵巢功能、遗传因素、婚育哺乳、生活习惯、性格特点等都与乳腺病的发生有关。此病若没有得到及时而正确的治疗，很可能发生病变，对女性生命健康造成威胁。

鼻闻半夏治急性乳腺炎

【配方及用法】半夏6克，大葱根7个。共捣烂如泥，分7份，用纸卷成筒状即成。先用手指按压健侧鼻孔，再将药筒放在患侧鼻孔闻之，如法将7份药筒闻完，一般以半小时左右为宜。

水煎当归、川芎等治急性乳腺炎

【配方及用法】当归、川芎、益母草、泽兰、苍耳子各12克。水煎，冲黄酒服。

【功效】活血、祛瘀、通络，用治乳痈初起，尚未成脓者。

全栝楼、赤芍等治急性乳腺炎

【配方及用法】全栝楼、赤芍、生甘草各30克，丝瓜络15克，水煎后加红糖适量，趁热饮服，微出汗。每日1剂。

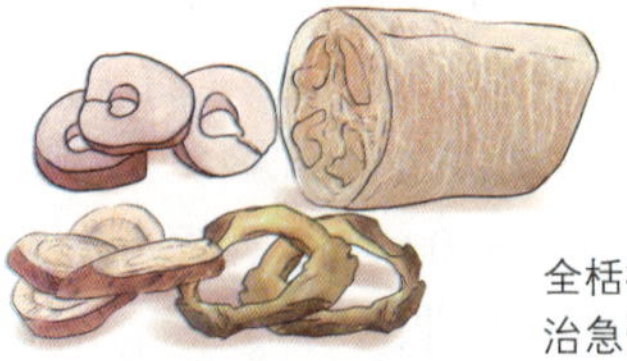

全栝楼、赤芍治急性乳腺炎

陈皮、甘草治急性乳腺炎

【配方及用法】陈皮60克，甘草8克。用砂锅水煎，每日1剂，分早、晚服。

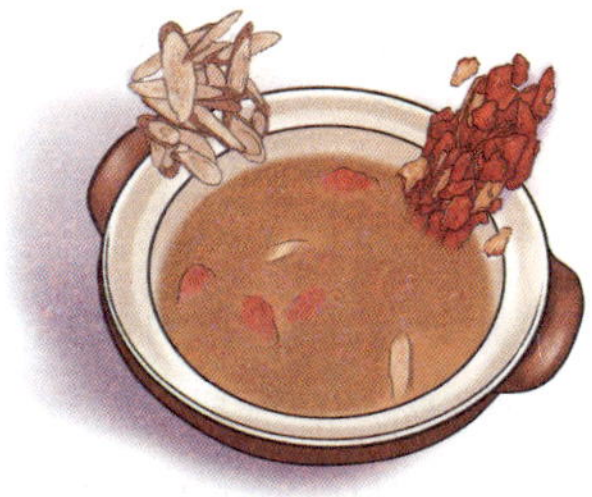

陈皮、甘草治急性乳腺炎

鲫鱼草治急性乳腺炎

【配方及用法】鲫鱼草60克，与酒捶烂榨汁，加温内服（服后食管可有热感）。第一天服2次，以后每天服1次。如病情重，可兼用药渣敷于患处。

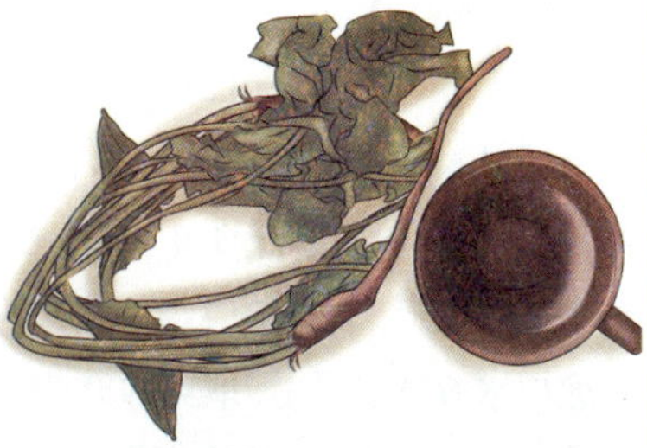

鲫鱼草治急性乳腺炎

水煎赤芍、甘草治疗急性乳腺炎

【配方及用法】赤芍50克，甘草50克，水煎，每日1剂，分2次饭后服，3天为一疗程。局部脓性分泌物较多者加黄芪30克；局部湿疹瘙痒者加地肤子20克。

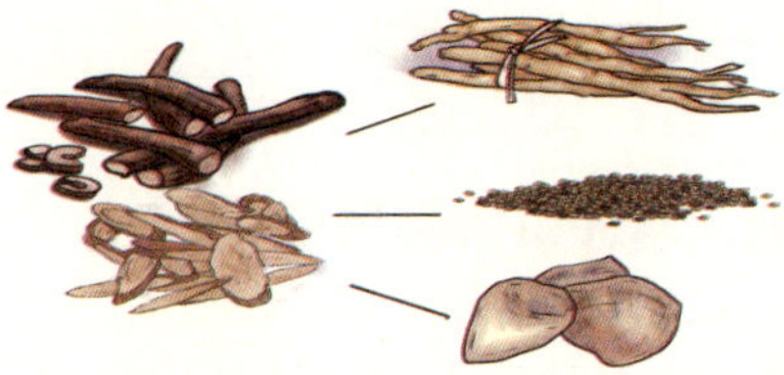

水煎赤芍、甘草治疗急性乳腺炎

威灵仙根须治急性乳腺炎

【配方及用法】鲜威灵仙根。将威灵仙平地面砍去泥土外的藤蔓，挖出长在泥土里的根须，去泥土，用冷水洗干净，切下根须约50克，用旧棉纱布包裹，以针线悬吊于内衣中，使药囊贴近乳房肿痛处即可。

【备注】本方所选为威灵仙的新鲜根须，刺激性很强，易使皮肤发红起疱。

乳香、没药等治急性乳腺炎

【配方及用法】乳香、没药、大黄、蜂房各10克，蜂蜜适量。将前四味药混合研细末，再加蜂蜜调成膏状，敷于乳房结块处，用布覆盖，胶布固定，每天换药1次。

白矾、大葱白治急性乳腺炎

【配方及用法】白矾（研末）6克，大葱白7节（根底部2厘米为一节），葱根（带须）7个。将大葱白切碎捣成泥糊，与白矾末和在一起，分成7小堆，然后将7个葱根洗净放在碗内，用沸水冲泡，待温后用葱根水送服药，分7日连续服下，服药后见汗即愈。

大青叶、双花等治乳腺炎

【配方及用法】大青叶30克，双花30克，鹿角霜（研细末）30克，米酒或白酒30毫升。水煎大青叶、双花约300毫升，去渣冲服研为细末的鹿角霜，饮米酒或白酒30毫升，盖被出微汗即愈。每日1剂，3剂为一疗程。

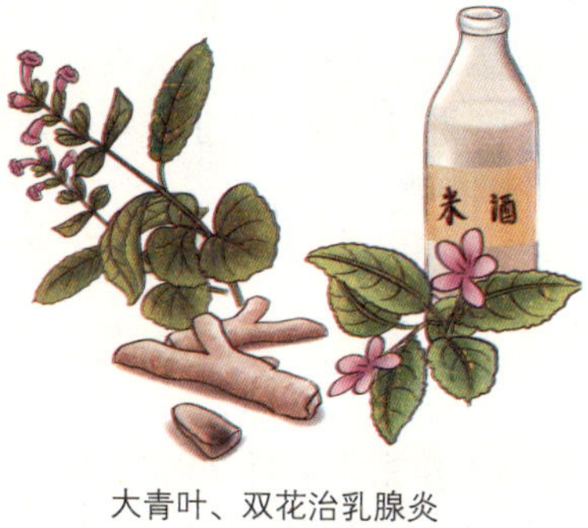

大青叶、双花治乳腺炎

酢浆草塞鼻治急性乳腺炎

【配方及用法】取鲜酢浆草（全草）洗净捣烂，搓成黄豆大小药丸，塞入患乳侧对侧鼻孔。

泥鳅、土豆外敷治乳痈

【配方及用法】土豆1个（要选用无斑点者），泥鳅1条（约有10厘米长为佳）。以上为1次量。将土豆洗净和泥鳅同时放入器皿中捣烂，捣至黏腻时，取出做成小饼（大小视病灶而定）贴敷患处，每天1次，一般2次见效。

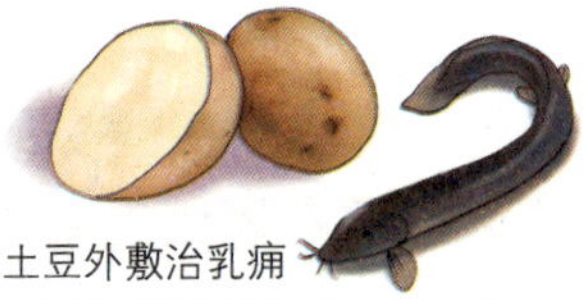

泥鳅、土豆外敷治乳痈

鹿角粉治早期乳痈

【配方及用法】取鹿角1根，以刀或锉刮取粉末，保存备用。每次取鹿角粉3~5克，清水煎沸5分钟，吞服，每日早、晚各1次。一般服用两三次即可见效。如乳痈红肿热痛较甚，可与蒲公英、天花粉、贝母、银花、连翘、地丁草等清热解毒、消肿散结药同用。

橘叶、蒲公英可化解乳痈肿毒

【配方及用法】橘叶20克，蒲公英30克，加水适量煎煮15分钟左右，撇药汁加水再煎15分钟取汁，同前药汁混合，分2次温服。

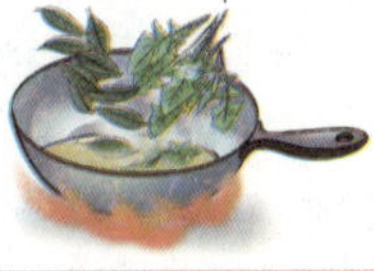

橘叶、蒲公英可化解乳痈肿毒

柴胡、浙贝母等治疗乳腺增生

【配方及用法】柴胡、杭芍、三棱、莪术、赤芍、浙贝母各12克，郁金、香附各9克，橘核、夏枯草、栝楼各15克，王不留行30克。每日1剂，水煎分2次服，连服15剂为一疗程。

【功效】疏肝理气，活血化瘀，软坚散结。适用于乳腺增生。

仙人掌外敷治乳房结块

【配方及用法】用新鲜仙人掌，除去表面的刺和绒毛，洗净，捣烂外敷，每天更换5次。

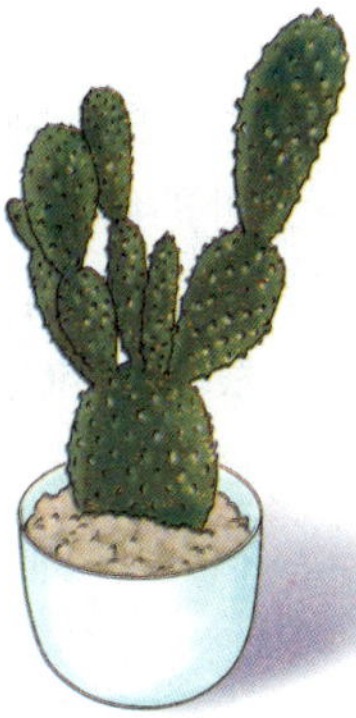

仙人掌

醋蛋液治乳腺增生

【配方及用法】将250毫升左右的食用醋（米醋用低度的，9度米醋应用水稀释）倒入铝锅内，取新鲜鸡蛋1～2个打入醋里，加水煮熟，吃蛋饮汤，1次服完。

更年期综合征

妇女从生育期向老年期过渡的一段时期出现的以自主神经功能失调为主的症候群，称为更年期综合征。患者会有月经紊乱、潮热、出汗、头痛、头晕心悸、胸闷、恶心、思想不集中、易激动、失眠、多虑、抑郁、乳房萎缩下垂、尿频、尿失禁、骨质疏松等症状。营养不良、精神情绪不稳定者及曾接受手术、放射治疗者比较容易患此病。

百合、粳米治更年期综合征

【配方及用法】百合 50 克、粳米 100 克同煮粥，加冰糖调味食用，连服 2 周。

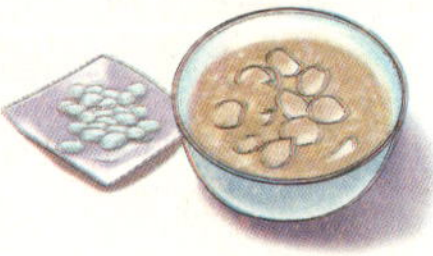

百合、粳米治更年期综合征

当归、黑芝麻等治更年期综合征

【配方及用法】当归 9 克，黑芝麻、薏苡仁各 12 克，大米 50 克，加适量水，共煮成粥食用，连服 15 ~ 30 日。

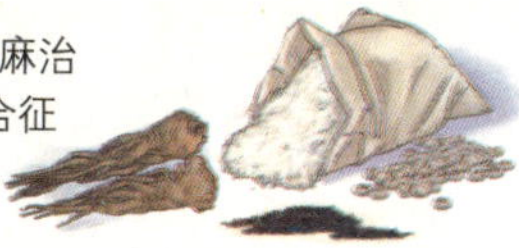

当归、黑芝麻治更年期综合征

何首乌等治更年期综合征

【配方及用法】何首乌 15 克，怀山药、山萸肉、仙茅、益母草、生地黄、熟地各 12 克，茯苓、丹皮、炒当归、炙甘草各 10 克。将上药水煎 3 次后合并药液，每日 1 剂，分 3 次服。1 周为一疗程。

浮小麦等治疗更年期综合征

【配方及用法】浮小麦 100 克，炙甘草 10 克，先将炙甘草加水煎煮取汁、备用，再用炙甘草与浮小麦、红枣同煮。先用武火煮沸，后用文火煨至浮小麦烂熟成粥状。每天早晚各空腹食 1 碗。

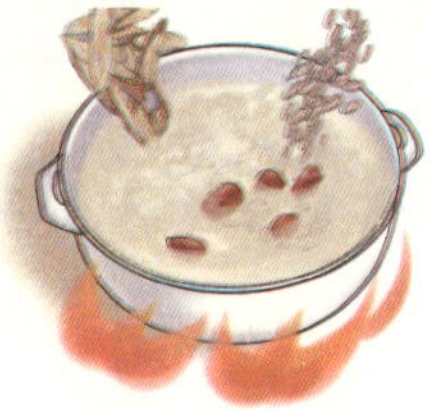

浮小麦治疗更年期综合征

牵牛花籽治疗更年期综合征

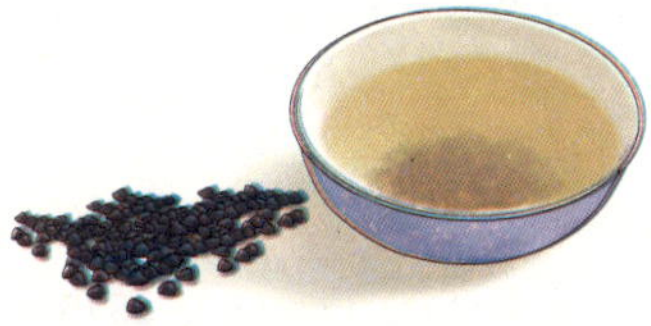

【配方及用法】每天用 10 粒牵牛花籽压碎，泡热水饮用。

【功效】牵牛花籽富含脂肪油、有机酸等成分，具有泻水利尿之效，可用于治疗水肿腹胀、大小便不利等症。

附录一：中草药基础知识

《本草纲目》

· 明朝医药学家李时珍为纠正古代医书的错误而编写。

· 编写过程历时27年，共有52卷、约190万字。

· 载有药物1892种，其中374种是李时珍新发现的。

· 收集医方11096个，其中有8100多个是他自己拟定或收集的。

· 书中精心绘制了1160幅中药图片。

李时珍在编写《本草纲目》的时候，决定采用“以纲挈目”的体例来编写这部书，改变了原有的上、中、下三品的药物分类法，而是把药物按照矿物药、植物药、动物药划分。矿物药又分为金部、玉部、石部、卤部四部。植物药则根据植物的性能、形态及其生长的环境，分为草部、谷部、菜部、果部、木部五部；草部又分为山草、芳草、隰草、毒草、水草、蔓草、石草等小类。动物从低级到高级排列为虫部、鳞部、介部、禽部、兽部、人部等六部。还有服器部。

中医有“虚则补之，实则泻之；热则寒之，寒则热之”的说法，讲的是不同病症有不同的用药方法，药物本身也有不同的功效。其中，“实”，指实证；“虚”，指虚证。假如肝木受心火出现肝实证，由于肝是母，心是子，依照上述治病道理，应先泻心火，这就是所谓的“泻其子”；但若出现肝木虚弱证，疗法则不同，应先补生肝的肾，这就是所谓的“补其母”。故治病应根据病症的标本、急缓应用相应的补泻方法。

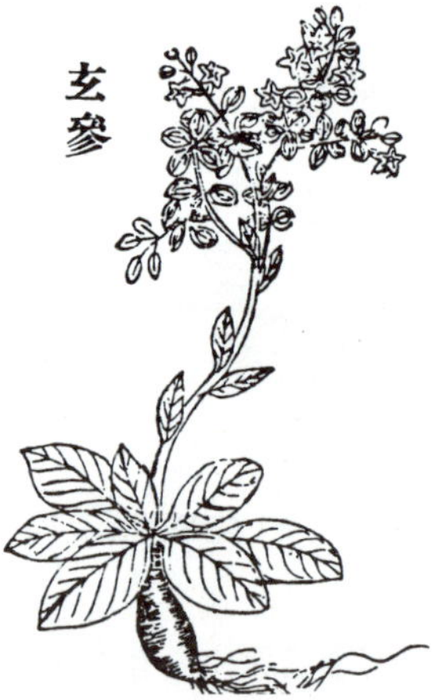

玄参：
根茎断面呈黑色，像人参，所以得名玄参。有清热凉血、养阴生津之功效。

《本草纲目》书名的由来

1578年，年届六旬的李时珍已经完成了《本草纲目》的编撰，但尚未确定书名。一天，他出诊归来，坐在桌前，一眼看到案头上摆着昨天读过的《通鉴纲目》，突然心中一动，立即提笔在书稿的封面上写下了“本草纲目”四个大字。于是这本流传于世数百年的中药巨著就叫作《本草纲目》了。

中药五味的补泻原则

中药中所谓五味，是指药物有酸、苦、甘、辛、咸五种不同的味道，它们的治疗效果也不相同。

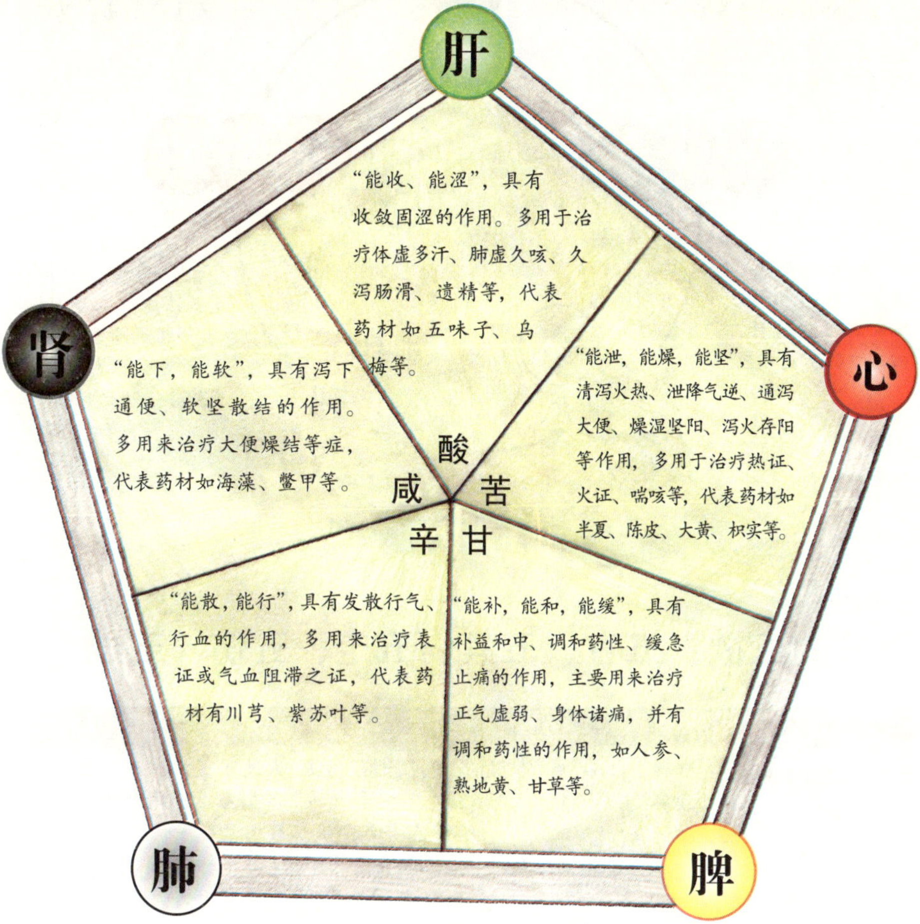

李时珍和《本草纲目》

李时珍（1518—1593）

字东璧，湖北蕲春人。李时珍祖上世代行医，他在父亲的精心教导下，成了伟大的医学家、药物学家。一生著述颇丰，除《本草纲目》外，还著有《奇经八脉考》《濒湖脉学》《五脏图论》等十部著作。

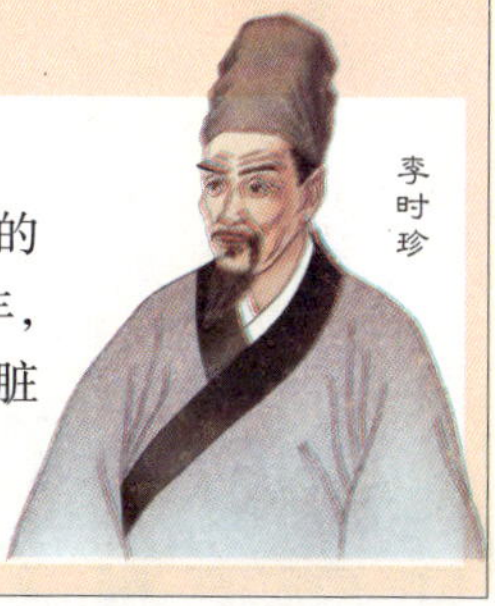

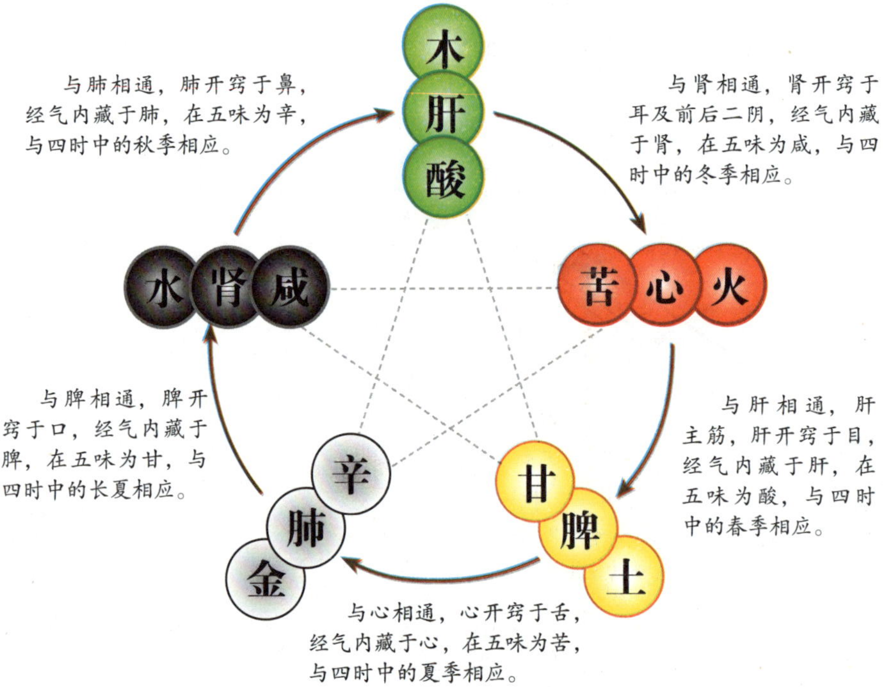

五味的五欲、五宜、五禁、五走、五伤、五过

五味	五宜	五禁	五走、五伤	五过
肝欲酸 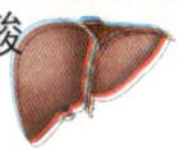	青色宜酸，肝病宜食麻、狗肉、李、韭	脾病禁酸，宜食咸，如大豆、栗	酸走筋，过酸伤筋，筋病不宜多食酸，酸令人小便不畅	味过于酸，肝气去滋养，脾气乃绝，因此肉坚厚、皱缩且唇裂
心欲苦 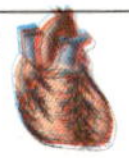	赤色宜苦，心病宜食小麦、羊肉、杏	肺病禁苦，宜食甜，如小麦、羊肉、杏	苦走骨，过苦伤气，骨病不宜多食苦，多食令人呕吐	味过于苦，脾气不能润泽，胃气便胀满留滞，因此皮肤枯槁而毛发脱落
脾欲甘 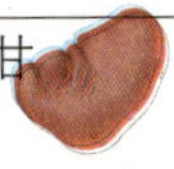	黄色宜甘，脾病宜食粳米、牛肉、枣	肾病禁甘，宜食辛，如黄黍、鸡肉、桃	甘走肉，过甘伤肉，肉病不宜多食甘，多食令人心中烦闷	味过于甘，令心气喘满，脸色黑，肾气不平，胃痛而毛发脱落
肺欲辛 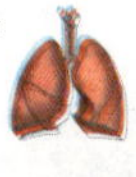	白色宜辛，肺病宜食黄黍、鸡肉、桃	肝病禁辛，宜食甘，如粳米、牛肉、枣	辛走气，辛伤皮毛，气病不宜多食辛，多食令人辣心	味过于辛，筋脉阻绝，则精神耗伤，筋急而手足干枯
肾欲咸 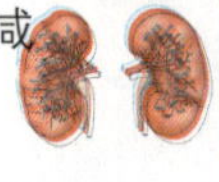	黑色宜咸，肾病宜食黑豆、黄卷、栗、桑葚	心病禁咸，宜食酸，如麻、狗肉、李	咸走血，过咸伤血，血病不宜多食咸，多食令人渴	味过于咸，大骨之气劳伤，肌肉瘦削萎缩，心气抑郁不舒，血脉凝涩而变色

气味阴阳，了解中药的第一步

宋元时期，北方名医李杲对药物的气味、阴阳做了进一步的阐述。他认为，味薄者能通利，如酸、苦、咸、温这些性味；味厚者能下泻，如咸、苦、酸、寒等性味；气厚者能发热，如辛、甘、温、热等性味；气薄者能使人冒汗及通利小便，如甘、淡、温、凉等性味。《素问·六节脏象论》中说："天食人以五气，地食人以五味。"五气由鼻吸入，藏于心、肺，使得面部五色明润光泽、音声能辨；五味则由口进入，藏于肠胃，以养五气（此指人类内在的气），气和而生，形成津液，滋润五脏，补精益髓，所以神气旺盛。故形体瘦弱者用气厚的药食温养，精血不足者用味厚的药食补益。后天营养充足，心神才能自然而生。

根据古书记载，五味是五脏精气之本，对五脏各有其利。远古名医岐伯表示：木气生酸味，火气生苦味，土气生甘味，金气生辛味，水气生咸味。而辛味主散，酸味主收，甘味主缓，苦味主坚，咸味主软。药物可以祛邪，五谷为给养，五果为辅助，五畜为增益，五菜为补充，故气味相合而服用，能达到补精益气的效果。此外，根据四季、五脏的不同，五味也会有所差异，且要与病症相配合才适宜。

五味是根本，故五脏精气受其影响。岐伯曾说："五味入胃，各归所喜。酸先入肝，苦先入心，甘先入脾，辛先入肺，咸先入肾。然而，若长期多食便会增加脏气，最后造成人体负担，容易短命早死。"因此，五味太过会损伤五脏精气。只有五味调和得当，才能使骨正筋柔，气血流畅，肌理致密，精养骨气，进而达到延年益寿之目的。

五味的宜忌

五味之气生成阴精，阴精又靠气化生成。五味太过会损伤形体，元气太过则耗损阴精。阴精能化生人体的元气，饮食五味太过又耗伤人体的元气。脏腑对五味的需求、适合性味、禁忌、过度食用所造成的不良影响等，可分别用五欲、五宜、五禁、五走、五伤、五过来解释。

气味阴阳

"气味阴阳"是指药物的四气、五味和升降浮沉的阴阳属性。药有温、凉、寒、热之气，辛、甘、酸、苦、咸之味，还有升、降、浮、沉之别，厚、薄、阴、阳之间的不同。其中，四气的热、温属阳，寒、凉属阴。五味里的辛、甘属阳，酸、苦、咸属阴。升、浮属阳，沉、降属阴。

麻黄

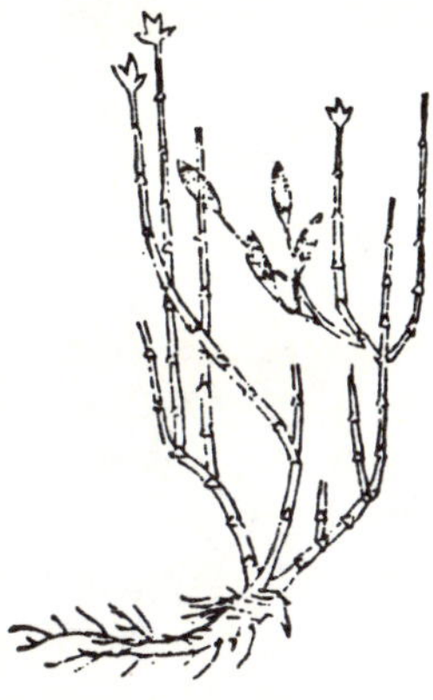

麻黄：
根皮黄赤色，长一尺，生于晋地及河东。据说因其味麻，色黄，故名麻黄。

升降浮沉，用药须顺应四时

升降浮沉

升降浮沉是指中药作用于人体的四种趋向。其中，升是指提升、上升，降是指下降、降逆，沉是指内行泄利，浮是指外行发散。解表、散寒、升阳的中药，其药性均属升浮，并具有上行向外作用；清热、泻下、利水、收敛、降逆的中药，其药性属沉降，并具有下行、向里作用。

一般来说，药物的作用趋向可分升、降、浮、沉。而药物可分升浮药与沉降药，前者上行而向外，具有升阳、发表、散寒等功效；后者下行而向内，具有潜阳、降逆、收敛、清热、渗湿、泻下的功效。凡阳性药物之气属于温热、味用于辛甘者，多有升浮作用，如麻黄、桂枝；而阴性药物之气属于寒凉、味用于苦酸者，多有沉降作用，如大黄、芒硝。

李时珍认为，酸、咸二味没有升的作用，甘、辛二味没有降的作用，寒无浮的作用，热无沉的作用，这是由各自的性质所决定的。治疗上升的病症，用气味咸寒的药物引之，就能使其沉而直达肚脐以下至骨盆的器官，包含肾、小肠、大肠、肝、膀胱等；治疗沉降的病症，用酒引之，就能使其上浮至头顶。此外，亦有药物同时具备升降的特性，例如根主升而梢主降，生主散而熟主降。升降虽是药物的固有属性，但也会因人们症状不同导致药物的使用部位与炮制有异。

金代医家李杲表示："药物的升、降、浮、沉、化可出现生、收、长、藏、成的反应，故服药应与四季相配合。"由于春季主升、夏季主浮、秋季主收、冬季主藏，土居中主化，所以味薄者升而生，气薄者降而收，气厚者浮而长，味厚者沉而藏，气平者化而成。如果人们补之以辛、甘、温、热以及气味薄者，就能助春夏之升浮，也是泻秋冬收藏的药物。如果补之以酸、苦、咸、寒以及气味厚的，就能助秋冬之降沉，也是泻春夏生长的药物。

前胡

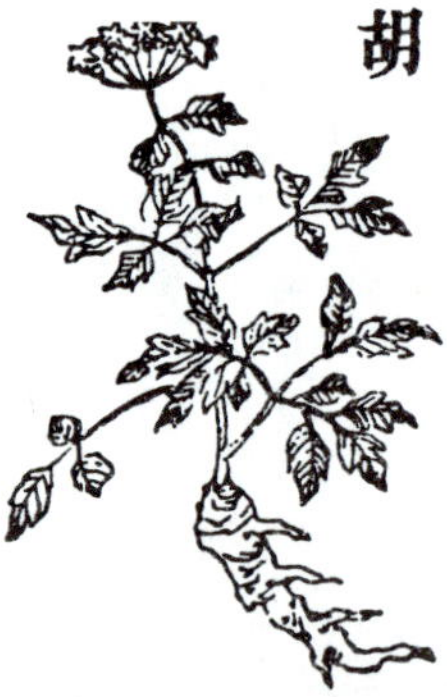

前胡：
苗高二尺，色似斜蒿，叶如野菊而细瘦，秋月开黪白花，其根皮黑肉白，有香气。

春夏秋冬的用药之法

春季宜加辛温之药，如薄荷、荆芥，以顺应春季上升之气；夏季宜加辛热之药，如香薷、生姜，以顺应夏季浮动之气；长夏季节宜加甘苦、辛温之药，如人参、白术、苍术、黄柏，以顺应化成之气；秋季宜加酸温之药，如芍药、乌梅，以顺应秋季下降之气；冬季宜加苦寒之药，如黄芩、知母，以顺应冬季沉郁之气，以此规律顺时气而养天和。

中药的升降浮沉

	升	浮	沉	降
本义	指上升、提升	指外行发散	指内行泄利	指下降、降逆
性味	凡是温性、热性及味辛、味甘的中药，大多为升浮性中药		凡是凉性、寒性及苦味、酸味、咸味的中药，大多为沉降性中药	
功效	具有解表、散寒、升阳作用的中药，均药性升浮，并具有上行向外的作用		具有清热、泻下、利水、收敛、降逆作用的中药，药性都属于沉降并具有下行向内的作用	
对症	病势下陷的，应使用药性升浮的药物		病势逆上的，应使用药性沉降的药物	

四季的用药选择

《神农本草经》中记载："四时用药要先顺应时令，不能杀伐天地间的祥和之气，故药物的升、降、浮、沉要顺应其气。"

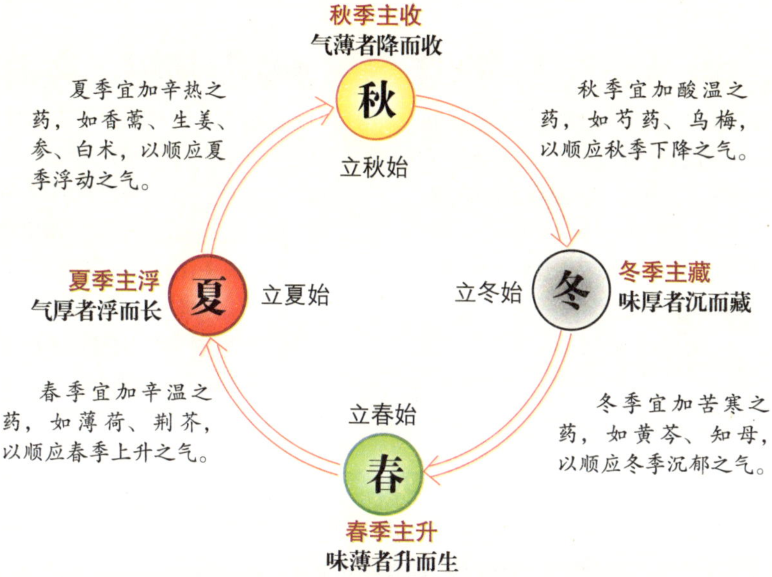
秋季主收
气薄者降而收
秋
立秋始
夏季宜加辛热之药，如香薷、生姜、参、白术，以顺应夏季浮动之气。
秋季宜加酸温之药，如芍药、乌梅，以顺应秋季下降之气。
夏季主浮
气厚者浮而长
夏
立夏始
立冬始
冬
冬季主藏
味厚者沉而藏
春季宜加辛温之药，如薄荷、荆芥，以顺应春季上升之气。
冬季宜加苦寒之药，如黄芩、知母，以顺应冬季沉郁之气。
立春始
春
春季主升
味薄者升而生

影响药性的因素

影响药性升降浮沉的主要因素是炮制和配伍。例如，药物用酒炒则升，用姜汁炒则散，用醋炒则收敛，用盐水炒则下行。在复方配伍中，药性升浮的药物在和较多药性沉降的药配伍时，其升浮之性会受到一定的制约。反之，药性沉降的药物也会受到较多的升浮属性的药物的制约。

煎煮服用小常识

煎药给药法在中医历史上得到了最广泛的应用，它已有两千多年的历史。煎药的目的，是把药物中的有效成分，经过物理、化学作用（如溶解、扩散、渗透和脱吸附等）转入汤里。煎煮药材时，其用具、水质、温度、时间和次数都有一定的规矩和讲究。

用具

中药汤剂的质量与煎药的器具有着密切关系。目前，以砂锅煎煮的质量为最好，砂锅的材质稳定，不会与药物成分发生化学反应，这是使用铁锅或铜锅做不到的。此外，也可以用陶瓷锅、不锈钢锅和玻璃容器等。

用水

煎药首先要注意的是水质，现在多用自来水，甚至山泉水来熬药，其实，只要水质洁净就可以了。在煎药之前，要先把水放到至少没过药物，然后依药材药性的不同再调整水量。不要用矿泉水来熬煮中药,因为矿泉水硬度较高,会减低中药药效。

时间

由于药性不同，煎煮的时间也长短不一。一般的药用文火煎 30 分钟左右就可以了，发汗药、挥发性药（如感冒药）只需要煎煮 20 分钟（在水沸腾后，再煮 5 分钟左右）即可，避免药效挥发散去。有些有毒性的药物要先煎 20~30 分钟，让它的毒性减低。如果是矿物类的药物，就要先打碎再煎。

次数

中药汤剂，每剂一般需煎两次，第一次的药液称“头汁”,第二次称“二汁”,两次的药汁要去渣混合之后再平分，分数次服用，这样可以让药汁的浓度相同，保障药效。煎头汁前，水应浸没药材 2~3 厘米；而煎二汁时，水量可适当减少一些。此外,针对较难煎出有效成分的药材，则需煎 3 次才能析出药效。

火候

煎药时的温度是使药材能析出有效成分的重要因素。煎药前，先用冷水将中药浸泡 15 分钟，药性可以渗透进入水中。先以大火煮沸之后，再转成中火或小火熬，这样可以让药物的有效成分慢慢析出，药性也不会被破坏。煎药时不要常常打开锅盖察看，以避免有效成分流失。花叶类的药材可以直接用热水冲泡，但是其他药材还是需要先煎煮,否则难以解析出药材的药性。依据药性的不同,火候还要随之调整,有芳香的药物要用武火急煎，煮沸一两次就可以服用；质地厚重、不容易煮出汁的根茎类药物，要用文火久煎。

“十八反”和“十九畏”

某些药物合用会产生剧烈的毒副作用或降低和破坏药效，因而应该避免配合应用。目前，医药界共同认可的配伍禁忌，有“十八反”和“十九畏”。

十八反歌谣

本草明言十八反，

半楼贝蔹及攻乌。

藻戟遂芫俱战草，

诸参辛芍叛藜芦。

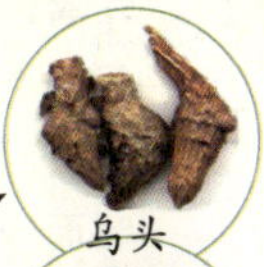

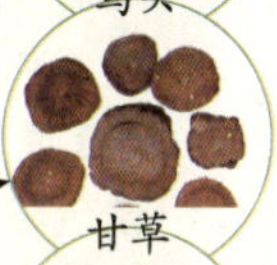

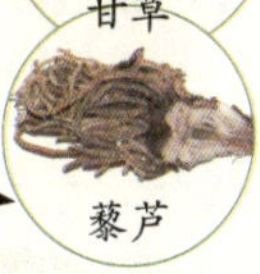

十八反

乌头与半夏、栝楼、川贝母、白蔹、白及相反。

甘草与海藻、大戟、甘遂、芫花相反。

藜芦与人参、丹参、玄参、南沙参、苦参、细辛、芍药相反。

十九畏歌谣	十九畏
硫黄原是火中精，朴硝一见便相争。	硫黄畏朴硝
水银莫与砒霜见，狼毒最怕密陀僧。	水银畏砒霜，狼毒畏密陀僧
巴豆性烈最为上，偏与牵牛不顺情。	巴豆畏牵牛
丁香莫与郁金见，牙硝难合京三棱。	丁香畏郁金，牙硝畏三棱
川乌草乌不顺犀，人参最怕五灵脂。	川乌、草乌畏犀角，人参畏五灵脂
官桂善能调冷气，若逢石脂便相欺。	官桂畏石脂。
大凡修合看顺逆，炮爁炙煿莫相依。	

服药中的饮食禁忌

服用清内热的中药，不宜食用热性食物。
服温中类药治疗“寒证”，应禁食生冷食物。
甘草、黄连、桔梗、乌梅忌猪肉。
薄荷忌鳖肉；茯苓忌醋。
鳖鱼忌苋菜。
鸡肉忌黄鳝。
蜂蜜反生葱。
天冬忌鲤鱼。
荆芥忌鱼、蟹、驴肉。
白术忌大蒜、桃、李等。

附录二：矿物药和动物药

紫石英
金石部/玉类

《名医别录》载：紫石英产于泰山山谷，随时可采。颜色淡紫，质地莹澈，大小不一，都呈五棱形，两头如箭镞。煮水饮用，暖而无毒。

英石紫

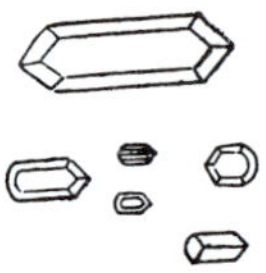

【医家名论】李时珍说：按《太平御览》所说，从大岘到泰山，都产紫石英。泰山产的，甚是奇物。平氏阳山县产的，色深，特别好。乌程县北垄土所出的，光明但小黑。东莞爆山所出产的，以前用来进贡。江夏矾山也产紫石英。永嘉固陶村小山所出的，芒角很好，但成色小而薄。

[修治]李时珍说：凡入丸散，用火煅醋淬七次，碾成末用水飞过，晒干后入药。

［性味］味甘，性温，无毒。

徐之才说：与长石相使。畏扁青、附子。恶鮀甲、黄连、麦句姜。得茯苓、人参，治疗心中结气。得天雄、菖蒲，治疗霍乱。

李时珍说：服食紫石英后，如乍寒乍热，饮酒良。

［主治］治心腹咳逆邪气，补不足，女子风寒在子宫，绝孕十年无子。久服温中，轻身延年。(出自《神农本草经》)

治疗上气心腹痛、寒热邪气结气，补心气不足，定惊悸，安魂魄，填下焦，止消渴，除胃中久寒，散痈肿，令人悦泽。（出自《名医别录》）

养肺气，治惊痫，蚀脓。（甄权）

【发明】王好古说：紫石英入手少阴、足厥阴经。

李时珍说：紫石英，是入于手少阴、足厥阴经的血分药。上能镇心，取重能去怯；下能益肝，取湿能去枯。心主血，肝藏血，其性暖而补，所以心神不安、肝血不足，以及女子血海虚寒不孕的病症适宜使用。《名医别录》说其补心气，甄权说其养肺，都没有分清气阳、血阴、营卫的区别。只有《神农本草经》中所说的各种病症，才是正确的。

丹砂
金石部/石类

又名朱砂。丹是石头的名字，后人以丹为朱色之名，所以又称朱砂。

砂丹

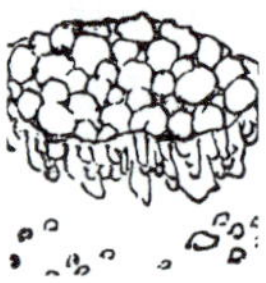

【医家名论】李时珍说：丹砂中以辰砂、锦砂最好。麻阳也就是古时的锦州一带。品质最好的是箭镞砂，结不实的为肺砂，细碎的为末砂。颜色紫不染纸的为旧坑砂，都是上品；色鲜艳能染纸的，为新坑砂，质量差些。苏颂、陈承所谓阶州砂、金砂、商州砂，其实是陶弘景所说的武都雄黄，不是丹砂。

［性味］味甘，性微寒，无毒。

李时珍说：丹砂，《名医别录》中说无毒，岐伯、甄权等说有毒，似乎矛盾。其实，按何孟春《余冬录》所说，丹砂性寒而无毒，入火则就热而产生剧毒，服后会死人，药性随火煅而改变。丹砂之所以畏磁石、碱水，是因为水能克火。

［主治］治身体五脏百病，养精神，安定

魂魄，益气明目，祛除毒邪。能升华成汞。（出自《神农本草经》）

通血脉，止烦满消渴，增益精神，悦润颜面，除中恶、腹痛、毒气疥瘘诸疮。（出自《名医别录》）

镇心，治结核、抽风。（甄权）

润心肺，治痂疮、息肉，可做成外敷药。（出自《日华子本草》）

治惊痫，解胎毒、痘毒，驱疟邪，发汗。（李时珍）

【发明】李时珍说：丹砂生于南方，禀受离火之气而成，体阳而性阴，所以其外呈现红色而内含真汞。其药性不热而寒，是因离火之中有水。其药味不苦而甘，是因离火之中有土。正因如此，它与远志、龙骨等药配伍，可以保养心气；与当归、丹参等药配伍，则养心血；与枸杞、地黄等药配伍，养肾；与厚朴、川椒等药配伍，养脾；与天南星、川乌等药配伍，可以祛风。除上述功效外，丹砂还可以明目、安胎、解毒、发汗，随着与其配伍的佐药、使药不同而获得相应疗效。

【实用妙方】

1.小儿惊热，夜卧多啼：取朱砂半两、牛黄一分，共研细末。每次服一字，用犀角磨水送下。

2.急惊搐搦：用丹砂半两，一两重的天南星一个，炮制到开裂后用酒浸泡，再用大蝎三个，共研细末，每次服一字，用薄荷汤送服。

滑石

金石部/石类

又名画石、液石、脱石、冷石、番石、共石。叫画石，是因其软滑，可以绘画。

滑石

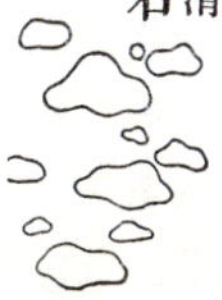

【医家名论】李时珍说：滑石，广西桂林各地以及瑶族居住地区的山洞皆有出产，这些地方即古代的始安。滑石有白、黑两种，功效相似。山东蓬莱桂府村出产的滑石品质最好，故处方上常写桂府滑石，与桂林出产的齐名。现在的人们用来刻图书，但不怎么坚牢。滑石之根为不灰木，滑石中有光明黄子的是石脑芝。

［性味］味甘，性寒，无毒。

《名医别录》载：大寒。

徐之才说：与石韦相使，恶曾青，制雄黄。

［主治］主身热泄痢，妇女乳汁分泌困难，癃闭，利小便，荡涤胃中积聚寒热，益精气。（出自《神农本草经》）

能通利九窍六腑津液，去滞留、郁结，止渴，令人利中。（出自《名医别录》）

燥湿，分利水道而坚实大肠粪便，解饮食毒，行积滞，逐凝血，解燥渴，补益脾胃，降心火，为治疗石淋的要药。（朱震亨）

疗黄疸、水肿、脚气，吐血衄血，金疮出血及诸疮肿毒。（李时珍）

【发明】李时珍说：滑石能利窍，不独利小便。上能利毛发腠理之孔窍，下能利精、尿之孔窍。其味甘淡，先入于胃，渗走经络，游溢津气，上输于肺，下通膀胱。肺主皮毛。为水之上源，膀胱主司津液，经气化可利出。故滑石上能发表，下利水道，为荡热燥湿之药。发表是荡涤上中之热，利水道是荡涤中下之热；发表是燥上中之湿，利水道是燥中下之湿。热散则三焦安宁，表里调和，湿去则阑门通（大小肠交界处），阴阳平利。刘河间用益元散，通治上下诸病，就是此意，只是没有说明确而已。

【实用妙方】

1.益元散，又名天水散、太白散、六一散：用白滑石六两（水飞过），粉甘草一两（炙），研细末，用蜂蜜少许，温水调和后服下，每次服三钱。实热病者用新汲水下，通利用葱豉汤下，通乳用猪肉面汤调下。

2.膈上烦热：滑石二两捣细，水三大盏，煎成二盏，去滓，加入粳米煮粥食。

阳起石

金石部/石类

又名羊起石、白石、石生。李时珍说，此药是以其功能命名。

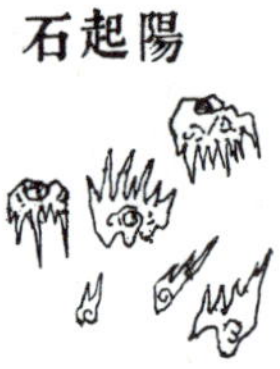

【医家名论】李时珍说：现在以色白晶莹如狼牙者为好，挟有杂质者不佳。王建平《典术》上说，黄白而红质者为佳，为云母的根。《庚辛玉册》记载，阳起石为阳性石。齐州拣金山出的为佳，其尖似箭镞的药力强，如狗牙的药力差，如将其放在大雪中，积雪迅速消失的为正品。

[修治]《日华子本草》记载：凡入药，将其煅烧后以水淬用，色凝白的最好。

李时珍说：凡用阳起石，将其置火中煅赤，酒淬七次，研细水飞，晒干用。也可用烧酒浸透，同樟脑入罐升炼，取粉用。

[性味]味咸，性微温，无毒。

《吴普本草》载：神农、扁鹊说，味酸，无毒；桐君、雷、岐伯认为，味咸，无毒。李当之谓性小寒。

甄权说：味甘，性平。

徐之才说：与桑螵蛸相使。恶泽泻、肉桂、雷丸、石葵、蛇蜕皮，畏菟丝子，忌羊血，不入汤剂。

[主治]治崩中漏下，破子宫瘀血、症瘕结气，止寒热腹痛，治不孕、阳痿不起，补不足。（出自《神农本草经》）

疗男子茎头寒、阴下湿痒，去臭汗、消水肿。（出自《名医别录》）

补肾气精乏，治腰疼膝冷湿痹、子宫久冷、寒冷症瘕、月经不调。（甄权）

治带下、温疫、冷气，补五劳七伤。（出自《日华子本草》）

补命门不足。（王好古）

消散各种热肿。（李时珍）

【发明】寇宗奭说：男女下部虚冷，肾气乏绝，子宫久寒者，将药物水飞后服用。凡是石类药物冷热都有毒，应斟酌使用。

李时珍说：阳起石是右肾命门气分的药，下焦虚寒者适宜使用，然而不能久服。

【实用妙方】

1.丹毒肿痒：用阳起石煅后研细，清水调搽。

2. 元气虚寒，表现为滑精，精滑不禁，大便溏泄，手足常冷：用阳起石煅后研细，加钟乳粉等份，再加酒煮过的附子末，调一点面粉把药合成如梧桐子大的丸子。每服50丸，空腹用米汤送下，直至病愈为止。

雄黄

金石部/石类

又名黄金石、石黄、熏黄。石黄中精明耀灿的为雄黄，外面色黑的为熏黄。

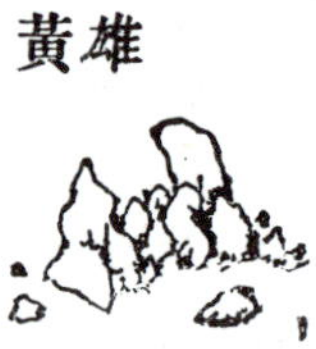

【医家名论】武都水窟所产的雄黄，北方人拿来充丹砂，但研细末后色呈黄。据《丹房镜源》载：雄黄千年可化为黄金。武都所产的质量最佳，西北各地稍次。磁铁色的质量好，鸡冠色的质量稍次。

[性味]味苦，性平、寒，有毒。

[主治]治恶寒发热及淋巴结瘘管、恶疮，疽、痔腐肉不去，除各种邪气、虫毒，胜过五兵。（出自《神农本草经》）

疗疥虫疮、目痛、鼻中息肉以及绝筋破骨。治全身关节疼痛，积聚癖气，中恶、腹痛、鬼疰，解诸蛇、虺毒及藜芦毒，使人颜面润泽。（出自《名医别录》）

主疥癣风邪，祛山岚瘴气，治疗癫痫及一切虫兽伤。（出自《日华子本草》）

能搜肝气，泻肝风，消涎积。（王好古）

治疗寒热疟疾、伏暑泄痢、饮酒成癖、惊痫、头风眩晕，化腹中瘀血，驱杀痨虫疳虫。（李时珍）

【发明】李时珍说：雄黄是治疮解毒的要药，入肝经气分，故肝风、肝气、惊痫痰涎、头痛眩晕、暑疟泻痢积聚等病症，用它有良效，还能化血为水。但是方士炼制雄黄服食，并夸大它的作用，因此中雄黄毒的人也很多。

【实用妙方】

1.伤寒咳逆，服药没有效果：用雄黄二钱，酒一盏，煎至七分，让患者乘热嗅其气，可止。

2.食物中毒：用雄黄、青黛，等份研为末，每服二钱，新汲水送下。

3.百虫入耳：烧雄黄熏耳内，虫自出。

石膏

金石部/石类

又名细理石、寒水石。因石膏的纹理细密，所以叫细理石。它的药性大寒如水，故名寒水石，与凝水石同名异物。

膏石

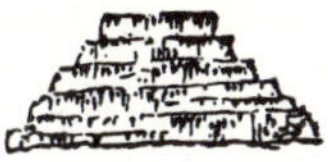

【医家名论】李时珍说：石膏有软、硬二种。软石膏体积大，成很大的块生于石中，一层层像压扁的米糕，每层厚数寸，有红、白两种颜色，红色的不可以服，白色的洁净，纹理短密像束针。还有一种明洁、色略呈微青、纹理长细如白丝的，叫理石。与软石膏是一物二种。捣碎以后形状颜色和前一种一样，不好分辨。硬石膏呈块状，纹理直、起棱，像马齿一样坚白，敲击后一段段横向分开，光亮如云母、白石英，烧后裂散但不能成粉状。自陶弘景、苏敬、大明、雷、苏颂、阎孝忠都以硬的为石膏，软的为寒水石，到朱震亨才开始断定软的为石膏，且后人使用后也得以验证，长时间的疑惑才弄明白，那就是前人所称的寒水石，即软石膏，所称的硬石膏为长石。石膏、理石、长石、方解石四种，性气都寒，都能去大热气结，不同的是石膏又能解肌发汗。理石即石膏之类，长石即方解石之类，都可代用。现在人们用石膏点制豆腐，这是前人所不知道的。

[性味]味辛，性微寒，无毒。

[主治]治中风恶寒发热、心下逆气、惊悸、喘促、口干舌焦不能休息、腹中坚硬疼痛、产乳金疮。（出自《神农本草经》）

除时气头痛身热，三焦大热，皮肤热，肠胃中结气，解肌发汗，止消渴烦逆，腹胀暴气，喘息咽热，也可煎汤洗浴。（出自《名医别录》）

治伤寒头痛如裂，高热不退，皮肤如火烤。与葱同煎代茶饮，去头痛。（甄权）

治疗流行性热狂，头风眩晕，下乳汁。用它揩齿，有益牙齿。（出自《日华子本草》）

除胃热肺热，消散阴邪，缓脾益气。（李杲）

止阳明经头痛，发热恶寒、午后潮热、大渴引饮、中暑潮热、牙痛。（张元素）

【发明】成无己说：风属阳邪，寒属阴邪。风喜伤阳，寒喜伤阴，营卫阴阳，为风寒所伤，则不是单单轻剂所能发散的，必须轻剂、重剂合用而散邪，才使阴阳之邪俱祛，营卫之气调和。所以，用大青龙汤，汤中以石膏为使药。石膏是重剂，而又专达肌表。又说：热淫所胜，佐以苦甘。知母、石膏之苦甘，可以散热。

【实用妙方】

1.流鼻血，头痛，心烦：用石膏、牡蛎各一两，研细。每服二钱，新汲水送下。同时用水调少量药滴鼻内。

2.小儿丹毒：用石膏粉一两调水涂搽。

3.热盛喘嗽：用石膏二两、炙甘草半两，共研为末，每次服三钱，用生姜蜜汤送下。

凝水石

金石部/卤石类

又名白水石、寒水石、凌水石、盐精石、泥精、盐枕、盐根。石膏也有寒水的名字，但与此不同。

石水凝

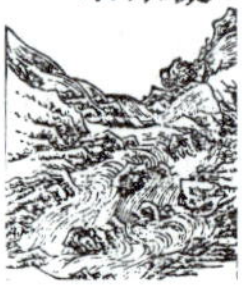

【医家名论】李时珍说：凝水也就是盐精石，一名泥精，过去的人叫它盐枕，现在的人叫它盐根。生长在卤地积盐的下面，精华之液渗入土中，天长日久凝结成石，大块有齿棱，如同马牙硝，清莹如水晶，也有带青黑色的，到了暑季就会回潮，在水中浸久即溶化。陶氏注释戎盐，说盐池泥中自然有凝盐，如同石片，打破后都呈方形，且颜色青黑的，就是这种。苏颂注释玄精石，说解池有盐精石，味更咸苦，是玄精之类。

[性味] 味辛，性寒，无毒。

徐之才说：能解巴豆毒，畏地榆。

独孤滔说：制丹砂，伏玄精。

[主治] 治身热，腹中积聚邪气，皮中如火烧，烦满，煎水饮用。（出自《神农本草经》）

除时气热盛，五脏伏热，胃中热，止渴，消水肿，小腹痹。（出自《名医别录》）

治小便白、内痹，凉血降火，止牙疼，坚牙明目。（李时珍）

【发明】李时珍说：凝水石秉承积阴之气而成，其气大寒，其味辛咸，入肾经，有活血除热的功效，与各种盐相同。古代方药中所用的寒水石就是此石。唐宋时各种方药中所用的寒水石是石膏，近代方药中用的寒水石则是长石、方解石，都附在各条文之下，使用时要详细了解。

【实用妙方】

1. 男女转脬，小便困难：用凝水石二两、滑石一两、葵子一合，共研为末，加水一斗，煮成五升，每服一升。

2. 牙龈出血，有洞：用凝水石粉三两、朱砂二钱，甘草、脑子各一字，共研为末，干掺。

食盐

金石部/卤石类

又名鹾（音醝）。东方称它为斥，西方称它为卤，河东称它为咸。《神农本草经》中的大盐，就是现在的解池颗盐。《名医别录》重新出现食盐，现在合并为一。方士称盐为海砂。

【医家名论】李时珍说：盐的品种很多，海盐，取海卤煎炼而成。现在辽宁、河北、山东、两淮、闽浙、广南所出产的都是海盐。

大盐

[性味] 味甘、咸，性寒，无毒。

[主治] 肠胃热结，喘逆，胸中病，令人呕吐。（出自《神农本草经》）

解毒，凉血润燥，定痛止痒，治一切时气风热、痰饮关格等病。（李时珍）

暖助肾脏，治霍乱心痛，金疮，明目，止风泪邪气。治一切虫伤、疮肿、火灼疮，去腐，生肌。通利大小便，疗疝气，滋补五味。（出自《日华子本草》）

空心揩齿，吐水洗目，夜见小字。（甄权）

【发明】李时珍说：盐是百病之主，百病没有不用的。补肾药用盐，因咸归肾，引药气到肾脏。补心药用炒盐，因心苦虚，用咸盐补之。补脾药用炒盐，为虚则补其母，脾乃心之子。治积聚结核用盐，是因盐能软坚。许多痈疽眼目及血病的人用盐，是因咸走血。许多风热病人用盐，是寒胜热之故。大小便有病的人用盐，是盐能润下。骨病、齿病的人用盐，是肾主骨，咸入骨中。吐药用它，是盐能引水聚，收豆腐与此同义。各种蛊虫和被虫伤的人用盐，是因为它能解毒。

【实用妙方】

1.虫牙：用盐半两、皂荚两个，同烧红，研细。每夜临睡前，用来揩牙，一月后可治愈。

2.病后两胁胀痛：炒盐熨之。

3.耳鸣：用盐五升，蒸热，装在袋中，以耳枕之，袋冷则换。

蛇蜕
鳞部 / 蛇类

又名蛇皮、蛇壳、龙退、龙子衣、龙子皮、弓皮、蛇符、蛇筋。蜕音脱，又音退，即退脱的意思。

【医家名论】苏颂说：蛇蜕在南方的木石上，及人家墙屋间多有。蛇蜕皮没有固定的时候。

[修治]李时珍说：今人用蛇蜕，先用皂荚水洗净缠在竹上，或酒，或醋，或蜜浸，炙黄用。或烧存性，或用盐泥固煅，各随方法。

[性味]味咸、甘，性平，无毒。用火熬过好。

甄权说：有毒。畏磁石及酒。孕妇忌用。

[主治]主小儿惊痫、蛇痫，癫疾，弄舌摇头，寒热肠痔，蛊毒。(出自《神农本草经》)

大人五邪，言语僻越，止呕逆，明目。烧之疗各种恶疮。（出自《名医别录》）

主喉痹。（甄权）

炙用辟恶，止小儿惊悸客忤。煎汁敷疬疡，白癜风。催生。(出自《日华子本草》)

安胎。（孟诜）

辟恶去风杀虫。烧末服，治妇人吹奶，大人喉风，退目翳，消木舌。敷小儿重舌重腭，唇紧解颅，面疮月蚀，天泡疮，大人疔肿，漏疮肿毒。煮汤，洗各种恶虫伤。(李时珍)

【附方】小儿重舌、白癜风，都取蛇蜕烧灰，用醋调敷。

白花蛇
鳞部 / 蛇类

又名蕲蛇、褰鼻蛇。寇宗奭说，诸蛇的鼻都向下，只有此蛇鼻向上，背上有方胜样花纹，故得名。

【医家名论】李时珍说：花蛇，湖、蜀都有，现在只以蕲州的著名。但是，蕲州出的也不多，现在市面上出售的，都来自江南兴国州等地的山中。此蛇龙头虎口，黑质白花，胁部有二十四个方形花纹，腹部有念珠斑，口有四根长牙，尾巴上有像佛指一样的鳞甲，长一二分， 肠形如连着的珠子。蕲蛇常在石楠藤上吃花叶，人们凭此寻获它。捕捉时，先撒一把沙土，蛇就盘曲不动。再用叉来捕捉，然后将蛇用绳子挂起来，剖开腹部取出内脏等物，洗净，接着用竹片撑开，屈曲盘起捆好，炕干。生长在蕲州的蛇，即使干枯了，眼睛仍然发亮不凹陷，像活的一样，其他地方的就不是这样。

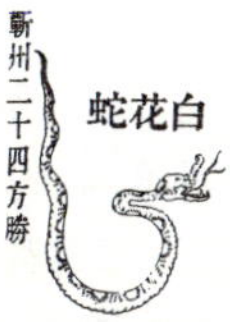

白花蛇肉

[性味]味甘、咸，性温，有毒。

李时珍说：得酒良。

[主治]治中风湿痹不仁，筋脉拘急，口眼㖞斜，半身不遂，骨节疼痛，脚软不能长久站立。突然受风邪致全身瘙痒，疥癣。（出自《开宝本草》）

治肺风鼻塞，浮风瘾疹，白癜风、疬疡斑点。（甄权）

治各种风证，破伤风，小儿风热及急慢惊风抽搐，瘰疬漏疾，杨梅疮，痘疮倒陷。（李时珍）

【发明】李时珍说：蛇为风痹惊搐、癞癣恶疮之要药。凡服蛇酒、药，切忌见风。

【实用妙方】

驱风膏，治风瘫疠风，遍身疥癣：白花蛇肉四两(酒炙)，天麻七钱半，薄荷、荆芥各二钱半，同研末，加好酒二升、蜜四两，放石器中熬成膏。每次用温汤送一盏，一天三次。服后须在暖处出汗，十日后可见效。

乌蛇
鳞部 / 蛇类

又名乌梢蛇、黑花蛇。它的背部有三条棱线，色黑如漆，尾细长，性情温和，是蛇类中入药最多的。

【医家名论】李时珍说：乌蛇有两种，一种剑脊细尾的，为上品；一种长、大而没有剑脊且尾巴较粗的，名风梢蛇，也能治风

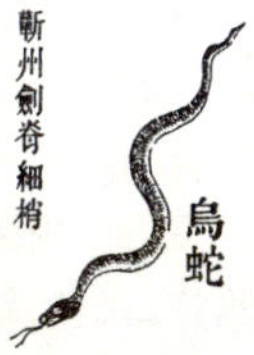

邪，但药力不及。

【药用部分】

乌蛇肉

［性味］味甘，性平，无毒。

［主治］主热毒风，皮肤生癞、眉毛胡须脱落，疥疮等。（甄权）

功效与白花蛇相同，但性善无毒。（李时珍）

乌蛇胆

［主治］治大风疠疾、木舌胀塞。（李时珍）

【实用妙方】木舌塞胀：取蛇胆一枚，焙干后研成细末，敷舌上。有涎吐去。

乌蛇皮

［主治］治风毒气、眼生翳、唇紧唇疮。（李时珍）

鳝鱼

鳞部 / 无鳞类

因为它的腹部是黄色的，所以人们又称之为黄鳝。

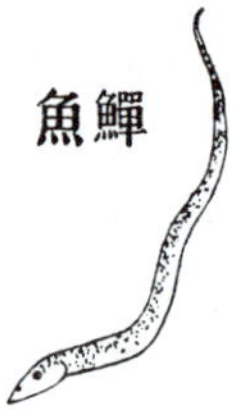

【医家名论】韩保昇说：鳝鱼生长在河边的泥洞中，像鳗鲡，但形体细长，也像蛇，但没有鳞，有青、黄两种颜色。

【药用部分】

鳝鱼肉

［性味］味甘，性大温，无毒。

［主治］补中益血，治疗有渗出的唇部湿疮。（出自《名医别录》）

补虚损。治妇人产后恶露淋漓，血气不调，消瘦，可止血，除腹中冷气肠鸣及湿痹气。（陈藏器）

善补气，妇人产后宜食。（朱震亨）

能补五脏，驱除十二经的风邪。（孟诜）

专贴一切冷漏、痔瘘、臁疮引虫。（李时珍）

鳝鱼血

［主治］用来涂疥癣及痔瘘。（陈藏器）

治疗口眼㖞斜，加少量麝香调匀，左边㖞涂右边，右边㖞涂左边，恢复正常后就洗去。又可用来涂治赤游风。（李时珍）

乌贼

鳞部 / 无鳞类

又名乌鲗、墨鱼、缆鱼。干者：名鲞。骨名：海螵蛸。它的血液是黑色的，可以用来写字，但一年后字迹会消退，不能保存。

【医家名论】李时珍说：乌贼无鳞有须，皮黑而肉白，大的像蒲扇。将它炸熟后与姜、醋同食，清脆可口。它背部的骨头名曰海螵蛸，形如樗蒲子而长，两头尖，色白，脆如通草，重重有纹，用指甲就可以将它刮成粉末，人们也将它雕刻成装饰品。

【药用部分】

肉

［性味］味酸，性平，无毒。

［主治］益气强志。（出自《名医别录》）

能益人，通经。（出自《日华子本草》）

骨（海螵蛸）

［性味］味咸，性微温，无毒。

［主治］主女子赤白漏下、闭经、阴蚀肿痛、寒热症瘕、不孕。（出自《神农本草经》）

治惊气入腹，腹痛绕脐，男子睾丸肿痛，杀虫，令人有子，又止疮多脓汁不燥。（出自《名医别录》）

能疗血崩，杀虫。（出自《日华子本草》）

炙后研末饮服，治妇人血瘕，大人小儿下痢，杀小虫。（陈藏器）

治眼中热泪，及一切浮翳，将其研末用蜜调匀点眼。（孟诜）

治女子血枯病，肝伤咳血、下血，疗疟消瘿。研成末外敷，可治小儿疳疮、痘疮臭烂、男子阴疮，水火烫伤及外伤出血。与鸡蛋黄同研成末外涂，治疗小儿重舌、鹅口疮。与槐花末同吹鼻，止鼻衄出血。与麝香同吹耳，治疗中耳炎及耳聋。（李时珍）

海马

鳞部 / 无鳞类

又名水马，属鱼虾类，状如马形，故名。

【医家名论】李时珍说：徐表《南方异物志》上载，海中有一种鱼，形状像马头，嘴下垂，有黄色，有青色。渔民捕得此鱼后，不作为食品，把它晒干，留作难产用。说的就是这种鱼。

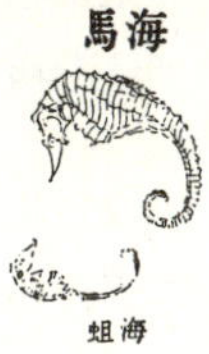

［性味］味甘，性温、平，无毒。

［主治］主难产及血气痛。（苏颂）

暖肾脏，壮阳道，消瘕块，治疗疮肿毒。（李时珍）

【发明】李时珍说：海马雌雄成对，其性温暖，有交感之义，故难产、阳虚、房中术多用它，如郎君子的功效。

【实用妙方】

海马拔毒散，治疗疮发背、恶疮有奇效：海马（炙黄）一对，龟甲（黄土炒）、朱砂、水银各一钱，雄黄三钱，龙脑、麝香各少许，同研，直至水银不见星。每以少许点疮上，一日一次，毒自拔出。

鳖

介部 / 龟鳖类

又名团鱼、神守、河伯从事，就是我们常说的甲鱼，它可以在水里生活。

【医家名论】李时珍说：鳖即甲鱼，可在水里和陆地生活，脊背隆起与肋相连，与龟同类。甲壳的边缘有肉裙。所以说，龟的肉在甲壳内；鳖的甲壳在肉里。鳖没有耳，借助眼睛来代替耳。鳖在水中时，水面上有鳖吐出的泡沫，叫鳖津。人们根据此液来捕捉它。《类从》载，扬子鳄一叫，鳖就伏着不动。鳖又惧怕蚊子，活鳖被蚊子叮咬后即死，但鳖甲可用来熏蚊。这都是事物之间的相互制约。

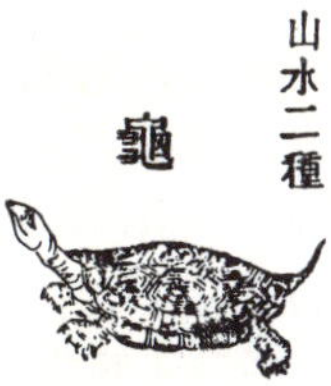

鳖甲

［性味］味咸，性平，无毒。徐之才说：恶矾石、理石。

［主治］治久疟、阴毒腹痛，食积劳伤，斑痘烦闷气喘，小儿惊痫，妇人经脉不通，难产，产后阴脱，男子阴疮石淋。还可收敛疮口。（李时珍）

治胸腹包块、积滞寒热，去痞块息肉、阴疮痔疮恶肉。（出自《神农本草经》）

疗温疟、血瘕腰痛、小儿胁下肿胀。（出自《名医别录》）

消宿食，治虚劳瘦弱，除骨热、骨节间劳热、结滞壅塞，能下气，止妇人漏下、赤白带下，能祛瘀血。（甄权）

能去血气，破恶血，堕胎，消疮肿疡痈及跌损瘀血。（出自《日华子本草》）

能补阴补气。（朱震亨）

【发明】鳖甲为厥阴肝经血分之药。龟、鳖之类，功效各有侧重。鳖色青入肝，故所主的都是疟劳寒执、经水痈肿等厥阴血分之病。秦龟色黄入脾，故所主的都是顽风湿痹等太阴血分之病。水龟色黑入肾，故所主的都是阴虚精弱、阴疟泻痢等少阴血分之病。介虫属阴类，所以都主阴经血分之病。

【实用妙方】

1.老疟劳疟：取鳖甲醋炙后研为末，用酒送服方寸匕。隔夜服一次，清早服一次，病发时服一次，加雄黄少许更有效。

2.妇人漏下：取鳖甲醋炙后研为末，清酒送服方寸匕，一天二次。

珍珠

介部 / 蛤蚌类　又名蚌珠、虫宾珠。

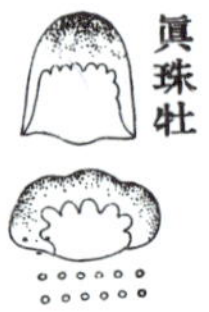

【医家名论】李珣说：珍珠出自南海，为石决明所产。蜀中西路女瓜出的是蚌蛤所产。珍珠很坚硬，要想穿孔，必须用金刚钻。

[性味] 味咸、甘，性寒，无毒。

[主治] 镇心。点目，去翳膜。涂面，让人皮肤面色好，有光泽。涂手足，去皮肤死皮。棉裹塞耳，主治耳聋。（出自《开宝本草》）

安魂魄，止遗精白浊，解痘疔毒，主难产，下死胎衣。（李时珍）

可以去翳、坠痰。（甄权）

能止泻。与知母同用，疗烦热消渴。（李珣）

除小儿惊热。（寇宗奭）

【发明】李时珍说：珍珠入厥阴肝经，所以能安魂定魄，明目治聋。

【实用妙方】

1.安神：取豆大的珍珠一粒研末，加蜂蜜调服，一天三次。

2.小儿中风，手足拘挛：珍珠末（水飞）一两、石膏末一钱，和匀。每次取一钱，加水七分煎成四分，温服，一天三次。

石决明

介部 / 蛤蚌类　又名九孔螺。壳名：千里光。李时珍说，称决明、千里光，是说它的功效；称九孔螺，是以其外形命名。

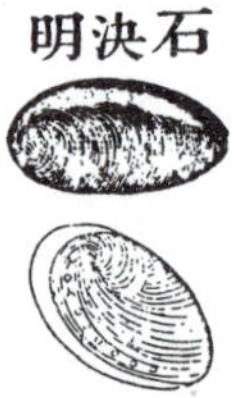

【医家名论】寇宗奭说：登州、莱州海边盛产石决明。人们采其肉或将干的石决明入菜。石决明的肉与壳都可用。

李时珍说：石决明形长如小蚌但略扁，表皮很粗，有杂乱的细孔，内部则光滑，背侧有一行整齐的小孔，像人工穿成的一样。石决明生长在石崖顶上，渔人泅水过去，乘其不备就能轻易取到。江浙人以糟决明、酒蛤蜊当作美食。

石决明壳

[性味] 味咸，性平，无毒。

寇宗奭说：石决明肉的功效与壳相同。

[主治] 治目生翳障、青盲。（出自《名医别录》）

除肝肺风热，青盲内障，骨蒸劳极。（李珣）

通五淋。（李时珍）

【实用妙方】

1.畏光：石决明、黄菊花、甘草各一钱，水煎，待冷后服。

2.青盲、雀目：石决明一两（烧存性）、苍术三两（去皮），同研末。每次取三钱，放入切开的猪肝中，将猪肝扎好，加水用砂罐煮熟，趁热熏目，待转温后，食肝饮汁。

牡蛎

介部 / 蛤蚌类　又名牡蛤、蛎蛤、古贲、蠔。一般蛤蚌类生物有胎生和卵生两种形式，牡蛎却只有雄的，没有雌的，故得牡蛎之名。叫蛎，是形容它粗大。

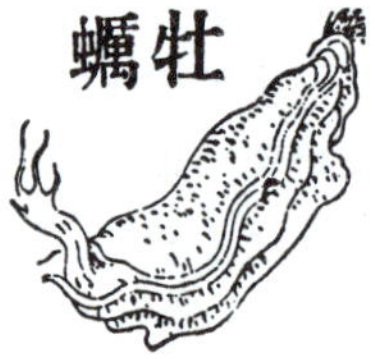

【医家名论】李时珍说：南海人用蛎房砌墙，用煅烧的灰粉刷墙壁，吃牡蛎肉。他们叫牡蛎肉为蛎黄。

[性味] 味咸，性平、微寒，无毒。

[主治] 治伤寒寒热、温疟，除筋脉拘挛，疗女子带下赤白。（出自《神农本草经》）

除留滞于骨节、营卫之间的热邪，疗虚热、心中烦满疼痛气结。能止汗止渴，除瘀血，治泄精，涩大小肠，止大小便频繁，还能治喉痹、咳嗽、胸胁下痞热。（出自《名医别录》）

将其做成粉擦身，止大人、小孩盗汗。与麻黄根、蛇床子、干姜制成粉，可治阴虚盗汗。（陈藏器）

治男子虚劳，能补肾安神、祛烦热，疗小儿惊痫。（李珣）

去胁下坚满，瘰疬，一切疮肿。（王好古）

能化痰软坚，清热除湿，止心脾气痛，下痢，白浊，治疝瘕积块，瘿疾。（李时珍）

【实用妙方】

1.虚劳盗汗：牡蛎粉、麻黄根、黄芪各等份，同研末。每次取二钱，加水一盏，煎成七分，温服，一日一次。

2.产后盗汗：牡蛎粉、麦麸（炒黄）各等份，每服一钱，用猪肉汁调下。

牡蛎肉

［性味］味甘，性温，无毒。

［主治］煮食，治虚损，调中，解丹毒，疗妇人血气。用姜、醋拌来生吃，治丹毒，酒后烦热，能止渴。（陈藏器）

牛

兽部／畜类

牛有很多种，南方的多是水牛，北方则以黄牛、乌牛为主。

【医家名论】李时珍说：牛有牛、水牛两种。牛体小而水牛体大。牛有黄、黑、赤、白、驳杂等色。水牛为青苍色，也有白色的。牛耳聋，用鼻子听声音，性格温顺。

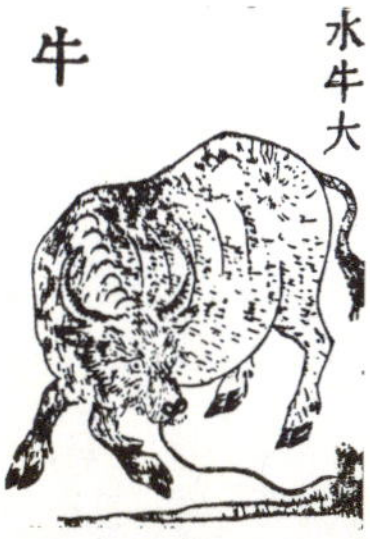

牛乳

［性味］味甘，性微寒，无毒。

［主治］补虚羸，止渴。（出自《名医别录》）

治反胃热哕，补益劳损，润大肠，治气痢，除黄疸，老人煮粥吃十分适宜。（李时珍）

牛脂

黄牛为佳，炼过后使用。

［性味］味甘，性温，微毒。

［主治］治各种疮癣白秃，也可以加到面脂中。（李时珍）

牛髓

黑牛、黄牛、母牛的好，炼过后使用。

［性味］味甘，性温，微毒。

［主治］主补中，填骨髓，久服增寿。（出自《神农本草经》）

平胃气，通十二经脉。（孙思邈）

能润肺补肾，润泽肌肤，调理折伤，搽损痛，非常好。（李时珍）

牛胆

［性味］味苦，性大寒，无毒。

［主治］除心腹热渴，止下痢及口干焦燥，还能益目养精。（出自《名医别录》）

除黄杀虫，治痈肿。（李时珍）

牛角

［性味］味苦，性寒，无毒。

［主治］水牛角烧烤后，治时气寒热头痛。（出自《名医别录》）

煎汤，治热毒风及壮热。（出自《日华子本草》）

治淋破血。（李时珍）

牛黄

［性味］味苦，性平，有小毒。

［主治］主惊痫，寒热，热盛狂痫。（出自《神农本草经》）

疗小儿诸痫热，口不开；大人狂癫，又堕胎。（出自《名医别录》）

疗中风失音，口噤，妇人血噤，惊悸，天行时疾，健忘虚乏。（出自《日华子本草》）

痘疮紫色，发狂谵语者可用。（李时珍）

驴

兽部 / 畜类

（阿胶）

驴，即胪。胪指腹部。马的力气在前腿，驴的力气在腹部。

【医家名论】李时珍说：驴的面颊长，额头宽，竖耳朵，长尾巴，夜晚鸣叫与更次相应，善于驮负货物。有褐、黑、白三色。

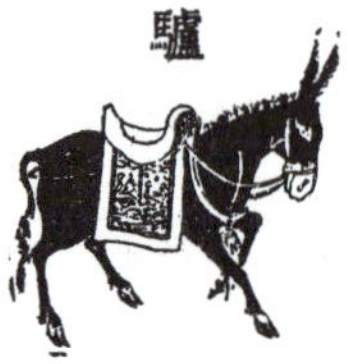

驴肉

［性味］味甘，性凉，无毒。

［主治］治忧愁不乐，能安心气。（孟诜）

补血益气，治多年劳损，将其煮汤后空腹饮，还能疗痔引虫。（李时珍）

阿胶

【医家名论】李时珍说：制胶在十月到第二年三月间，用牛皮、驴皮为上，猪、马、骡、驼皮次之，旧皮、鞋等为下品。制胶时都取生皮，用水浸泡四五天，洗刮得非常干净后熬煮，不断搅动，并时时添水。熬煮至非常烂的时候，滤汁再熬成胶，倒入盆中冷凝。靠近盆底的名坌胶，熬胶水以咸苦为好。古方多用牛皮，后来才以驴皮为好。假胶都掺有马皮、旧革等，其气浊臭，不能入药。当以色黄透明如琥珀色，或者黑而光亮如漆的为真品。

［性味］味甘，性平，无毒。

［主治］主心腹内出血，腰腹痛，四肢酸痛，女子下血，能安胎。（出自《神农本草经》）

疗男子小腹痛，虚劳羸瘦，脚酸不能长时间站立，能养肝气。（出自《名医别录》）

坚筋骨，益气止痢。（甄权）

疗吐血、衄血、血淋、尿血、肠风下痢，妇人血痛血枯、月经不调、不孕、崩中带下、胎前产生诸病。还能治男女一切风病、骨节疼痛、水汽浮肿、虚劳咳嗽喘急、肺痿唾脓血以及痈疽肿毒。能和血滋阴、除风润燥、化痰清肺、利小便、调大肠。（李时珍）

【发明】李时珍说：阿胶主要是补血与液，所以能清肺益阴而治诸证。

【实用妙方】

吐血不止：阿胶（炒）二两、蒲黄六合、生地黄三升，加水五升，煮取三升，分三次服。